Burkhard Bierhoff

ERICH FROMM

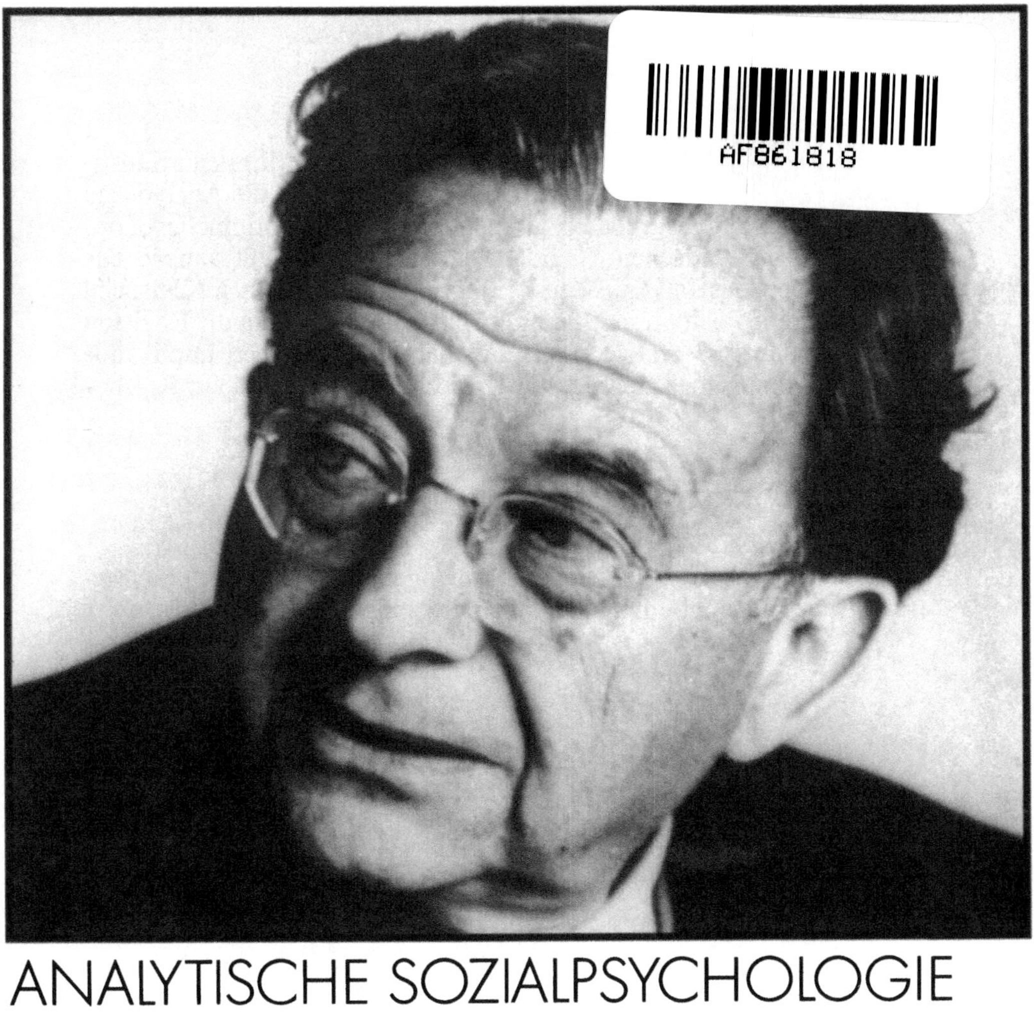

ANALYTISCHE SOZIALPSYCHOLOGIE UND VISIONÄRE GESELLSCHAFTSKRITIK

Westdeutscher Verlag

Burkhard Bierhoff

Erich Fromm

Analytische Sozialpsychologie und visionäre Gesellschaftskritik

1993. 238 Seiten. Kartoniert DM 42,--
ISBN 978-3-531-12265-6

Erich Fromm, der fast 10 Jahre lang festangestelltes Mitglied im Institut für Sozialforschung von Max Horkheimer war und die Analytische Sozialpsychologie begründete, gilt heute als einer der originellen Köpfe der frühen Kritischen Theorie. Die Studie erschließt anhand des Frommschen Gesamtwerks den Beitrag Fromms zur frühen Kritischen Theorie, seine Position im Streit mit Herbert Marcuse um die Revision der Psychoanalyse und zeigt die erziehungstheoretischen Implikationen des Frommschen Beitrags zur Kritischen Theorie und zur Psychoanalyse auf.

Über den Autor:
Dr. *Burkhard Bierhoff* ist Diplom-Pädagoge und arbeitet in der außerschulischen Jugendbildung und im Hochschulbereich.

In Ihrer Buchhandlung

Westdeutscher Verlag GmbH
Opladen / Wiesbaden

Burkhard Bierhoff

Erich Fromm

Burkhard Bierhoff

Erich Fromm

Analytische Sozialpsychologie und visionäre Gesellschaftskritik

Springer Fachmedien Wiesbaden GmbH

Ursprünglich erschienen bei Westdeutscher Verlag GmbH, Opladen 1993
Der Westdeutsche Verlag ist ein Unternehmen der Verlagsgruppe Bertelsmann International.

Umschlaggestaltung: Horst Dieter Bürkle, Darmstadt
Titelbild: Erich Fromm. Abdruck mit freundlicher Genehmigung der Deutschen Verlags-Anstalt GmbH, Stuttgart

Gedruckt auf säurefreiem Papier

ISBN 978-3-531-12265-6 ISBN 978-3-322-90630-4 (eBook)
DOI 10.1007/978-3-322-90630-4

Inhalt

Vorwort 9

Einleitung 11

I. Fromm und die frühe Kritische Theorie 15

1. Einleitung: Fromm als Mitarbeiter im Institut für Sozialforschung .. 15
2. Kritische Theorie als „interdisziplinärer Materialismus" 16
3. Kritische Theorie und Analytische Sozialpsychologie 18
4. Fromm als Forschungsdirektor 28
   4.1 Die Arbeiter-/Angestellten-Enquete 30
   4.2 Die Studien zu Autorität und Familie 33
5. Fromms Trennung vom Institut 35
6. Nachwirkungen des Frommschen Beitrags: absichtsvolles Vergessen und Nachwirken im Verborgenen 40
7. Zusammenfassung: Fromms Verhältnis zur Kritischen Theorie 44

II. Der Kulturismus-Revisionismus-Streit 46

1. Einleitung 46
2. Das Frommsche Werk nach der Trennung vom Institut 50
3. Die „Anthropologisierung" der Kritischen Theorie durch Fromm ... 53
4. Fromms Revision der Psychoanalyse 57
   4.1 Die kulturalistische Freud-Kritik 58
   4.2 Kritik an der Triebtheorie 60
   4.3 Ansichten zur „Natur" des Menschen 68
5. Die Kritik an der „revidierten Psychoanalyse" 76
   5.1 Horkheimer und Adorno: Eröffnung der Kritik 77
   5.2 Triebtheorie oder Traumatheorie? 80

5.3 Zur Differenz von Theorie und Therapie 82
5.4 Marcuse: Kritik des Revisionismus 85

6. Die Diskussion zwischen Fromm und Marcuse in der Zeitschrift „Dissent" 91

7. Zur Diskussion ausgewählter Aspekte des Frommschen Ansatzes .. 100
7.1 Die Fetischisierung des Triebbegriffs - oder: Gibt es eine kritische Alternative zur Triebtheorie? 102
7.2 Fromms anthropologischer „Kontrapunkt" zur gesellschaftlichen Repression: die „Natur" des Menschen 103
7.3 Menschliche Bezogenheit statt Triebbefriedigung 105
7.4 Zur Differenz von Psychoanalyse als Theorie und Therapie ... 106
7.5 Zur Kritik und Weiterentwicklung der Psychoanalyse: Selbstanalyse und Transtherapeutische Analyse 108
7.6 Nachbemerkung - Offene Fragen 114

8. Nachwirkungen des Kulturismus-Revisionismus-Streits 117

III. Erziehungssoziologische Implikationen des Frommschen Kulturalismus 125

1. Einleitung 125

2. Erziehungssoziologische Fragestellungen - Analytische Erziehungstheorie nach Fromm 131

3. Individuum und Gesellschaft - strukturelle Vermittlungskonzeptionen 137

4. Gesellschaft und Individuum bei Erich Fromm 144

5. Struktur und Funktion des Gesellschafts-Charakters 149

6. Produktivität und Gesellschafts-Charakter 155

7. Zur Kritik des Frommschen Konzepts der Produktivität 162

8. Gesellschafts-Charakter und Erziehung 166

9. Erziehungskritik in kulturalistischer und antipädagogischer Perspektive 170
9.1 Zur Position von Alice Miller 171
9.2 Zur Position von Erich Fromm 172
9.3 Ansätze eines Vergleichs Miller - Fromm 174
9.4 Traumatheorie oder Triebtheorie? 177
9.5 Pädagogische Implikationen der Trauma- und der Triebtheorie 180

10. Kritische Erziehungstheorie und radikaler Humanismus 182

Nachbemerkung 187

Anmerkungen 190

Literatur 216

Personenregister 236

Vorwort

Erich Fromm hat als Erfolgsautor mit seinen Büchern mehrere Millionen Leser erreicht. In der deutschen Soziologie und Sozialpsychologie ist er jedoch nur am Rande beachtet worden. So sind seine wissenschaftlichen Arbeiten gerade im deutschen Sprachraum weitgehend unrezipiert geblieben. Aufgrund seines „Erfolges“ mit *Die Kunst des Liebens* und *Haben oder Sein* wurde er lange Zeit als populärwissenschaftlicher Autor verkannt. Dabei wurde übersehen, daß das Frommsche Werk befruchtende Bezüge zu Fragen sozialwissenschaftlicher Theoriebildung aufweist und originäre Beiträge zur Gesellschafts- und Erziehungskritik leistet. In der Rekonstruktion dieser Bezüge und Beiträge erschließt die vorliegende Studie das Frommsche Denken für die Soziologie und Sozialpsychologie. Ein besonderer Akzent liegt auf der interdisziplinär zu konstituierenden Erziehungstheorie, für die Fromm wesentliche soziologisch-psychoanalytische und anthropologisch-kulturalistische Begründungszusammenhänge vorgegeben hat. Der visionäre Gehalt seines Denkens kommt besonders in seinen gesellschafts- und erziehungstheoretischen Ansätzen zum Tragen, die immer auch auf seine frühen Arbeiten zu einer materialistischen Sozialpsychologie verweisen.

Mein Interesse an der Kritischen Theorie der Frankfurter Schule, die seit 1930 im Institut für Sozialforschung, unter Horkheimer als seinem Direktor, entwickelt wurde, richtete sich in den letzten Jahren zunehmend auf das erste Jahrzehnt der Institutsarbeit - und dabei besonders auf den Frommschen Beitrag. Es ist nur wenig bekannt, daß Fromm in den dreißiger Jahren als festangestellter Mitarbeiter Horkheimers die frühe Kritische Theorie in ihrer interdisziplinären und materialistischen Grundkonzeption entscheidend beeinflußt hat. Mit dem Ausscheiden Fromms aus dem Institut für Sozialforschung veränderte sich nicht nur die Konzeption der Kritischen Theorie nachhaltig, sondern Fromm bewahrte auch wesentliche Teile des interdisziplinär-materialistischen Programms der frühen Kritischen Theorie und setzte es modifiziert fort. Allerdings hat es zwischen Fromm und Horkheimer keine persönlichen oder wissenschaftlichen Berührungspunkte mehr gegeben. Weder Fromm noch Horkheimer haben später jemals eine vergleichende Diskussion geführt, ihre Positionen auf Gemeinsamkeiten und Unterschiede hin untersucht oder gar ihre Ansätze auf Anschlußfähigkeit befragt. Die einzige nennenswerte Diskussion war die Mitte der 50er Jahre in der Zeitschrift *Dissent* zwischen Marcuse und Fromm stattfindende, die allerdings von vornherein unter dem Ressentiment unvereinbarer Positionen stand.

Neben der Verbindung mit der frühen Kritischen Theorie gibt es bei Fromm eine Reihe von (teils verborgenen) Affinitäten und Bezügen zu anderen soziologisch-sozialkritischen Ansätzen, deren Stellenwert ich aufzeigen werde. Der

Hauptschwerpunkt liegt jedoch in einer Rekonstruktion und Diskussion der erziehungssoziologisch und pädagogisch relevanten Teile des Werkes von Fromm. Diese sind im wesentlichen gegeben mit der die materialistische Soziologie und Psychoanalyse verbindenden Analytischen Sozialpsychologie und deren ausdifferenzierten Theorieperspektiven: der anthropologischen zur „Natur des Menschen“, der kulturalistischen zur „Revision der Psychoanalyse“, der sozialcharakterologischen zum „Gesellschafts-Charakter“ und der visionären Perspektive zur „produktiven Persönlichkeit“. Über diese Perspektiven wird der sozialwissenschaftliche Gehalt des Frommschen Denkens für eine interessierte Fachöffentlichkeit erschlossen.

Mit den vorangehenden Bemerkungen sind Ansatz und Ziel der Studie kurz benannt. So bleibt mir nur noch die angenehme Pflicht, all denen zu danken, die mich freundschaftlich oder kollegial unterstützt haben, sei es durch Zuspruch oder Diskussion, durch Briefwechsel oder Beratung. Zuallererst sind zu nennen die Dortmunder Kollegen: PD Dr. Werner Habel, Prof. Dr. Ferdinand W. Menne und Prof. Dr. Konrad Pfaff. Diskutiert habe ich auch mit den Kollegen im Arbeitskreis „Erich Fromm und die Kritische Theorie“, von denen Dr. Helmut Johach, Dr. Erich Klein-Landskron und Dr. Helmut Wehr genannt seien. In einem Briefwechsel haben mir u.a. Dr. Wolfgang Bonß, Dr. Rainer Funk, Prof. Dr. Gerhard Kleining, Dr. Michael Maccoby, Prof. Dr. Adam Schaff, Dr. Gunzelin Schmid Noerr, Prof. Dr. Alfred Schmidt, Prof. Dr. Hermann Schweppenhäuser und Dr. Rolf Wiggershaus durch ihre Kenntnisse und Einschätzungen als Insider geholfen - und mich auch durch ihre Schriften inspiriert -, bestimmte Aspekte des Frommschen Werkes und seiner Rezeption differenziert zu erfassen. Darauf, daß die Verantwortung für die hier vertretenen Thesen und Ansichten allein bei mir liegt, brauche ich nur kurz zu verweisen. Besondere Unterstützung habe ich durch das freundliche Angebot von Dr. Rainer Funk erfahren, im Erich-Fromm-Archiv in Tübingen auch noch nicht katalogisierte Materialien und unveröffentlichte Schriften aus Fromms Nachlaß sichten zu können. Für das Gelingen der Studie am wichtigsten war jedoch, daß meine Frau Beatrix mich liebevoll und solidarisch unterstützt hat und in vielen Gesprächen meinen Blick für die Fragen humanistischer Gesellschaftstheorie und Erziehungskritik geschärft hat.

Schließlich danke ich Prof. Dr. Bernhard Claußen, Prof. Dr. Johannes Neumann und Prof. Dr. Konrad Pfaff für ihre gutachterliche Beteiligung an meinem Habilitationsverfahren sowie Prof. Dr. Friedrich W. Stallberg für seine Mitwirkung als Kommissionsvorsitzender. Die vorliegende Studie wurde als Habilitationsschrift im Fach Soziologie, Fachbereich „Gesellschaftswissenschaften, Philosophie und Theologie“ der Universität Dortmund angenommen. Nach beendigtem Habilitationsverfahren im Oktober 1991 habe ich die Schrift für den Druck überarbeitet und gekürzt.

Dortmund, im August 1992 *Burkhard Bierhoff*

Einleitung

Nach fast 50 Jahren wissenschaftlichen Schaffens hat Erich Fromm ein Gesamtwerk hinterlassen, das in der für ihn charakteristischen multidisziplinären Ausrichtung u.a. soziologische und philosophische, psychoanalytische und erziehungstheoretische Beiträge vereint. In der vorliegenden Studie interessiert das Frommsche Werk hinsichtlich seiner zeitweisen Zugehörigkeit und lebenslangen Nähe zur frühen Kritischen Theorie der Frankfurter Schule.

Die Studie spiegelt den Prozeß einer langjährigen Auseinandersetzung mit dem Frommschen Werk. Das Hauptmotiv lag darin, den in der Kritischen Theorie (und ihrer Rezeption) „vergessenen" Fromm entsprechend der Bedeutung seines Werkes zu würdigen. Dieses Motiv konnte nicht auf den Frommschen Beitrag zur Kritischen Theorie beschränkt bleiben, sondern schloß die Beachtung der Werke seiner Kontrahenten (neben Horkheimer und Adorno insbesondere Marcuse) mit ein. Als erkenntnisleitendes Interesse bildete sich zunehmend die Fragestellung nach dem gesellschaftswissenschaftlich bedeutsamen Beitrag Fromms als ein der kritischen Theorielinie zurechenbarer Psychoanalytiker, Soziologe und Sozialphilosoph heraus, das schließlich auf die Frage seines (auch impliziten) Beitrags zu einer Soziologie der Erziehung zugespitzt wurde. Ziel war stets, den Frommschen Ansatz möglichst werkgetreu zu rezipieren, ohne ihm abwertend oder apologetisch gegenüberzutreten. Dabei stellte sich die folgende Rezeptionsschwierigkeit ein: das Frommsche Gesamtwerk erweist sich einer vereinfachenden Interpretation gegenüber als widerständig. Gerade wenn man sich ihm von einer Position nähert, die von der Kritischen Theorie geprägt ist (wie im Falle des Verfassers), und wenn man die wechselseitig gebrauchten Argumente nicht vorschnell übernimmt, sondern prüft, gelangt man in den Bereich der Theoriekonstruktionen, in dem es nicht vorschnell um die Frage gehen kann, wer denn recht habe oder über das „bessere" Argument verfüge. Ebenso wie die von Marcuse vorgelegten Arbeiten erweist sich das Frommsche Werk als nicht einfach strukturiert. In einem Zeitraum von fast fünf Jahrzehnten entstanden, bietet es ein Geflecht von verschiedenartigen Themen, die zumeist eng miteinander verknüpft sind. Der Rezipient sieht sich des öfteren in der Lage, um des Verständnisses willen von einem Thema zum anderen zu gleiten, Verknüpfungen nachzuvollziehen, Äußerungen Fromms im Gesamtkontext zu überprüfen und abzugleichen etc. Ein punktueller Zugriff auf einzelne Texte Fromms oder Einzelaussagen erscheint kaum möglich, da sich viele dieser Einzelaussagen im Gesamtwerk kombinieren und relativieren.

Die vorliegende Studie ist der spezifische erziehungstheoretisch relevante Teil der langjährigen Auseinandersetzung des Verfassers mit dem Frommschen Gesamtwerk. Die anderen Teile über die Rezeption des Frommschen Werkes in den Sozialwissenschaften, über die Analytische Sozialpsychologie und Sozialcharakterologie Fromms, seine Erkenntnistheorie und sein (teils „visionäres") Wissenschaftskonzept sowie seinen systemtheoretischen Ansatz sind genausowenig aufgenommen wie eine von der Position Fromms aus geführte Auseinandersetzung mit den Ansätzen von Habermas und Luhmann, von Maturana und Varela; ihre Veröffentlichung ist jedoch demnächst beabsichtigt. Die Studie bezieht sich auf den Frommschen Beitrag zur Kritischen Theorie in der Gestalt der *Analytischen Sozialpsychologie* und auf dessen erziehungssoziologische Relevanz. In drei Kapiteln wird der Frommsche Beitrag untersucht: zum einen unter der Fragestellung, was Fromm zur Kritischen Theorie beigetragen hat, zum anderen unter der Fragestellung, welche Bedeutung dem Kulturismus-Streit zukommt; schließlich wird der Beitrag Fromms für eine Kritische Erziehungstheorie untersucht.

Der Frommsche Ansatz wird als „kulturalistisch" beschrieben (was unter diesem Etikett zu verstehen ist, wird in der Einleitung zu Kap. II verdeutlicht). Dieser „Kulturalismus" läßt sich zumindest aus der Perspektive dreier Fachgebiete hinterfragen: zum einen der Kulturanthropologie, zum anderen der Wissenssoziologie und Ideologiekritik und schließlich innerhalb des Kontextes, in dem Fromm seinen Ansatz begründet hat: der frühen Kritischen Theorie. In der vorliegenden Studie wird weder das erste noch das zweite versucht; das Anliegen ist grundsätzlicher Art: der Verfasser nimmt sich die Rezeption des Frommschen Werkes vorwiegend aus seinem Entstehungszusammenhang der frühen Kritischen Theorie vor und stellt sich der Frage nach der heutigen Bedeutung und Aktualität dieses Ansatzes für die Soziologie und Erziehungstheorie.

Anhand mehrerer neueren Arbeiten (Bierhoff, 1985; Erich Fromm und die Pädagogik, 1987; Huygen, 1987; Johach, 1986; Klein, 1987; Tauscher, 1986) zeigt Bernhard Claußen (1989) auf, worin der pädagogische Gehalt des Frommschen Werkes besteht. Es ist der „sozialpsychologische Kerngehalt der Frommschen Schriften", der den „nahezu übereinstimmend gewählten Fokus" bildet und in dem vermutlich auch das größte Anregungspotential für einen Ansatz Kritischer Pädagogik nach Erich Fromm zu sehen ist (vgl. Claußen, 1989, S. 10). Insofern Fromm erziehungssoziologische und anthropologische Überlegungen präsentiert, wird er sich für erziehungswissenschaftliche Diskussionszusammenhänge vermutlich als weit ergiebiger erweisen als Horkheimer, Adorno, Marcuse und Habermas. In der erziehungswissenschaftlichen Diskussion hat Fromm erst neuerdings Beachtung gefunden (Claußen, 1989; Erich Fromm und die Pädagogik, 1987; Huygen, 1987; Wehr, 1989). Der von Claußen herausgearbeitete Trend geht dahin, Fromm als Theoretiker der Kritischen Theorie wiederzuentdecken und für erziehungssoziologische und pädagogische Fragestellungen zu nutzen. Unstrittig ist für die genannten Autoren, daß auf der Grundlage des Frommschen Werkes ein Beitrag zur Restrukturierung der dialektischen Position zur Erziehung prinzipiell möglich erscheint; zudem ist zu betonen, daß der

Frommsche Ansatz darüber hinaus auch einen empirisch gehaltvollen Weg zur Analyse von Erziehungsprozessen und ihren Folgen eröffnen kann.

So geht es mir in dieser Studie insgesamt darum, Fromms Werk für die soziologische und erziehungstheoretische Diskussion verfügbar zu machen. Einen Vorzug von Fromm - etwa gegenüber seinen Kollegen aus der frühen Kritischen Theorie[1] - sehe ich darin, daß sich mit ihm nicht nur ein kritischer, sondern auch ein konstruktiver oder „positiver" Ansatz von Erziehung begründen läßt. Fromm hat sich zwar nicht explizit als „Pädagoge" oder „Erziehungstheoretiker" mit dem Phänomen Erziehung beschäftigt, sondern im Zusammenhang mit übergeordneten Fragestellungen gesellschaftstheoretischer und sozio-psychoanalytischer Art - dies innerhalb der interdisziplinär-materialistischen Position, wenn er Familie, Charakter, Erziehung und Gesellschaft thematisierte. Seine diesbezüglichen Texte sind über das Gesamtwerk verstreut. Besondere Relevanz haben die Beiträge zu „Individuum und Gesellschaft", „Charakter" und „Gesellschafts-Charakter" sowie zur menschlichen „Produktivität". Wenn auch im Frommschen Werk die Frage der Erziehung nicht im Sinne einer expliziten Erziehungstheorie verortet ist, so finden sich Begründungszusammenhänge einer Theorie der Erziehung bei Fromm in drei relevanten Argumentationsfiguren: in dem Frommschen Beitrag zur frühen Kritischen Theorie, der Kontroverse mit seinen früheren Institutskollegen und den pädagogischen Implikationen seines kulturalistischen Ansatzes.

Im *ersten* Kapitel geht es darum, wie Fromm innerhalb der Kritischen Theorie und ihrer Rezeption marginalisiert worden ist, im *zweiten* Kapitel stehen die Differenzen zwischen Fromm und seinen ehemaligen Institutskollegen, namentlich Herbert Marcuse, im Mittelpunkt. Beide Kapitel lassen sich aus erziehungstheoretischer Perspektive als eine Untermauerung der Bedeutung des Frommschen Ansatzes für kritische Erziehungssoziologie und Pädagogik verstehen. Bei der im *dritten* Kapitel schließlich gestellten Frage nach der erziehungswissenschaftlichen Relevanz der Beiträge, die Fromm zur Kritischen Theorie und zur Psychoanalyse erbracht hat, ist zu berücksichtigen, daß Fromm von seiten seiner ehemaligen Institutskollegen ausgegrenzt worden ist. Dies hat zur Folge gehabt, daß - soweit die Kritische Theorie in der Erziehungswissenschaft seit den siebziger Jahren rezipiert worden ist - Fromms Position dabei weitgehend ignoriert wurde, was weder seinem Stellenwert in der frühen Kritischen Theorie noch dem pädagogischen Potential seiner Beiträge entsprach. Während die Kritische Theorie nur global - als Metatheorie für erziehungswissenschaftliche Reflexionen oder als Bezugstheorie für eine sich „negativ" verstehende Pädagogik - rezipiert wurde, hätte die Frommsche analytische Theorie bereits in früheren Jahren eine Vielzahl objekttheoretischer Fragestellungen und Beiträge zur erziehungswissenschaftlichen Diskussion beisteuern können.

Bezüglich des Frommschen Beitrages zur Kritischen Theorie sieht auch Bernhard Claußen eine Parallele zwischen der Tendenz, Fromm aus der Kritischen Theorie auszugrenzen, und der bislang defizitär gebliebenen Adaption von Erich Fromm in der politikdidaktischen und erziehungswissenschaftlichen Diskussion.

So werden in der Erziehungswissenschaft und der Didaktik der Politischen Bildung wichtige frühere Mitarbeiter des Instituts für Sozialforschung ausgeblendet und nur bestimmte kritische Theoretiker in einer einseitigen Auswahl rezipiert: „Max Horkheimer und Herbert Marcuse, vor allem aber Theodor W. Adorno und Jürgen Habermas waren und sind bislang die bevorzugten Bezugsautoren für die Kritische Erziehungswissenschaft“ (Claußen, 1989, S. 9).

Damit steht die an der Kritischen Theorie orientierte Erziehungssoziologie bezüglich des Frommschen Werkes am Anfang ihrer Bemühungen. Mit der vorliegenden Studie wird der erste Versuch unternommen, das Frommsche Werk - soweit es der Kritischen Theorie zugeordnet werden kann und in der Auseinandersetzung mit ihr entstanden ist - auf seinen erziehungssoziologischen Gehalt hin auszuleuchten.

I. Fromm und die frühe Kritische Theorie

1. Einleitung: Fromm als Mitarbeiter im Institut für Sozialforschung

Fromm wurde 1930 - nachdem er ein Jahr zuvor bereits Dozent am Süddeutschen Institut für Psychoanalyse in Frankfurt a.M. geworden war - auch Mitarbeiter am *Institut für Sozialforschung* bei Max Horkheimer. Ihm kam die Aufgabe zu, im Rahmen des frühen Programms der Kritischen Theorie (dem heute sogenannten „interdisziplinären Materialismus"; vgl. Dubiel, 1978) als Fachmann für Psychoanalyse theoretische Beiträge zur Basis-Überbau-Problematik zu leisten, indem er psychoanalytische Theoreme im Kontext des historischen Materialismus reformulierte und im Sinne des Horkheimerschen Konzepts einer auch empirisch gestützten „Theorie des historischen Verlaufs der gegenwärtigen Epoche" (Horkheimer, 1932, S. III) für die empirische Forschung aufbereitete.

Dabei wurde Horkheimers Grundidee einer interdisziplinär angelegten materialistischen Theorie und Forschung unter der Vorherrschaft der Philosophie in den dreißiger Jahren von Fromm in seinem - im übrigen empiriefähigen - Ansatz der Analytischen Sozialpsychologie konkretisiert. Er arbeitete in der Funktion eines Forschungsdirektors federführend an den empirischen Studien des Instituts, der *Arbeiter-/Angestellten-Enquete* (begonnen 1929; zunächst unpubliziert 1936) und den *Studien über Autorität und Familie* (publiziert 1936). Nach neueren Untersuchungen (Jay, 1976; Bonß, 1980, 1982a; Wiggershaus, 1986) gilt Fromm als der neben Horkheimer wichtigste Mitarbeiter des Instituts bis in die Zeit der Emigration.

Im Institut wurde auf Anregung Horkheimers ein fruchtbares Wissenschaftsprogramm entwickelt, dessen Kontinuität und erfolgreiche Durchführung jedoch durch die erzwungene Emigration und die eher geringe empirische Kompetenz von Horkheimer und Fromm behindert wurde. Es gelangte über ein realisiertes Rumpfprogramm nicht hinaus und blieb Aporien verhaftet (vgl. Wiggershaus, 1986, S. 173, 178, 201).

Fromm war dem Institut als Leiter der sozialpsychologischen Abteilung in seiner Funktion als Forschungsdirektor bis 1939 verbunden geblieben. Sein Ausscheiden hing mit der von ihm betriebenen Revision der Psychoanalyse zusammen, die Horkheimer unter dem Einfluß Adornos nicht teilen mochte; ein anderer Grund lag - von seiten Fromms - darin, daß Horkheimer nur wenig Bereitschaft zeigte, die *Arbeiter-/Angestellten-Enquete* zu veröffentlichen. Wenn auch die Trennung Fromms vom Institut ohnehin nur eine Frage der Zeit gewesen wäre, so leitete der von Horkheimer - im Gespann mit Pollock - praktizierte Stil der Institutsführung und Unterrichtung der Mitarbeiter (vgl. Wiggershaus, 1986, S.

294) doch den endgültigen Bruch zwischen Fromm und Horkheimer ein. Fromm verließ mit einer Abfindung, die ihm als auf Lebenszeit angestelltem Institutsmitglied von Rechts wegen zustand und auf die er nicht zu verzichten bereit war, das Institut und schloß sich stärker einem Kreis von Psychoanalytikern an, mit dem er zuvor schon kooperiert hatte. Insgesamt waren die dreißiger Jahre für Fromm ein wissenschaftlich fruchtbares Jahrzehnt, das aber auch von gravierenden Problemen und Veränderungen, Krankheit und Emigration, geprägt war (zur Biographie Fromms vgl. Funk, 1983).

2. Kritische Theorie als „interdisziplinärer Materialismus"

Die Geschichte der Kritischen Theorie ist in mehreren Arbeiten untersucht worden (Jay, 1976; Dubiel, 1978; Söllner, 1979; Bonß/Schindler, 1982; Wiggershaus, 1986). Um den Frommschen Beitrag zu dieser Theorie genauer einschätzen zu können, ist es notwendig, die Geschichte der Kritischen Theorie kurz zu rekapitulieren.

Eine pragmatisch sinnvolle Unterscheidung nach mehreren Entwicklungsphasen der Kritischen Theorie in der Arbeit des Instituts für Sozialforschung ist von Helmut Dubiel sowie Wolfgang Bonß und Norbert Schindler getroffen worden. Seitdem können *drei Phasen* in der Entwicklung des theoretischen Programms unterschieden werden, die nicht kontinuierlich auseinander erwachsen, sondern im Sinne von Neuansätzen in Erscheinung getreten sind (vgl. hierzu: Dubiel, 1978, S. 24; Bonß/Schindler, 1982, S. 52ff.; Bonß 1982a, S. 374ff.).

Entsprechend kann die Kritische Theorie der Frankfurter Schule - „Kritische Theorie" ist hier im weitesten Sinne als Gesamtetikett für die Arbeit des Instituts für Sozialforschung gemeint - grob in folgende Entwicklungsphasen unterteilt werden: Die frühe Kritische Theorie von 1930-1937 läßt sich als Phase des „interdisziplinären Materialismus" bezeichnen. Darauf folgt die „eigentliche" oder „Kritische Theorie" (im engeren Sinne) bis etwa 1940. Die daran anschließende Phase steht unter dem Thema der „Kritik der instrumentellen Vernunft" und läßt sich auch mit diesem Schlagwort umschreiben. Da Fromm dem Institut im wesentlichen nur in der Phase des „interdisziplinären Materialismus" zugehörte, soll im folgenden die Kritische Theorie nicht umfassend, sondern nur bezogen auf den frühen interdisziplinär-materialistischen Ansatz dargestellt werden.

Mit seinem Konzept des „interdisziplinären Materialismus", wie man es heute bezeichnet, wollte Horkheimer unter der Vorherrschaft der Philosophie und unter Einschließung fachwissenschaftlicher Empirie einen materialistischen geschichtsphilosophischen Forschungsansatz begründen. Das von ihm und seinen Mitarbeitern vertretene Programm einer interdisziplinären materialistischen Theorie sollte von der Philosophie angeleitet und integriert werden, um so die Zerfaserung der Sozialwissenschaften in einzelne voneinander isolierte Disziplinen zu vermeiden.

Horkheimer verortete diese Theorie als eine sozialphilosophische Theorie des Verlaufs der Epoche innerhalb der geschichtsmaterialistischen (d.h. marxistischen) Position. Zwar galt die Arbeiterklasse nach wie vor als revolutionäres Subjekt, doch sollte der seit Marx veränderten epochalen Situation eine Theorie des Klassenbewußtseins Rechnung tragen, die die Konstituierung der objektiven Interessen als empirische Interessen auch psychologisch erklärte. Das Ziel dieser Erweiterung lag darin, die marxistische Theorie an die veränderten gesellschaftlichen Realitäten anzupassen.

Hier ist bereits auf die zentrale Rolle Fromms zu verweisen, von dem aufgrund seiner soziologischen und psychoanalytischen Kompetenz ein wesentlicher Beitrag zum Vermittlungsproblem zwischen Basis und Überbau erwartet wurde. Mithin ging es Horkheimer also um die Revision und Aktualisierung der Marxschen Theorie. „Die sinnfälligste Revision Marxscher Theorie war die vom gesamten Kreis getragene und von Erich Fromm formulierte Rekonzeptualisierung des Basis/Überbau-Schemas durch eine Integration psychoanalytischer Theoriestücke in den historischen Materialismus" (Dubiel, 1978, S. 124). Mit Dubiel läßt sich zusammenfassend festhalten, daß „das Programm des Frankfurter Instituts für Sozialforschung ... in den frühen dreißiger Jahren in einer fächerübergreifenden, 'interdisziplinären' Sozialforschung (bestand)" (ebd., S. 145). Der Beitrag der Einzelwissenschaften sollte in eine umfassende philosophische Konstruktion eingebunden werden (vgl. ebd., S. 145f., S. 170ff.).

So wird heute die frühe Phase der Kritischen Theorie in weitgehender Übereinstimmung bewertet. Einigkeit besteht auch hinsichtlich der Bedeutung des Dreier-Schritts von „Sozialphilosophie" und „Sozialforschung" zur „Theorie des historischen Verlaufs des gegenwärtigen Zeitalters" in der Konzeption der frühen Kritischen Theorie (vgl. Söllner, 1979, S. 27). Die dabei am Institut betriebene Interdisziplinarität war Söllner zufolge „kein egalitär oder gar demokratisch organisiertes Unternehmen unter gleichberechtigten Sozialforschern, vielmehr kam der Sozialphilosophie gegenüber der Sozialforschung in mehrfacher Hinsicht eine dirigistische Rolle zu: in erster Instanz eine problemanleitende Rolle, in zweiter Instanz eine korrigierende und integrierende Funktion und in dritter Instanz die Aufgabe, die Ergebnisse zusammenfassend darzustellen" (ebd., S. 36).

So war von der Konzeption des Instituts her sichergestellt, daß Horkheimers Stellung als Institutsdirektor mit einer hervorgehobenen Rolle als überdisziplinär und generalistisch denkender Theoretiker verbunden war, der sich der Aufgabe der „Theorie des historischen Verlaufs der Epoche" widmete und „die Frage des Zusammenhangs zwischen den einzelnen Kulturgebieten, ihrer Abhängigkeit voneinander, der Gesetzmäßigkeit ihrer Veränderung" zu beantworten suchte (Horkheimer, 1932, S. IIf.). Auf diese Theorie als „oberste und abschließende Ebene" war die gesamte Arbeit des Instituts ausgerichtet (vgl. Söllner, 1979, S. 37).

Zu diesem wissenschaftlich-philosophischen Unternehmen, das die auf die Totalität des Zusammenhangs gerichtete Perspektive materialistischer Philosophie mit fachwissenschaftlicher Empirie zu verknüpfen suchte (um so Philosophie und Wissenschaft zu vereinigen), läßt sich zusammenfassend bemerken, daß es seinen „forschungspragmatischen Niederschlag fand ... in einer interdisziplinären Forschungsorganisation, in der die Philosophie die Rolle des problemsensitiven, integrierenden Mediums der Einzelwissenschaften hatte. Den Einzelwissenschaften war in bezug auf die Philosophie die Funktion des empirischen Korrektivs zugedacht" (Dubiel, 1978, S. 125).

3. Kritische Theorie und Analytische Sozialpsychologie

Auch Fromm sollte mit seinem psychoanalytischen Beitrag sich in den Rahmen des geschichtsphilosophischen Konzepts einordnen. „Ihm fiel im Institutskontext die Aufgabe zu, den neuerschlossenen Gegenstandsbereich methodisch soweit zu bearbeiten, daß er sowohl einzelwissenschaftlich ausgrenzbar wie auch umgekehrt in die materialistische Gesellschaftstheorie reintegrierbar wurde" (Söllner, 1979, S. 40). So bietet der in Fromms Aufsatz *Über Methode und Aufgabe einer analytischen Sozialpsychologie* (1932a) niedergelegte programmatische Rahmen nach Dubiel „die fachwissenschaftliche Spezifikation eines von Horkheimer philosophisch vorgegebenen Problems" (Dubiel, 1978, S. 177).

Der psychoanalytische und empirische Beitrag Fromms zu dem geschichtsphilosophischen Konzept Horkheimers ist dabei von zentraler Wichtigkeit. Dubiel kommt zu dem Ergebnis, daß das „zwischen Horkheimer und Fromm 'ausgehandelte' Projekt einer analytisch orientierten und materialistisch fundierten Sozialpsychologie ... wohl der designierte paradigmatische Kern der theoretischen Orientierungen der Horkheimer Gruppe in den frühen dreißiger Jahren (war)" (ebd.). Dem entspricht auch, daß Horkheimer in seiner Antrittsvorlesung eine Bearbeitung des Verhältnisses von Basis und Überbau in Aussicht gestellt und als eine zentrale Aufgabe der Institutsarbeit deklariert hatte, die „komplizierende Rolle der psychischen Zwischenglieder" nicht zu vernachlässigen (Horkheimer, 1931, S. 44) und dezidiert die „Frage nach dem Zusammenhang zwischen dem wirtschaftlichen Leben der Gesellschaft, der psychischen Entwicklung der Individuen und den Veränderungen auf den Kulturgebieten ..." (ebd., S. 43) zu stellen.

Innerhalb dieses Programms der frühen Kritischen Theorie kam der als theoretische Disziplin verstandenen Psychoanalyse eine besondere Rolle zu, denn Horkheimer versprach sich von der Psychoanalyse eine Aufklärung der Frage, wie die ökonomischen Verhältnisse sich so in Bewußtsein übersetzten, daß der Klassenkonflikt stillgestellt und die Kraft des revolutionären Subjekts gelähmt wurde. Es ging ihm um die „Aufdeckung der psychischen Vermittlungen zwischen der ökonomischen und der sonstigen kulturellen Entwicklung" (Horkheimer, 1932b, S. 134).[1]

Mit diesem Programm intendierte Horkheimer auch die Erneuerung marxistischer Theorie. Fromm kam hier aus materialistisch- psychoanalytischer Perspektive eine wesentliche Aufgabe zu. Hatte Horkheimer die „Bedeutung der

Psychologie als Hilfswissenschaft der Geschichte" darin begründet gesehen, „daß sowohl jede Form der Gesellschaft ... einen bestimmten Entwicklungsgrad der menschlichen Kräfte voraussetzt und daher psychisch mitbedingt ist, als auch vor allem das Funktionieren einer schon bestehenden und auch die Aufrechterhaltung bereits versagender Organisationsformen unter anderem auf psychischen Faktoren beruht" (Horkheimer, 1932b, S. 135), so betonte er, daß es „bei der Analyse einer bestimmten Geschichtsepoche" besonders darauf ankäme, „die psychischen Kräfte und Dispositionen, den Charakter und die Wandlungsfähigkeit der Angehörigen der verschiedenen sozialen Gruppen zu erkennen. ..." (ebd.), und erwähnt ausdrücklich die Frommsche Sozialpsychologie (ebd., S. 137, Fn. 3).

Indem Fromm in den Historischen Materialismus psychoanalytische Sichtweisen und Theoreme einbezog, konnte er nicht nur das Basis-Überbau-Modell weiterentwickeln, sondern insgesamt den Realitätsbezug der marxistischen Geschichtsphilosophie stärken. Der von Fromm begründeten Analytischen Sozialpsychologie kam in dem von Horkheimer anvisierten geschichtsphilosophischen Konzept eine Schlüsselfunktion zu (vgl. auch: Löwenthal, 1980, S. 60f.). Wiggershaus erwähnt - im Zusammenhang mit der ersten Nummer der *Zeitschrift für Sozialforschung* (1931) - Fromm als einen Mitarbeiter des Instituts, „der mit seinen Arbeiten zur analytischen Sozialpsychologie das interdisziplinäre Programm mit Substanz füllte" (Wiggershaus, 1986, S. 136).[2]

In seiner Analytischen Sozialpsychologie ging es Fromm von Anfang an darum, den über Erziehung vermittelten Zusammenhang von „Psyche" und „Gesellschaft" zu erfassen. Sich auf den Historischen Materialismus beziehend, setzte seine Analyse an der gesellschaftlichen Lebenspraxis an. Den Zusammenhang zwischen der menschlichen Psyche und der jeweils vorliegenden Lebenspraxis explizit zu machen, ist das grundlegende Prinzip der Analytischen Sozialpsychologie. So dürfe - schreibt Fromm - „auch die rein psychologische Untersuchung niemals den Zusammenhang mit der spezifischen Lebenspraxis verlieren, welche die zu untersuchenden seelischen Tendenzen erzeugt und ständig reproduziert" (1936a, GA 1, S. 143). Dieser dialektische Ansatz der Analytischen Sozialpsychologie war als Herzstück der frühen Kritischen Theorie gedacht und sollte aus der fachwissenschaftlichen Perspektive von Psychoanalyse und Soziologie zu einer materialistischen Theorie der gesellschaftlichen Entwicklung beitragen, und zwar unter dem besonderen Gesichtspunkt des geschichtlichen Subjekts der gesellschaftlichen Veränderung. Es ging um die Frage, wie sich Materielles, wie sich die gesellschaftlichen Verkehrsformen und Produktionsverhältnisse in die Psyche der Menschen übersetzten. Die Psychoanalyse wurde hier als ein Weg gesehen, diese Frage, zu der bereits Siegfried Bernfeld und Wilhelm Reich Beiträge geleistet hatten (vgl. Funk, 1983, S. 55f.), einer Klärung näher zu bringen. Vereinfacht gesagt, ging es um folgendes: Wie entsteht die Differenz zwischen dem realen Sein der Menschen aufgrund ihrer objektiven Stellung im Produktionsprozeß und ihrem Bewußtsein, das dieses Sein nicht auf den Begriff zu bringen vermag und auch nicht die Erkenntnis beinhaltet, daß es dies nicht vermag? Wie kann es geschehen, daß ein Mensch unter seinen

Lebensbedingungen leidet und sich trotzdem diesen Lebensbedingungen unterwirft? Oder in der ursprünglichen Version gefragt: Wie ist es möglich, daß von seiner „objektiven", theoretisch feststellbaren Interessenlage das Proletariat das revolutionäre Subjekt ist, dieses Subjekt sich aber nicht zu formieren vermag, nicht zum „Totengräber" der bürgerlichen Klassengesellschaft wird (Differenz zwischen „Klasse an sich" und „Klasse für sich")? Das jedenfalls ist, auf einen einfachen Nenner gebracht, das Problem gewesen, von dem aus die Debatte um das Verhältnis von Marxismus und Psychoanalyse einsetzte.

Erich Fromms früher Ansatz einer psychoanalytisch begründeten Sozialpsychologie war als Verbindung von Psychoanalyse und Marxismus in einer kritischen Theorie der Gesellschaft und ihrer Entwicklung konzipiert. Dabei rezipierte Fromm die Psychoanalyse zunächst in triebtheoretischer Sichtweise; seit Mitte der 30er Jahre verwarf er diese jedoch zunehmend zugunsten einer charakterologischen, die er auf einer Anthropologie gründete.

Im Anschluß an Marx verstand er Geschichte als Prozeß der aktiven und passiven Anpassung des Menschen an die objektive Realität, insbesondere die sozial-ökonomische Struktur der Gesellschaft. Seine Rezeption des Marxismus berücksichtigte zentral das problematische Verhältnis von Sein und Bewußtsein, von Basis und Überbau. Dennoch ist die Marx-Rezeption Fromms umstritten, da dieser sich mehr auf den Marx der Ökonomisch-philosophischen Manuskripte bezieht und die politisch-ökonomische Theorie des älteren Marx kaum rezipiert.[3]

Mit dem Ansatz der Analytischen Sozialpsychologie verband Fromm im wesentlichen folgende Fragen, die dem materialistischen Ansatz gemäß formuliert sind:

- Wie ist der Vermittlungszusammenhang von Gesellschaft und Individuum, von Sein und Bewußtsein, von Soziologie und Psychologie zu fassen?
- Wie verbinden sich die psychischen Antriebe der Menschen (Triebstruktur bzw. libidinöse Struktur) mit den ökonomischen Bedingungen? Wie übersetzen sich die ökonomischen Bedingungen in die Psyche? Wie wirkt die Psyche auf die Gesellschaft zurück? Wie entstehen Ideologien?
- Wie wird das menschliche „Wesen" durch ökonomische Verhältnisse bestimmt? Wie wird die (gesellschaftliche) „Natur" des Menschen durch Gesellschaft und Ökonomie geprägt bzw. überlagert?

Die übergreifende Frage nach dem Ansatz, Gegenstand und Erkenntnisziel der Analytischen Sozialpsychologie wird von Fromm in mehreren Einzelschritten beantwortet. Zunächst versucht er eine grobe Abgrenzung von Personalpsychologie (auch: Individualpsychologie) und Sozialpsychologie, dann bestimmt er den Gegenstandsbereich beider Psychologien, legt schließlich die Methode der Psychoanalyse und der Analytischen Sozialpsychologie dar und formuliert Anspruch und Problemstellung der Analytischen Sozialpsychologie.

Während die Individualpsychologie „Einsicht in das Ganze der seelischen Struktur des einzelnen Gruppenmitgliedes" (1930a, GA 6, S. 14) erlangen will und es um die „individuelle psychische Situation des einzelnen" (ebd.) geht, ist die Sozialpsychologie Erich Fromms um die Einsicht in das Ganze der sozialstrukturellen Anforderungen an die einzelnen bemüht, d.h. es werden die ihnen gemeinsamen „psychischen Tendenzen" (vgl. ebd., S. 15) untersucht. Die Sozialpsychologie leistet also keine individuumbezogene Charakteranalyse (wie es die Individualpsychologie tut), sondern rückt die Analyse (idealtypischer) Anforderungen/Erwartungen an den Einzelnen, die aus der sozialen, ökonomischen und politischen Struktur der Gesellschaft resultieren und sich in gesellschaftstypischen bzw. klassenspezifischen Charakterstrukturen niederschlagen, in den Mittelpunkt.

Die Individualpsychologie, die auf die „individuelle psychische Struktur des einzelnen Gruppenmitgliedes" ausgerichtet ist, untersucht den individuellen Aufbau der Erlebniswelt im Zusammenhang mit dem persönlichen Lebensschicksal eines Menschen; sie untersucht also die individuelle Charakterstruktur, die besondere psychische Eigenart des einzelnen (vgl. ebd., S. 14). Demgegenüber ist die Erkenntnisleistung der Sozialpsychologie auf die gemeinsamen Grundtendenzen im Erleben, Wahrnehmen, Fühlen, Werten, Beurteilen, Empfinden, Handeln bei einer Anzahl von Menschen, die derselben sozialen Bezugsgruppe zugehören, gerichtet und will die zugrundeliegende, ihnen gemeinsame gesellschaftliche Konstruktion der Wirklichkeit analysieren, d.h. den sozialstrukturellen Zusammenhang zwischen Lebensgeschichte und Klassenlage bzw. den sozialen Lebensumständen einer Klasse oder Schicht aufweisen und den alltäglichen Lebenszusammenhang als Ort der Reproduktion erhellen.

Fromm ist nun der Ansicht, daß die Psychoanalyse - schon bei Freud - die in der akademischen Psychologie gängige strikte Unterscheidung von Sozial- und Individualpsychologie (bzw. Personalpsychologie, wie Fromm diese in seinem Frühwerk nennt) überwunden hat (vgl. ebd., S. 13). Psyche und Charakter sind immer nur als gesellschaftlich determiniert zu beschreiben, was Konsequenzen für die sozialpsychologische Untersuchungsmethode hat:

> „Die Überwindung einer prinzipiellen Gegenüberstellung von Personal- und Sozialpsychologie, wie sie von der Psychoanalyse geleistet wurde, führt als Konsequenz zur Einsicht, daß die Methode einer sozialpsychologischen Untersuchung grundsätzlich und im wesentlichen keine andere sein kann als die, welche die Psychoanalyse bei der Erforschung der Psyche des einzelnen anwendet. ..." (ebd., S. 15).

Die Analytische Sozialpsychologie nach Fromm fußt auf der psychoanalytischen und historisch-materialistischen Perspektive. Die für den Materialismus zentrale Frage nach dem Verhältnis von Sein und Bewußtsein will Fromm von beiden Wissenschaften her - der Psychoanalyse und dem Marxismus - geklärt wissen. In psychoanalytischer Hinsicht begreift er Bewußtsein auch als Ausdruck des Unbewußten, der Triebe (1932a, GA 1, S. 41). Aus materialistischer Sicht kann er die ideologischen Verzerrungen und Trübungen im Bewußtsein als „Ausdruck des gesellschaftlichen Seins" verstehen (ebd.). So können sich in der Analytischen Sozialpsychologie Fromms zwei Fragestellungen fruchtbar verbinden, nämlich die Frage nach den „den Mitgliedern einer Gruppe gemeinsamen seelischen Zügen" aufgrund vergleichbaren Lebensschicksals und die Frage nach der „sozialökonomischen Situation eben dieser Gruppe" (ebd., S. 42). Für Fromm ist das Schicksal eines Menschen im wesentlichen identisch mit der sozialökonomischen Situation seiner Gruppe.

Mit seiner psychoanalytisch-materialistisch begründeten Sozialpsychologie hat Fromm einen wesentlichen Beitrag geleistet, den Zusammenhang von Sein und Bewußtsein zu erhellen. Gleichzeitig hat er damit eine Brücke zwischen Psychologie und Soziologie geschlagen. Als *Psychoanalytiker* gründet Fromm sein Denken auf der Existenz eines persönlich und gesellschaftlich Unbewußten. Als *Soziologe* will er in seiner psychoanalytischen Soziologie bzw. Analytischen Sozialpsychologie die Tiefendimension des Unbewußten im Verhältnis von Individuum und Gesellschaft untersuchen. Für Fromm liegt im Unbewußten der Schlüssel für die Beantwortung der Frage, wie es dazu kommt, daß die Menschen einer Gemeinschaft, eines Lebenskreises, einer Gesellschaft gleichstimmig denken, fühlen, erleben und handeln, und in ihren Lebensaktivitäten mit dem Gefühl von Freiwilligkeit den gesellschaftlichen Verhaltenserwartungen und Handlungserfordernissen folgen. Fromms Antwort auf diese Frage liegt in der Hypothese begründet, daß die Menschen gesellschaftlich bereits auf der Ebene des Unbewußten so gleichgemacht werden, daß sie im wesentlichen in ihren Haltungen übereinstimmen.[4]

Die Analytische Sozialpsychologie fokussierte in ihren ambitionierten Versuchen die Basis-Überbau-Problematik des Marxschen Materialismus, und zwar insbesondere von der Seite der Ideen, Ideale, Werte und Normen. In gewisser - jedoch eher einseitiger - Annäherung läßt sich Fromms Ansatz auch als Überbau-Soziologie bzw. - Psychologie verstehen.

Der Frommsche Lösungsversuch ist in seinem wesentlichen Kern soziopsychoanalytisch, d.h. Erkenntnisse der Psychoanalyse werden auf gesellschaftliche Phänomene angewandt. Zentrale Bedeutung kommt hier dem Theorem der Triebstruktur zu, das nicht nur nach den Triebschicksalen in der Ontogenese eines Individuums fragt, sondern mehr noch nach der libidinöse Struktur der Gesellschaft. In dieser libidinösen Struktur sieht Fromm das Medium der Vermittlung von Ökonomie und Verhalten. Später hat Fromm das Theorem der Triebstruktur weitergehend soziologisiert und im Sinne seiner radikalen Anthropologie und Charaktertheorie im Theorem des Gesellschafts-Charakters revidiert (vgl. Kap. III.5).

Das Programm der Analytischen Sozialpsychologie konzipierte Fromm - vor seiner sozialcharakterologischen Wende - auf dem Theorem der Triebstruktur. Im Sinne dieses frühen Ansatzes bedeutet Analytische Sozialpsychologie, „die Triebstruktur, die libidinöse, zum großen Teil unbewußte Haltung einer Gruppe aus ihrer sozial-ökonomischen Struktur heraus zu verstehen" (1932a, GA 1, S. 42, im Original kursiv).

In dieser Umschreibung spielt die begriffliche Vorstellung der Triebstruktur, teils auch umschrieben mit Termini wie „unbewußte libidinöse Haltung", „libidinöse Strebungen" etc., eine besondere Rolle. Wie weiter unten ausführlicher dargelegt werden soll, versteht Fromm die „libidinöse Struktur" einer Gesellschaft als das Medium, „in dem sich die Einwirkung der Ökonomie auf die eigentlich menschlichen, seelisch-geistigen Erscheinungen vollzieht" (ebd., S. 56). Libidinöse Besetzungen von Objekten oder Verhaltensweisen und die diesen Besetzungen entsprechenden menschlichen Strebungen geschehen nach Maßgabe dieser „libidinösen Struktur", hinter der jedoch letztlich die ökonomischen Funktionserfordernisse und Notwendigkeiten stehen. Fromm versuchte, mit dem Begriff der „libidinösen Struktur" einen Ansatz zur Klärung der Frage zu finden, wie sich Materielles im Menschenkopf in Ideelles umsetzt. Er wollte verstehen, wie es zu den spezifischen Haltungen und Einstellungen sozialer Gruppierungen kommt, die eine bestimmte Ökonomie in ihrem Bestand sichern und deren Funktionserfordernisse erfüllen.

In seinen frühen Ansätzen zu einer Analytischen Sozialpsychologie bewegte Fromm sich noch auf dem Boden der Freudschen Triebtheorie, die er in der Kombination mit dem historischen Materialismus historisiert und soziologisiert hatte. Eben damit tat er einen wesentlichen Schritt über Freud hinaus. Gleichwohl blieb er an Freud orientiert und verwendete (bis Ende der 30er Jahre) noch die Triebheuristik, wie an seinen Ausführungen zu „Triebapparat" und „menschlicher Psyche" zu ersehen ist. Der Triebapparat ist als die erste (unbekannte) Natur des Menschen zu verstehen, die die Psyche fundiert. Den Triebapparat können wir nicht als solchen, sondern immer nur in Verbindung mit Gesellschaftlichem untersuchen, d.h. wir können nur eine menschliche Psyche zum Gegenstand nehmen, die immer schon als gesellschaftlich zu verstehen ist. Fromm resümiert: „die menschliche Psyche ist auch immer nur die durch den gesellschaftlichen Prozeß modifizierte Psyche" (ebd., S. 51).

Aufgrund dieser Einsichten kommt Fromm bereits 1932 zu einem Programm Analytischer Sozialpsychologie, das an der Triebstruktur des Menschen wie folgt ansetzt:

> „Die sozialpsychologischen Erscheinungen sind aufzufassen als Prozesse der aktiven und passiven Anpassung des Triebapparates an die sozial-ökonomische Situation. Der Triebapparat selbst ist - in gewissen Grundlagen - biologisch gegeben, aber weitgehend modifizierbar; den ökonomischen Bedingungen kommt die Rolle als primär formenden Faktoren zu. Die Familie ist das wesentlichste Medium, durch das die ökonomische Situation ihren formenden Einfluß auf die Psyche des einzelnen ausübt. Die Sozialpsychologie hat die gemeinsamen - sozial relevanten - seelischen Haltungen und Ideologien - und insbesondere deren unbewußte Wurzeln - aus der Einwirkung der ökonomischen Bedingungen auf die libidinösen Strebungen zu erklären" (1932a, GA 1, S. 46; im Original kursiv).

Mit diesen Ausführungen faßt Fromm den Triebapparat mit seinen libidinösen Strebungen nicht als bloß biologisch-organismisch Gegebenes, sondern als notwendig auf Gesellschaft Gerichtetes und gesellschaftlich Entwickelbares. Der Triebapparat wird also nicht in einer vorgeschichtlichen Natur ontologisiert, sondern als historisch-gesellschaftlich realisierte Triebstruktur, als libidinöse Strebungen *in* einer Gesellschaft, begriffen. Von daher kommt Fromm erst gar nicht in die Verlegenheit erklären zu müssen, wie im unsoziologischen Denkmodell eines der Gesellschaft bloß gegenüberstehenden Menschen die vor- und ungesellschaftlichen, ja geradezu „asozialen“ Triebkräfte gezähmt und für die gesellschaftliche Realität dienstbar gemacht werden, sondern er kann die Triebkräfte gleichsam als Urgestalt *sozialer* Kräfte in einer *gesellschaftlichen* Natur des Menschen begreifen.

Wie nun der Triebapparat bzw. die menschliche Psyche an die konkreten Erfordernisse einer gesellschaftlichen Situation angepaßt wird, will Fromm mit Hilfe einer theoretischen Konstruktion beschreiben, die er in Analogie zu Begriffsbildungen wie „ökonomische, soziale, politische und geistige Struktur“ als „libidinöse Struktur“ bezeichnet. Darunter versteht er die besondere Struktur und Ausrichtung, die die körperlichen, geistigen und emotionalen Energien der Menschen in ihrer je besonderen gesellschaftlichen Situation erhalten. Als von besonderer Wichtigkeit erweist sich die Fragestellung, wie sich die sozialen Umstände und Notwendigkeiten in die Psyche der Menschen, in ihr Fühlen, Denken und Handeln übersetzen. Mit Fromm ist hier der Ansatz von Marx und Engels als nicht zureichend zu bewerten. Er hält die Psychoanalyse für einen diese Problemstellung weiterführenden Ansatz:

„Die Psychoanalyse kann zeigen, daß die Ideologien die Produkte von bestimmten Wünschen, Triebregungen, Interessen, Bedürfnissen sind, die, selber zum großen Teil nicht bewußt, als 'Rationalisierung' in Form der Ideologie auftreten; daß aber diese Triebregungen selbst zwar einerseits auf der Basis biologisch bedingter Triebe erwachsen, aber weitgehend ihrer Quantität und ihrem Inhalt nach von der sozial-ökonomischen Situation des Individuums bzw. seiner Klasse geprägt sind“ (ebd., S. 51).

Des weiteren könne die Psychoanalyse zeigen, „wie sich auf dem Wege über das Triebleben die ökonomische Situation in Ideologie umsetzt“ (ebd., S. 51; i. Orig. tw. kursiv). Um diesen Prozeß genauer zu beschreiben, ist es notwendig, den Zusammenhang von Ideologie und falschem Bewußtsein, von Abwehrmechanismen wie Rationalisierung und Projektion sowie von Illusion und Ent-Täuschung zu erkennen.

Wenn zwischen Realität und Ideologie, zwischen Sein und Bewußtsein, zwischen Basis und Überbau Zusammenhänge bestehen, die nicht als monokausallineare zu bezeichnen sind, dann sind Ideen nicht als bloße Verdopplung oder Abklatsch, mithin Verschleierung des realen Seins, zu interpretieren, sondern sie können auch unter dem Aspekt einer vorwärtsweisenden und gestalterischen Funktion verstanden werden. Diese entfalten sie allerdings überwiegend nur in Zeiten des gesellschaftlichen Umbruchs, in denen neue Ideen einen adäquaten und fruchtbaren Boden finden, also auf die Aufnahmebereitschaft der Menschen treffen und in ihr Handeln und Erleben eingehen. Ideen können aber auch die Menschen fesseln und von ihrem wirklichen Sein ablenken bzw. dieses wirkliche Sein verschleiern. Hier liegt der Beitrag, den Fromm von der Psychoanalyse erwartet und der den Nachweis beinhaltet, „daß die Wirkung einer 'Idee' wesentlich auf ihrem unbewußten und an bestimmte Triebtendenzen appellierenden Gehalt beruht, d.h. daß es Art und Stärke des libidinösen Resonanzbodens der Gesellschaft oder einer Klasse ist, die über die soziale Wirkung der Ideologien mitbestimmt" (ebd., S. 52).

Die Stabilität einer Gesellschaft wird also als im Bereich der unbewußten Kräfte der Menschen abgesichert gedacht. „... weder der äußere Machtapparat noch die rationalen Interessen würden ausreichen, um das Funktionieren der Gesellschaft zu garantieren, wenn nicht die libidinösen Strebungen der Menschen hinzukämen. Es sind die libidinösen Kräfte der Menschen, die gleichsam den Kitt formieren, ohne den die Gesellschaft nicht zusammenhielte, und die zur Produktion der großen gesellschaftlichen Ideologien in allen kulturellen Sphären beitragen" (ebd., S. 54). Dem Kulturapparat (einschließlich der Erziehung) kommt die gesellschaftliche Funktion zu, „die sozial geforderte Haltung systematisch und planmäßig zu schaffen" (ebd., S. 55).

Der bereits mehrmals erwähnte Frommsche Begriff der „libidinösen Struktur" bedarf einer Vertiefung. Was meint Fromm mit diesem Begriff? Zunächst ist anzumerken, daß dieser Begriff kein rein psychoanalytischer ist, der der klinischen Erfahrung entspricht, sondern ein soziologisch-psychoanalytischer. Er bezeichnet das Ergebnis der gesellschaftlichen Einwirkung auf den psychischen Apparat und thematisiert eine gesellschaftliche Strukturbildung, die ihren Ort im ökonomischen, sozialen, politischen und kulturellen Gefüge hat. So geht Fromm davon aus,

„daß jede Gesellschaft, so wie sie eine bestimmte ökonomische und eine soziale, politische und geistige Struktur hat, auch eine ihr ganz spezifische *libidinöse Struktur* hat. Die libidinöse Struktur ist das Produkt der Einwirkung der sozial-ökonomischen Bedingungen auf die Triebtendenzen, und sie ist ihrerseits ein wichtiges bestimmendes Moment für die Gefühlsbindung innerhalb der verschiedenen Schichten der Gesellschaft wie auch für die Beschaffenheit des 'ideologischen Überbaus'. Die libidinöse Struktur einer Gesellschaft ist das Medium, in dem sich die Einwirkung der Ökonomie auf die eigentlich menschlichen, seelisch-geistigen Erscheinungen vollzieht" (ebd., S. 56).

Fromm fragt nun weiter nach der Funktion der libidinösen Struktur in der Gesellschaft und konkretisiert sie hinsichtlich der Stabilität und der Veränderung von Gesellschaft. Hier knüpft er implizit an die Marxsche Überlegung an, daß in einer Gesellschaft objektive Widersprüche zwischen Produktionsverhältnissen und (menschlichen und materiellen) Produktivkräften entstehen können, und thematisiert diese Widersprüche im Zusammenhang mit der sich verändernden „libidinösen Struktur":

„Mit dem Wachsen der objektiven Widersprüche innerhalb der Gesellschaft, mit der beginnenden stärkeren Zersetzung einer bestimmten Gesellschaftsform treten auch gewisse Veränderungen in der libidinösen Struktur der Gesellschaft ein; traditionelle, die Stabilität der Gesellschaft erhaltende Bindungen verschwinden, traditionelle Gefühlshaltungen ändern sich. Libidinöse Kräfte werden zu neuen Verwendungen frei und verändern damit ihre soziale Funktion. Sie tragen nun nicht mehr dazu bei, die Gesellschaft zu erhalten, sondern sie führen zum Aufbau neuer Gesellschaftsformationen, sie hören gleichsam auf, Kitt zu sein und werden Sprengstoff" (ebd., S. 56f.; vgl. Anm. 56 von Rainer Funk, in: GA 1, S. 398).

Mit diesen Aussagen Fromms ist das Kernstück seiner Analytischen Sozialpsychologie benannt, das später im Theorem des Gesellschafts-Charakters präzisiert wurde.

Im folgenden sollen Methode und Aufgabe dieser Sozialpsychologie vertiefend beschrieben werden. Die *Methode* entwickelt Fromm von der Psychoanalyse aus, die einen Beitrag leisten kann, das reale Sein der Menschen im Verhältnis zum falschen Bewußtsein zu erhellen, indem sie zum „Verständnis der gemeinsamen, sozial relevanten seelischen Haltungen" beiträgt. Die *Aufgabe* der Analytischen Sozialpsychologie wird dahingehend bestimmt, sie solle Strukturbeschreibungen sowie Erklärungen der Entstehung und Funktion der libidinösen Struktur leisten und dabei besonders die Entstehung von Ideologie in der Verschränkung von Triebapparat und ökonomischen Bedingungen berücksichtigen.

„Die *Methode* ist die der klassischen Freudschen Psychoanalyse, d.h. auf soziale Phänomene übertragen: Verständnis der gemeinsamen, sozial relevanten seelischen Haltungen aus dem Prozeß der aktiven und passiven Anpassung des Triebapparates an die sozial-ökonomischen Lebensbedingungen der Gesellschaft" (1932a, GA 1, S. 57).

„Die *Aufgabe* einer psychoanalytischen Sozialpsychologie liegt zunächst in der Herausarbeitung der sozial wichtigen libidinösen Strebungen, mit anderen Worten in der Darstellung der libidinösen Struktur der Gesellschaft. Ferner hat die Sozialpsychologie die Entstehung dieser libidinösen Struktur und ihre Funktion im gesellschaftlichen Prozeß zu erklären. Die Theorie, wie die Ideologien aus dem Zusammenwirken von seelischem Triebapparat und sozial-ökonomischen Bedingungen entstehen, wird dabei ein besonders wichtiges Stück sein" (ebd., S. 57), formuliert Fromm programmatisch. In der Analytischen Sozialpsychologie klingt bereits auch die spätere charakterologische Thematik bei Fromm an.[5] Fromm spricht hier bereits vom „'Charakter' einer Gesellschaft", der „Ausdruck einer bestimmten 'libidinösen Struktur' der Gesellschaft" ist und als „Produktivkraft" zur Entwicklung der Gesellschaft beiträgt (1932b, GA 1, S. 71). Der Charakter im psychoanalytischen Sinne als System von Strebungen einer Person gründet in seiner Ausformung auf der libidinösen Struktur, vermittelt über die Familie als „Agentur der Gesellschaft".

Die Gesellschaft wirkt auf die Ausbildung des Charakters ein. „Der Charakter entwickelt sich ... im Sinne der Anpassung der libidinösen Struktur - zunächst durch das Medium der Familie, dann unmittelbar im gesellschaftlichen Leben - an die jeweilige gesellschaftliche Struktur" (1932b, GA 1, S. 70).

Somit findet sich bei Fromm ein in zweifacher Weise ausgearbeiteter Begriff des Charakters. Dieser gleichsam „soziologisch gedoppelte" Charakterbegriff bezieht sich auf die Sozialstruktur der Gesellschaft und die Psychostruktur der in einer Gesellschaft lebenden Menschen. Die Gesellschaft mit ihrer Sozialstruktur wirkt auf die Menschen ein, derart, daß diese eine besondere - gleichsam „komplementäre" - Charakterstruktur ausbilden, die das Pendant zu den gesellschaftlichen Verkehrsformen und Produktionsverhältnissen ist. Diese Charakterstruktur wird einerseits durch die gesellschaftlichen Strukturen und Prozesse bestimmt, vermittelt über die „libidinöse Struktur" bzw. den (später so bezeichneten) „Gesellschafts-Charakter", andererseits bilden sich die psychosozialen Charakterstrukturen in der Wechselwirkung von Gesellschaft und Individuum aus, vermittelt über die Sozialisationsstruktur, insbesondere die Familie, und werden (im später so bezeichneten) „Individual-Charakter" greifbar.

Nach Fromm erschöpft sich Leben nicht in einer wie auch immer gearteten Triebdynamik. Gleichwohl erkennt er das Konzept des Unbewußten (mit der Dimension des Verdrängten) an, arbeitet es soziologisch weiter aus, richtet sein Hauptaugenmerk jedoch auf die „Bezogenheiten" des Menschen, d.h. darauf, wie der Mensch sich zu anderen, zu sich selbst und seiner Umwelt in Beziehung setzt. Dieser Prozeß vollzieht sich ja nicht bewußt, sondern gemäß den Mustern der gesellschaftlichen Verkehrs- und Gesellungsformen. Ab den 40er Jahren ist dann endgültig die Triebheuristik zugunsten einer Anthropologie („Natur" des Menschen), einer Gesellschaftstheorie („Gesellschafts-Charakter") und einer soziopsychoanalytischen Charaktertheorie (u.a. Marketing-Charakter, nekrophiler Charakter, produktiver Charakter) in den Hintergrund getreten.

Wenn Fromm das Theorem des Gesellschafts-Charakters zwar erst in seiner 1940 fertiggestellten Schrift *Escape from Freedom* (1941a) explizit formuliert hatte, so war es doch bereits in dem Terminus der „libidinösen Struktur" der Gesellschaft vorhanden. Nachdem sich Fromm bereits Mitte der 30er Jahre von der Triebtheorie Freuds entfernt hatte, brachte er seine Kritik schließlich in *Escape from Freedom* zu einem vorläufigen Abschluß. So hatte sich bis zum Ende seiner Zugehörigkeit zum *Institut für Sozialforschung* sein Ansatz der Analytischen Sozialpsychologie so weit gewandelt, daß die bereits Mitte der 30er Jahre aufgebrochenen Differenzen zwischen Fromm und dem Kreis um Horkheimer jenen zu einem eigenständigen Ansatz kritischer Theorie gelangen ließen, der von seinen ehemaligen Kollegen strikt abgelehnt wurde. In der Debatte zwischen Marcuse und Fromm Mitte der 50er Jahre wurden die alten Differenzen erneut sichtbar.

Fromm ist zeitlebens in seinem theoretischen Ansatz der Frühphase der Kritischen Theorie, dem sog. „interdisziplinären Materialismus", verpflichtet geblieben. Das heißt, sein Anspruch besteht darin, eine historische Theorie der Epoche (ähnlich wie Horkheimer sie anstrebte) auf der Grundlage des historischen Materialismus Marx' und der Psychoanalyse Freuds zu formulieren. Freilich läßt sich nicht sagen, Fromm habe den „interdisziplinären Materialismus" in seiner gesamten Breite übernommen und fortgeführt, nachdem Horkheimer ihn verworfen, jedenfalls in seiner ursprünglichen Gestalt nicht mehr weitergeführt hatte. Doch läßt sich die These belegen, daß Fromm die Kernideen des „interdisziplinären Materialismus" bewahrt und weiterentwickelt hat - und zwar in der Vermittlung zweier Disziplinen: der Soziologie und der Psychologie, genauer: der materialistischen Soziologie nach Marx und der psychoanalytischen Psychologie nach Freud. Beide Disziplinen verband Fromm bereits in seinem frühen Entwurf einer Analytischen Sozialpsychologie.

4. Fromm als Forschungsdirektor

Von dem „Gedanken einer fortwährenden dialektischen Durchdringung und Entwicklung von philosophischer Theorie und einzelwissenschaftlicher Praxis" (Horkheimer, 1931, S. 40) beseelt, sah Horkheimer von Anbeginn seine Tätigkeit als Institutsdirektor verknüpft „mit der neuartigen, schwierigen und bedeutsamen Aufgabe, einen großen empirischen Forschungsapparat in den Dienst sozialphilosophischer Probleme zu stellen" (ebd., S. 41). Auch forderte Horkheimer, das Institut solle mit den „feinsten wissenschaftlichen Methoden" arbeiten. So wurde ein neuartiger Anspruch an die empirische Sozialforschung gestellt, der originell war, nicht nur eine kritische Aneignung bisheriger Empirieansätze, sondern auch eine entsprechend kreative Weiterführung erforderlich machte. Mit der Formulierung eines neuartigen empirischen Anspruchs war es jedoch nicht getan, er mußte in der Forschungspraxis umgesetzt werden.[6] Doch reichten die produktiven Ansätze der Empirisierung des interdisziplinären Programms nicht aus, um den Anspruch mehr als rudimentär einzulösen.

Was mit Dubiel an der von Horkheimer angestrebten „Theorie des historischen Verlaufs" faszinierend gefunden werden kann, ist allerdings die für die damalige Zeit höchst innovative Intention der Operationalisierung (in: Löwenthal, 1980, S. 92), die wesentlich Fromm und seiner Arbeitsgruppe zu verdanken ist, die die Empirie der *Arbeiter-/Angestellten-Enquete* zu verantworten hatte. Der empirische Ansatz fügte sich in das Gesamtkonzept ein. Die von der gesamten Horkheimer-Gruppe anvisierte Erarbeitung des kritischen Geschichtsbewußtseins wurde an die „Dokumentation des erreichten historischen Selbstbewußtseins" rückgebunden, die ihrerseits unter Einsatz empirischer Methoden versucht wurde (vgl. Löwenthal, 1980, S. 92).

Fromm war für die psychologische und empirische Konkretisierung des interdisziplinären Programms zuständig. Somit lag in seinen Händen der sozialpsychologische Ansatz mit den für das Institut zentralen Thesen zum Verhältnis von Marxismus und Psychoanalyse. Die Bedeutung seiner Ideen für die Institutsarbeit läßt sich auch an den bereits 1933 begonnenen *Studien über Autorität und Familie* ablesen. Bonß legt dar, daß diese Studien „ohne Fromms Vorarbeiten weder theoretisch noch empirisch zustande gekommen wären. ..." (Bonß, 1982a, S. 380).

In dieser Anfangsphase der Kritischen Theorie - auch Bonß spricht von der Phase des „interdisziplinären Materialismus" (vgl. Bonß/Schindler, 1982, S. 31ff.) - kam Fromm eine besondere Rolle zu, die ihn als Experten für Psychoanalyse und marxistische Sozialpsychologie neben Horkheimer zu dem führenden

Kopf des Instituts werden ließ. Zu dem Frommschen Beitrag zur frühen Kritischen Theorie äußert sich Wolfgang Bonß zusammenfassend wie folgt:

„Fromms Beitrag zur Herausbildung dessen, was heute 'frühe Kritische Theorie' genannt wird, ist zweifellos höher zu veranschlagen als dies in den meisten einschlägigen Darstellungen getan wird: Zwar gehörte Fromm als ausgeprägter 'wissenschaftlicher Einzelgänger' offenbar nie zum engeren Kreis um Horkheimer, aber seine Konzeption einer materialistischen Sozialpsychologie beeinflußte den institutsinternen Theoriebildungsprozeß mindestens ebenso nachhaltig wie das interdisziplinäre Programm selber" (Bonß, 1980, S. 27).[7]

Alle Mitarbeiter des Instituts „betonten für ihre Gebiete die Notwendigkeit sozialpsychologischer Untersuchungen, und solange die Expertenrolle Fromms im Institut unangetastet blieb, bezog sich der Frankfurter Kreis auch stets auf seine Thesen" (Bonß, 1982a, S. 386).

Bemerkenswert erscheint mir, daß Fromm in der Frühphase der Kritischen Theorie wesentliche Impulse zum Programm des „interdisziplinären Materialismus" beigesteuert hat. Neben Horkheimer hat er das Programm der Kritischen Theorie entscheidend mitbeeinflußt. Sein früher Ansatz einer Analytischen Sozialpsychologie ist zwar von Horkheimer und Adorno seit Ende der 30er Jahre nicht weiterverfolgt worden, doch zeigen sich Spuren dieses Konzepts in der Arbeit von Adorno et al. (1950) zur *Autoritären Persönlichkeit* und im philosophisch-psychoanalytischen Ansatz von Herbert Marcuse. Wenn auch nach seinem Ausscheiden sein Einfluß sehr stark zurückging, so läßt sich doch die Bedeutung Fromms für die Phase des „interdisziplinären Materialismus" als sehr hoch einschätzen.[8] Denn Fromm lieferte zu diesem Konzept einen unverzichtbaren Beitrag. Löwenthal konnte sich das Verdienst zurechnen, Ende der zwanziger/Anfang der dreißiger Jahre Fromm ans Institut vermittelt zu haben. Löwenthal: „Ich habe später im Kreise meiner Kollegen im 'Institut für Sozialforschung' oft gesagt, wenn wir im Scherz über den Rang meiner Beiträge stritten: 'Jedenfalls habe ich Fromm ans Institut gebracht.' Er war in der damaligen Zeit sicher einer der wichtigsten Einflüsse. ..." (Löwenthal, 1980, S. 60f.).

Auch Wiggershaus kommt in seiner Studie zur Geschichte der Frankfurter Schule zu dem Ergebnis, daß die Bedeutung Fromms sehr hoch einzuschätzen ist (1986, S. 136, vgl. S. 164). Dies gilt jedoch so nur für den Fromm der frühen dreißiger Jahre, dem im Institut eine theoretische Führungsfunktion zukam. Zweifellos stellte Fromms Untersuchung über Arbeiter und Angestellte, die er 1929 begonnen und seit 1930 im Institut weiter betrieben hatte, einen wichtigen Beitrag zur empirischen Konkretisierung des Programms der frühen Kritischen Theorie und der Analytischen Sozialpsychologie dar. Zudem resultierten aus der Studie die entscheidenden Impulse für die Emigration des Instituts nach Hitlers Machtergreifung. So erscheinen Fromm und Horkheimer als die bestimmenden Köpfe der frühen Kritischen Theorie.

Mit Schmid Noerr läßt sich Fromms Aufgabe im Institut - wahrscheinlich sehr zutreffend - dahingehend beschreiben, daß er „als psychoanalytisch-sozialwissenschaftlicher Empiriker *und* als Diskussionspartner einer Theorie der Gesellschaft" von Horkheimer eingestellt worden war (vgl. Fußnote 8). Wenn diese Sichtweise zutreffend ist, dann läßt sich Fromm auch als „Forschungsdirektor" des Instituts bezeichnen. Als solcher hat er sicherlich auch die Aufgabe wahrgenommen, den interdisziplinären Bezug und Folgerungen für die Theoriebildung herauszuarbeiten, doch fehlte hier offensichtlich sowohl ein stärkeres Engagement Horkheimers als auch eine größere Unterstützung seitens der Institutsmitglieder, die ja größtenteils von empirischer Arbeit nicht viel verstanden. So schreibt Wiggershaus zur theoretischen Situation des Instituts um 1934:

> „Was man von einem interdisziplinären Vorgehen erwartet hätte - aus materialer Vielfalt und unterschiedlichen Perspektiven hervorgehende Anstöße zur Weiterentwicklung oder Differenzierung der Theorie und zur genaueren oder Neuorientierung der empirischen Arbeit - fehlte dagegen weitgehend. Als der in dieser Hinsicht ergiebigste und als der wichtigste Mitarbeiter erschien nach wie vor Fromm" (Wiggershaus, 1986, S. 164).

Doch ist die Rolle Fromms als Forschungsdirektor keineswegs unumstritten. Trotz der Auffassung, der geschichtsphilosophische und gesellschaftskritische Ansatz müßte empirisch profiliert und konkretisiert werden, und trotz kreativer Akzente in der Durchführung der empirischen Untersuchungen, läßt sich nicht leugnen, daß in der frühen kritischen Theorie die empirische Kompetenz nicht sehr ausgereift war.[9] Daran konnten auch die Bemühungen Fromms und die von Lazarsfeld, der beratend in den Institutsprojekten tätig war, nichts ändern. Der mancherorts geäußerte Vorwurf jedoch, die Frommsche Untersuchungsmethode sei „dilettantisch" gewesen, ist nicht zutreffend.

4.1 Die Arbeiter-/Angestellten-Enquete

Eine Aufgabe Fromms als Leiter der sozialpsychologischen Abteilung bestand darin, die empirischen Arbeiten des Instituts anzuleiten und zu begleiten. Ihm kam wesentlich die Aufgabe zu, das Programm des „interdisziplinären Materialismus" forschungspragmatisch zu konkretisieren. Dies leistete er bereits mit der 1929 von ihm begonnenen Fragebogen-Untersuchung zum Bewußtsein deutscher Arbeiter und Angestellten, kurz: *Arbeiter-/Angestellten-Enquete* genannt.

Wenn Horkheimer und seine Mitarbeiter auch nicht über sehr viel Sachkenntnis verfügten, was die empirischen Methoden betraf, so waren sie diesen gegenüber doch sehr aufgeschlossen. Fromm selbst war damals wohl der einzige hauptamtliche Mitarbeiter, der über empirische Erfahrungen verfügte und mit einer eigenen Konzeptualisierungsidee (psychoanalytische Vorgehensweise bei der Interpretation von Fragebogen) auf den Plan trat.[10]

Zwar waren - neben Hilde Weiß und Werner Strzelewicz - auch Herta Herzog, Paul Lazarsfeld u.a.[11] an der Auswertung der Fragebögen der Arbeiter-/Angestellten-Untersuchung beteiligt, doch ist der empirische Ansatz der frühen kritischen Theorie dennoch unzureichend geblieben. Unbeschadet dieser Kritik läßt sich die Untersuchung jedoch als ein zeit- und wissenschaftsgeschichtlich relevantes Dokument empirischer Forschung würdigen.[12]

Dabei ist zu beachten, daß eine psychoanalytisch inspirierte Sozialforschung vor anderen methodologischen Problemen steht als die üblichen deskriptiven Verfahren, da das Antwortmaterial charakterologisch aufbereitet und interpretiert werden mußte. So wird Fromm seinen Ansatz einer qualitativen psychoanalytischen Methode zur empirischen Forschung nicht von ungefähr als originell eingeschätzt haben, da in der Fragebogenauswertung eine psychoanalytische Perspektive der Interpretation zum Tragen kam. Eine solche interpretative Vorgehensweise, wie sie Fromm gewählt hat, dürfte m.E. - trotz der Mängel im empirischen Ansatz der frühen Kritischen Theorie - durchaus als beispielhaft für eine kritische empirische Forschung gelten. Fromm legte in einem Brief an Martin Jay (Fromm, 1971b, S. 256) seine Methode wie folgt dar:

„Vielleicht sollte ich die wesentliche Beschaffenheit dieses interpretativen Fragebogens verdeutlichen. Zunächst wurden alle Antworten wörtlich niedergeschrieben, dann wurden sie so betrachtet, wie ein Psychoanalytiker den Assoziationen eines Patienten zuhört. Mit anderen Worten, es ging darum, eher den zugrundeliegenden und nichtintendierten Sinn einer Antwort herauszufinden als den manifesten und intendierten Sinn. Damit ist gemeint, daß die in der Befragung angewandte Methode eine psychoanalytische ist, die zwar nicht ausschließlich in der Begrifflichkeit des psychoanalytischen Charakterkonzepts, aber unter Bezug auf die Methode verwendet wurde, mittels derer die Grunddaten gewonnen wurden: die analytische Interpretation der spontanen Antworten. Um es klar zu sagen, das Hauptanliegen war hier die Analyse der Bedeutung von einzelnen Worten und der Art und Weise, wie sich eine Person ausdrückte. Das ist in *Autorität und Familie* ... kurz ausgeführt und ausführlicher in *Der Gesellschafts-Charakter eines mexikanischen Dorfes* beschrieben" (eigene Übersetzung; vgl. Fromm, 1936b, GA 3, S. 228f.; 1970b, GA 3, S. 472ff.).

Bei der Einschätzung der methodologischen Konzeption der Frommschen Untersuchung sollte bedacht werden, daß Fromm diese auch und gerade als Psychoanalytiker durchgeführt hat, daß er von der Originalität seiner Untersuchungsmethode, d.h. insbesondere von der psychoanalytischen Qualifizierung des Instrumentariums, überzeugt war, in seiner Arbeitsgruppe keineswegs Dilettanten mitarbeiteten und schließlich auch die Methode in den letzten Jahrzehnten (insb. von Maccoby) weiterentwickelt worden ist. Vielleicht läßt sich die Untersuchung als durchaus kreativ, wenn auch wenig standardisiert bezeichnen. Sie wird auch in der Auswertung so aufwendig gewesen sein, daß sie *so* für die „Normalforschung" kein praktikables Beispiel abgibt. Die Items des Fragebogens sind nicht skaliert worden wie die des Autoritarismus- oder Dogmatismusfragebogens bei Adorno bzw. Rokeach, sondern wurden nach Maßgabe psychoanalytischer Kriterien einer analytischen Tiefenhermeneutik interpretativ ausgewertet.[13]

Selbst wenn man die Frage der Qualität des methodologischen Instrumentariums nicht zu beantworten vermag, kommt man im Rückschluß doch zu dem Ergebnis, daß die Methodologie Fromms so dilettantisch nicht gewesen sein kann, wenn man als Ergebnis der Untersuchung in Betracht zieht, daß sie prognostisch bereits auf ein nur geringes Widerstandspotential gegen das aufziehende totalitäre Regime hindeutete.[14]

Die mit der Untersuchung intendierte Bestandsaufnahme sollte das historisch erreichte Selbstbewußtsein von Bevölkerungsgruppen dokumentieren und die empirische Basis liefern für die „Erarbeitung eines kritischen Geschichtsbewußtseins" (Löwenthal, 1980, S. 92). Wie sich Löwenthal erinnert, stand die Arbeiter-/Angestellten-Studie „im größeren Zusammenhang der Frage, was denn in einer postfeudalen Gesellschaft überhaupt die Gesellschaft zusammenhält, sozusagen die Frage nach dem sozialpsychologischen Kitt dieser Gesellschaft. Die Autoritätsforschung war die Operationalisierung jener Fragestellung ..." (Löwenthal, 1980, S. 92f.). Übrigens gibt die Erinnerung Löwenthals die Frommschen Formulierungen des sozialpsychologischen Programms exakt wieder, was man als einen Beleg für die damalige Bedeutung dieses Ansatzes auffassen kann. Auch bestätigt Löwenthal die weiter oben erarbeiteten Charakteristika des „interdisziplinären Materialismus". Löwenthal erinnert sich:

„Das war ein unorthodoxer Schritt in der Geschichte des organisierten intellektuellen und akademischen Lebens, daß man Philosophie und fachwissenschaftliche Überlegungen in den uns naheliegenden Gebieten zusammenbrachte, um sie dann in Forschung zu übersetzen. Schließlich haben wir auch von Marx gelernt, daß das Theoretische das Empirische verlangt und umgekehrt. Also, die Einheit von Theorie und empirischer Forschung war bei uns von vornherein gegeben, aber viel haben wir damit nicht mehr machen können, außer daß unsere Interpretation der Ereignisse dazu beitrug, unser Leben zu retten!" (Löwenthal, 1980, S. 92f.).

Bereits die ersten Untersuchungsergebnisse bedeuteten - wie Löwenthal ausführte - „eine Riesenüberraschung und einen Riesenschock" (Leo Löwenthal im Gespräch, 1985, S. 57). Es war leicht, aus diesen Ergebnissen mit etwas Phantasie zu prognostizieren, daß die Bevölkerung dem Naziregime keinen organisierten Widerstand entgegensetzen würde. Folgerichtig betrieb das Institut dann auch - seit dem Wahlsieg der Nationalsozialisten, die am 14. September 1930 mit 107 Mandaten zur zweitstärksten Partei im 5. Deutschen Reichstag geworden waren - eine entschiedene Emigrationspolitik. So wurde eine Zweigstelle u.a. in Genf betrieben und auch das Institutskapital dorthin transferiert. Als Anfang März 1933 die SA das Frankfurter Institut besetzte und schließen wollte, waren Horkheimer und Mitarbeiter dem schon zuvor gekommen und außer Landes gegangen (vgl. ebd.; ähnlich auch in: Löwenthal, 1987, S. 311f.). So konnte die *Arbeiter-/Angestellten-Enquete* nicht nur für sich reklamieren, schon zu Beginn der dreißiger Jahre die mit dem Nationalsozialismus einhergehenden psychischen Strukturen aufgedeckt zu haben, sondern war für die Wissenschaftler des Horkheimer-Kreises möglicherweise sogar lebensrettend, wie Löwenthal vermutet. Rückblickend erwies sich die Arbeiter-/Angestellten-Untersuchung geradezu als prognostisch (vgl. Schaff, 1987b, S. 38-45).

Obwohl der Untersuchung ein so hoher Stellenwert in der Institutsgeschichte zukam, ist sie erst Jahrzehnte später veröffentlicht worden. Adam Schaff weiß aus seinen Gesprächen mit Fromm in Mexiko Mitte der sechziger Jahre zu berichten, daß die Institutsleitung der Veröffentlichung der Arbeiter-/Angestellten-Untersuchung nicht zustimmen wollte, aus Angst, das Mißtrauen der englischen und später der amerikanischen Behörden zu erregen (ebd., S. 44f.).[15] Nach der institutsinternen Version war die Studie methodologisch nicht zufriedenstellend geraten. Dieses Argument erscheint verwunderlich, da die Methodologie sicherlich nicht hinter der von *Autorität und Familie* zurückbleibt, ihr für die Emigration ein initialer Stellenwert zukam und schließlich - auch nach der Emigration - an ihrer Auswertung gearbeitet wurde.

Unter Mitarbeit von Hilde Weiß, die über einschlägige Erfahrungen in der Sozialforschung verfügte, war mit der Auswertung der 1929 begonnenen Erhebung über das Bewußtsein von Arbeitern und Angestellten noch vor der Emigration 1933 nach New York begonnen worden. Später wertete eine aus Erich Fromm, Anna Hartoch, Herta Herzog und Ernst Schachtel bestehende Arbeitsgruppe, die zudem von Paul Lazarsfeld beraten wurde, das Gesamtmaterial weiter aus, doch kam es nicht mehr zu einer Veröffentlichung (vgl. Bonß, 1980, S. 8).[16] Veröffentlicht wurde die Studie erst 1980, nachdem Bonß die verbliebenen Fragebogen und Manuskripte gesichtet und herausgeberisch bearbeitet hatte.

4.2 Die Studien zu Autorität und Familie

Die andere große im Institut erarbeitete Studie war mit „Autorität und Familie" gegeben, die als Gemeinschaftsprojekt des Instituts unter Fromm als Forschungsdirektor entstanden war. Auch Wiggershaus weist darauf hin, daß die *Studien über Autorität und Familie* „nicht nur das einzige 'Kollektiv'-Produkt der empirische Forschung im engeren Sinne einschließenden Arbeit des Instituts (blieben), sondern die einzige Veröffentlichung empirischer Forschungsresultate des Instituts überhaupt in den 30er Jahren. ..." (Wiggershaus, 1986, S. 200).

Nach Fromm ist das einzige wirklich wissenschaftlich relevante Unterfangen der Kritischen Theorie in den dreißiger Jahren in dem Projekt „Autorität und Familie" sowie einigen Aufsätzen in der Zeitschrift zu sehen:

> „Aber das ist alles, und ich glaube nicht, daß es - gemessen an den großen Möglichkeiten des Instituts - genug war. Ich denke, es war vergleichsweise wenig. Das heißt nicht, die persönliche Arbeit einer Reihe seiner Mitglieder, die dem Institut mehr oder weniger eng verbunden waren, sei ohne Wert gewesen, aber diese Autoren hätten ihre Arbeit auch ohne das Institut weiterbetrieben. Worauf ich abziele, ist, daß das Institut als eine Gruppe jedenfalls nicht mehr als ein Projekt realisiert hat - das zu Autorität und Familie. Natürlich wäre es interessant, über die Gründe dieses Unvermögens nachzusinnen. Ich sehe sie in gewissen Beschränkungen des Institutsleiters, doch möchte ich hier persönliche Probleme nicht erörtern" (Fromm, 1971b, S. 250; eigene Übersetzung).

Diese Kritik Fromms am Forschungsansatz und der Leitung des Instituts scheint sich mit der von Dubiel, Wiggershaus und anderen geübten Kritik zu decken - sieht man einmal davon ab, daß Fromm seine Rolle als Forschungsdirektor nicht daraufhin befragte, inwieweit er selbst sie ausfüllte. Zu erwähnen ist auch, daß die Begrenztheit dieser Studie von Horkheimer und Fromm schon zur Zeit ihrer Veröffentlichung nie geleugnet worden ist.

Im Gegensatz zu Fromm betont Löwenthal jedoch die Kooperationsprozesse, die mit dieser Studie verbunden waren. Auf die Organisationsform der Institutsarbeit angesprochen, bejaht er zunächst die entsprechende Frage Dubiels, ob *Autorität und Familie* das „erste gemeinsame Großprojekt" des Kreises gewesen ist, und führt aus:

„Ja, die *Studien über Autorität und Familie* sind ein schönes Beispiel für diese Art unserer Zusammenarbeit. Der Gedanke war, Autorität zu studieren als das Problem des Kitts der Gesellschaft, also der Gedanke, daß eben dies bei Marx fehlt, eine Theorie der vermittelnden psychischen Zwischenglieder zwischen Basis und Überbau. Wir haben uns gefragt, ob es noch andere Mechanismen gibt als die pure Machtausübung, um die Konformität des Verhaltens zu erklären. Die Theorie von der Familie als der Agentur der Gesellschaft ist von Fromm auf der Grundlage der Freudschen Theorie formuliert worden. Es erschien uns theoretisch und empirisch vielversprechend, die Familie als eine Matrix, als eine Modalform dessen zu untersuchen, was Autorität in der modernen Gesellschaft bedeutet. Schon in der Konfiguration des Titels drückt sich die Gemeinsamkeit unserer Interessen aus" (Löwenthal, 1980, S. 96f.).

Diese Gemeinsamkeit der Interessen wurde unter Bezugnahme auf das von Horkheimer formulierte Wissenschaftsprogramm empirisch konkretisiert. So steht die Studie zu Autorität und Familie beispielhaft für die interdisziplinäre materialistische Ausrichtung des Instituts und bildet einen Beleg für den Versuch einer Einlösung dieses Anspruchs: „in Erfüllung dieses Anspruchs wurde die sozialpsychologische Theoriebildung des Instituts tatsächlich von Anfang an angeleitet und begleitet von empirischer Forschungspraxis" (Söllner, 1979, S. 56).

Wie Dubiel ausführt, war *Autorität und Familie* „nach Horkheimers eigenem Bekunden als erste Einlösung des Programms konzipiert, das er in seiner Antrittsrede artikuliert hatte - Einlösung sowohl in einem inhaltlichen, aber besonders in einem methodisch-forschungstechnischen Sinne" (Dubiel, 1978, S. 184). Einschränkend merkt Dubiel allerdings an, daß die veröffentlichte Version der „Studien über Autorität und Familie" kaum über einen „Bericht über laufende Arbeiten" hinausreicht (ebd., S. 184f.). Allerdings seien sich Horkheimer und Fromm über die Begrenztheiten der Materialpräsentation und die nur mangelnde Beherrschung des empirischen Instrumentariums im klaren gewesen (vgl. Söllner, 1979, S. 56f.; vgl. Fromm, 1936b, GA 3, S. 227). Nicht zuletzt lagen die Gründe für diese Begrenztheiten auch in der Emigrationssituation des Instituts.

„Daß das forschungstechnische Niveau der empirischen Erhebungen in der II. Abteilung (der empirischen, für die Fromm redaktionell verantwortlich zeichnete; B.B.) nicht einmal den damals schon möglichen Standards empirischer

Sozialforschung genügte, gesteht Horkheimer selber ein. Das im Programm intendierte prozeßhafte Wechselspiel von theoretischer Vorgabe, empirischer Verifikation, theoretischer Spezifikation etc. sei allenfalls in Ansätzen realisiert" (Dubiel, 1978, S. 186). Gerade der empirische Teil der Untersuchung habe durch die Emigration am meisten gelitten, keine der Untersuchungen sei zum Abschluß gelangt (vgl. ebd.).

Dubiel weist nach, daß Horkheimer - sich darin deutlich von Fromm unterscheidend - die Funktion der Erhebungen in nicht mehr als einer „Spekulationskontrolle" gesehen hat, und zitiert Horkheimer:

> „Nirgends haben wir aus den Ergebnissen verallgemeinerbare Schlüsse gezogen; die Umfragen waren nicht als Mittel beweiskräftiger Statistik gedacht; sie sollten uns mit den Tatsachen des täglichen Lebens in Verbindung halten und jedenfalls vor weltfremden Hypothesen bewahren" (Studien über Autorität und Familie, 1936, S. X).

In der Tat waren die theoretischen und empirischen Teile nur wenig miteinander verbunden, woraus der naheliegende Schluß zu ziehen ist, daß der interdisziplinär-materialistische Anspruch kaum eingelöst wurde. Zu dieser Auffassung kommt auch Wiggershaus: „Daß die theoretischen Entwürfe sich an keiner Stelle auf die Erhebungs-, Forschungs- und Literaturberichte bezogen, demonstrierte drastisch, wie wenig noch von einer 'Durchdringung konstruktiver und empirischer Verfahrensweisen' die Rede sein konnte" (Wiggershaus, 1986, S. 173). Zwar lief die empirische Arbeit weiter, doch fand diese „Durchdringung" faktisch nicht statt (vgl. ebd., S. 178).

Demnach war die selbstgesetzte Aufgabe der empirischen Konkretisierung des interdisziplinären theoretischen Ansatzes des Instituts mehr programmatisch geblieben; Horkheimer und Fromm hatten den Zusammenhang von Theoriebildung und Empirie eher sporadisch und punktuell gelassen, statt ihn systematisch zu entwickeln.[17] Programmatisch war zwar ein enges Wechselspiel von fachwissenschaftlicher Analyse, empirischer Konkretisierung und philosophischer Reflexion angestrebt worden, faktisch lag der Schwerpunkt jedoch auf der theoretisch-philosophischen Ebene, so daß die empirische Einlösung des interdisziplinär-materialistischen Anspruchs offenbar nur halbherzig betrieben wurde.[18]

5. Fromms Trennung vom Institut

Fromms Weggang vom Institut für Sozialforschung fällt zeitlich und inhaltlich mit dem Ende der Kritischen Theorie als „interdisziplinärer Materialismus" zusammen. Sein Ausscheiden aus dem Kollegenkreis um Horkheimer war folgenreich, insofern die Kritische Theorie nicht nur einen originellen Kopf verlor, sondern sich theoretisch auch neu formierte. Dabei gab sie den Ansatz der Frommschen Analytischen Sozialpsychologie auf und war zudem bestrebt, auch die Erinnerung an Fromm auszulöschen. Daß Fromm als einer der führenden Köpfe der frühen Kritischen Theorie theoretisch fruchtbringende Gedanken und Ansätze beigesteuert hatte und unter seiner Federführung auch der Versuch einer dem Ansatz einer kritisch-materialistischen Theorie gemäßen psychoanalytisch orientierten Empirie unternommen worden war, geriet zunehmend in Vergessenheit.

Hatte Horkheimer zunächst in Fromm einen kompetenten Gesprächspartner in Fragen der Gesellschaftstheorie gefunden und dessen Ansatz einer sozialcharakterologisch begründeten „Analytischen Sozialpsychologie" unterstützt, so kehrte er sich später von Fromms psychoanalytischem Ansatz ab. In diesem bei Horkheimer eingetretenen Wandlungsprozeß spielte wohl Adorno eine maßgebliche Rolle, worauf Fromm verweist:

„Ich erinnere mich, daß Horkheimer während der ersten Jahre seines Aufenthalts in New York sich auch über Horney sehr wohlwollend äußerte und damals den orthodoxen Freudianismus nicht verteidigte. Erst später änderte sich seine Haltung, und es ist ein zu persönliches Problem, über das Warum nachzusinnen. Ich vermute, dies hatte zum Teil mit dem Einfluß Adornos zu tun, den ich, sobald er in New York in Erscheinung trat, vehement kritisierte" (Fromm, 1971b, S. 254; eigene Übersetzung).

Fromm, der mit Horney wissenschaftlich und freundschaftlich verbunden war, konnte sich offenbar nicht länger der Zustimmung Horkheimers zu seiner Freud-Revision gewiß sein. In den verschiedenen Rezeptionsweisen der Psychoanalyse wird ein Grund für den späteren Weggang Fromms vom Institut gelegen haben. Es liegt auch nahe zu vermuten, daß Adorno in dem Entfremdungsprozeß zwischen Fromm und Horkheimer eine maßgebliche Rolle spielte. Wie Wiggershaus bei der Auswertung des Briefwechsels (Adorno-Horkheimer) fand, stellte Adorno sich entschieden gegen Fromm.

„In Fromms Aufsatz über *Die gesellschaftliche Bedingtheit der psychoanalytischen Therapie* sah er (Adorno, B.B.) - wegen der einseitigen Verurteilung der Autorität (ohne die 'ja schließlich weder Lenins Avantgarde noch die Diktatur zu denken ist') und wegen der 'bürgerlich-individualistischen' Forderung nach mehr Güte - 'eine wirkliche Bedrohung der Linie der Zeitschrift' (21.3.36)" (Wiggershaus, 1986, S. 184). Die entsprechende Stelle des Briefes, den Adorno an Horkheimer schrieb, lautet: „... Nein, gerade wenn man wie wir Freud von links kritisiert, dürfen nicht solche Dinge wie das läppische Argument vom 'Mangel an Güte' passieren. Genau das ist der Dreh, den die bürgerlichen Individualisten gegen Marx haben. Ich kann Ihnen nicht verschweigen, daß ich in dieser Arbeit eine wirkliche Bedrohung der Linie der Zeitschrift sehe und wäre Ihnen dankbar, wenn Sie meine Einwände, die ich ja nur anzutippen brauche, in einer Ihnen geeignet erscheinenden Form auch Fromm mitteilen wollten." (Adorno-Horkheimer, 21.3.36; zitiert nach: Wiggershaus, 1986, S. 299; vgl. Fromm, 1935a, GA 1, S. 133). Wiggershaus, der den Briefwechsel der Institutsmitglieder auswertete, stellte des weiteren fest:

„Wichtig waren für Horkheimer schließlich Adornos 'von Haß geschärfter Blick auf das Bestehende' (Horkheimer-Adorno, 8.12.36) und seine Aggressivität. Das vermißte er an

Fromm, von dem er zur Zeit des ersten Wiedersehens in New York im Juni 1934 gegenüber Pollock gemeint hatte: 'Er gefällt mir nicht sehr. Zwar hat er produktive Ideen, aber er will mir mit all zu vielen Leuten auf gutem Fuß stehen und sich nichts entgehen lassen. Es ist zwar ganz angenehm, sich mit ihm zu unterhalten, aber ich habe den Eindruck, daß das für sehr viele Leute angenehm ist.' (Horkheimer-Pollock, 4.6.34)" (Wiggershaus, 1986, S. 185).

So verstärken diese brieflichen Äußerungen von Adorno und Horkheimer den Eindruck, daß bei der Trennung nicht nur die sich anbahnende Revision der Psychoanalyse durch Fromm, sondern auch die persönliche Konstellation von Horkheimer, Adorno und Fromm eine Rolle spielte. Jedenfalls ging in dem Maße, in dem Adorno im Institut an Einfluß gewann, Fromms Einfluß zurück.

Ein weiterer Punkt, der für die Trennung Fromms vom Institut ausschlaggebend gewesen war, lag in seinem empirischen Forschungsbeitrag zur frühen Kritischen Theorie. Fromm hatte Anfang der 30er Jahre die Arbeiter-/Angestellten-Studie abgeschlossen. Offenbar war diese Studie „nie zu Horkheimers voller Zufriedenheit" durchgeführt worden, obwohl sie den ersten Versuch einer empirischen Konkretisierung der Kritischen Theorie bedeutete (vgl. Jay, 1981, S. 146f.). Fromm war der Initiator der Studie, die auch unter seiner Federführung durchgeführt wurde. Er legte Wert auf die Feststellung, daß die Studie ihm voll zuzurechnen sei. In seinem Brief an Jay schreibt er: „Vor allem Ihre Feststellung, ich sei in der Anfangsphase der Leiter gewesen, klingt so, als hätte es später einen anderen Leiter gegeben. Tatsächlich war das Projekt bereits aufgegeben, bevor ich das Institut verließ. Die von Anna Hartoch (und den anderen erwähnten Personen) erbrachten Arbeiten erfolgten unter meiner Anleitung der Studie" (Fromm, 1971b, S. 255; eigene Übersetzung). Nach Fromm lag ein wesentlicher Grund für sein Ausscheiden in dem Unwillen Horkheimers, die Studie zur Publikation freizugeben.

Neben weiter unten zu erwähnenden persönlichen Differenzen, die sich in dem Streit um die Aussetzung der monatlichen Gehaltszahlungen an Fromm entzündeten, lag also ein wichtiger Anlaß für die Trennung offenbar in der mangelnden Bereitschaft Horkheimers, die *Arbeiter-/Angestellten-Enquete* zu veröffentlichen, und in seiner zunehmenden Skepsis gegenüber den wissenschaftlichen und persönlichen Beziehungen Fromms, die dieser zu einem Kreis von Analytikern unterhielt. Dabei mag die zwischen Fromm und Horkheimer in ihrem wissenschaftlich-methodischem Ansatz und in den Folgen ihrer Publizierung für das Institut umstrittene Enquete die Trennung Fromms vom Institut eingeleitet haben. Im Hintergrund standen jedoch divergierende Entwicklungen im Denken von Fromm und Horkheimer, die Fromm immer mehr von der orthodoxen Psychoanalyse, insbesondere der Libidotheorie und dem Ödipus-Komplex, abrücken ließen und Horkheimer veranlaßten, das interdisziplinäre Materialismuskonzept zu überdenken. Bonß sieht auf seiten Horkheimers eine Rücknahme dieses Konzepts, „das allmählich durch das Programm der Kritischen Theorie im engeren Sinne (vgl. Horkheimer 1937) ersetzt wurde. In diesem Zusammenhang markiert die Veröffentlichung von 1936 (*Studien über Autorität und Familie*; B.B.) einen eindeutigen Wendepunkt, denn mit ihr wurden die noch laufenden Erhebungen ebenso abgebrochen wie die Restauswertung der bereits vorhandenen Materialien" (Bonß, 1982a, S. 391; vgl. ebd., S. 392).

Nach Erich Fromm lag der wesentliche Grund für die Nichtveröffentlichung der Arbeiter-/Angestellten-Enquete bei Horkheimer, „denn für diesen sei die Erhebung 'zu marxistisch' gewesen und er habe stets Angst vor negativen Folgen für das Institut gehabt" (Bonß, 1980, S. 9). Auch Fromm äußerte in Gesprächen mit Adam Schaff Mitte der 60er Jahre in Mexiko, Horkheimer habe die Veröffentlichung aus Angst vor den Behörden nicht gestattet (vgl. Schaff, 1987b, S. 44f.). Abgesehen von der Außenwirkung für das Institut, blieben der wissenschaftliche und methodische Ansatz und die Ergebnisse der Studie zwischen Fromm und Horkheimer umstritten. Ein tieferer Beweggrund Horkheimers mag auch darin gelegen haben, nicht zugeben zu wollen, daß die ersten Ergebnisse der Studie bereits in den frühen 30er Jahren die Emigration des Instituts als Notwendigkeit erscheinen ließen bzw. für die Institutsmitglieder gar lebensrettend war. Das Institut jedenfalls wird seinen Fortbestand der schnellen Vorbereitung der Emigration durch Horkheimer und seinen Kreis zu verdanken haben, die - laut Löwenthal und Fromm - durch die ersten Ergebnisse der Studie nahegelegt wurde. Damit hatte Horkheimer es vorgezogen zu emigrieren, statt zu versuchen, mit seinem Institut ein Zentrum des zu organisierenden Widerstands gegen den Faschismus zu bilden. Eine Veröffentlichung der Studie hätte die frühe Sensibilität der Horkheimer-Gruppierung für die nationalsozialistische Gefahr gezeigt, die indessen einer wissenschaftlichen und politischen Widerstandsstrategie die frühe Emigration vorzog und damit dem Schicksal der Zerschlagung durch das faschistische Regime entging. Das Ohnmachtsgefühl angesichts der Ereignisse im Hitler-Deutschland mag hier eine wesentliche Dimension im Selbsterleben von Horkheimer und den anderen Institutsmitgliedern gewesen sein, die sich selbst nur durch den entschiedenen Schritt in die Emigration retten konnten.

Nachdem Fromm seinen Teil an den „Studien über Autorität und Familie" beendet hatte, veröffentlichte er in der Zeitschrift für Sozialforschung lediglich noch seinen Beitrag *Zum Gefühl der Ohnmacht* (1937a) sowie einige Rezensionen. Spätestens ab 1936 sank sein Einfluß im Institut. Damit waren auch die Weichen für sein Ausscheiden gestellt. Entscheidend dürfte hier gewesen sein, daß Fromm „mehr und mehr darum zu kämpfen (hatte), für seinen sozialpsychologischen Ansatz Verständnis zu finden. Bereitete es schon Schwierigkeiten, die psychoanalytische Deutung der Antworten des interpretativen Fragebogens bei jenen Institutsmitgliedern zu rechtfertigen, die keinen Zugang zur psychoanalytischen Betrachtungsweise hatten ..., so kam es wegen Fromms Kritik an Freuds Libidotheorie zum offenen Konflikt" (Funk, 1980, in: GA 1, S. XXI).

Herbert Marcuse merkte zum Ausscheiden Fromms in einem Gespräch mit Jürgen Habermas an (obwohl gar nicht nach „persönlichen Dingen" gefragt): „Der wirkliche Grund für Fromms Entfernung vom Institut war seine Entmannung der Freudschen Theorie, besonders die Revision des Freudschen Begriffs der

Triebstruktur. Ob persönliche Dinge mitgespielt haben, darüber kann ich nur Vermutungen anstellen, ich weiß es nicht" (Gespräche mit Herbert Marcuse, 1978, S. 13).

So war der Prozeß der schrittweisen Entfernung vom Institut bis zum Zeitpunkt seines Ausscheidens mit persönlichen Konflikten durchsetzt. Von diesem Beziehungsklima (siehe hierzu: Wiggershaus, 1986, S. 293ff.) scheint dann auch Fromms Einschätzung der frühen Kritischen Theorie mitbestimmt zu sein. Fromm schätzte das Ergebnis der empirischen Arbeit nicht sehr hoch ein und verwies darauf, daß das Institut nur ein einziges Gemeinschaftsprojekt, die *Studien zu Autorität und Familie*, hervorgebracht habe, und das sei von der wissenschaftlichen Ergiebigkeit her betrachtet zu wenig gewesen. Fromm hatte wohl das Institut als eine abstrakte Gemeinschaft von Wissenschaftlern gesehen, die zwar durch den Institutsrahmen unter einem Dach arbeiteten, jedoch ihre Studien auch unabhängig vom Institut hätten durchführen können; so gering sei der wissenschaftsorganisatorische Zusammenhalt in den Arbeiten des Kreises gewesen (vgl. Fromm, 1971b, S. 249f.).

Bevor Fromm 1939 aus dem Institut ausschied, betrug sein Gehalt als Leiter der sozialpsychologischen Abteilung 330 Dollar monatlich (Wiggershaus, 1986, S. 294). Horkheimer selbst, dem nachgesagt wurde, er habe das Institut mit „patriarchalischem Gebaren und Unentschlossenheit" geleitet (vgl. ebd., S. 294),[19] hatte Fromm offensichtlich alle erdenklichen Freiheiten gelassen, seine Mitarbeit zu gestalten. Wieviel seiner Arbeitskraft und Arbeitszeit zum damaligen Zeitpunkt in die Institutsarbeit einfloß, läßt sich nicht angeben. Feststellen läßt sich jedoch, daß Fromm bereits wenige Jahre nach der Emigration sich beruflich konsolidiert hatte, was seine Tätigkeit als Psychotherapeut und Mitglied des New Yorker Psychoanalytischen Instituts (*New York Psychoanalytic Society*) anbelangt, worauf auch Rainer Funk hinweist: „Als Fromm 1938 (nach dem Briefwechsel Horkheimer-Fromm war es 1939, B.B.) seine Mitarbeit am Institut für Sozialforschung beendete, hatte er längst in einem Kreis von Psychoanalytikern Fuß gefaßt, in dem die Re-Vision der Psychoanalyse immer mehr Gestalt annahm. ..." (Funk, 1983, S. 99).

Funk berichtet über die Aktivitäten Fromms im Zusammenhang mit dieser Gruppe (vgl. ebd. S. 99f.). Wiggershaus nennt einige Details: „Fromm hatte stets schon zu Hause gearbeitet, wenn er nicht in seiner Praxis war. Er hielt sich zudem aus Gesundheitsgründen 1938 und 1939 für längere Zeit in der Schweiz auf" (Wiggershaus, 1986, S. 277). Zum Personal des Instituts merkt er an: „Permanent Members waren 1938 außer Horkheimer und Pollock: Fromm, Grossmann, Gumperz, Löwenthal, Marcuse, Neumann, Adorno und Wittfogel" (ebd., S. 280).

Zur gleichen Zeit war das Institut für Sozialforschung nun verschärft in finanzielle Schwierigkeiten geraten[20], so daß das Institutskapital angegriffen werden mußte. Pollock - als der Geschäftsführer des Instituts - erklärte Fromm im Frühjahr 1939, sein Gehalt könne nicht länger gezahlt werden, und er habe ab Oktober darauf zu verzichten (vgl. Wiggershaus, 1986, S. 294). Vielleicht versuchte die Institutsleitung, auf diese Weise zusätzliche finanzielle Ressourcen freizumachen, möglicherweise um den bereits vollzogenen Einstieg Adornos ins Institut leichter finanzieren zu können. „Was Horkheimer vielleicht gehofft hatte - daß Fromm auf Anstellungsvertrag bzw. Gehalt verzichten, dem Institut aber weiterhin verbunden bleiben und zur Verfügung stehen würde - trat nicht ein" (ebd., S. 305). Jedenfalls wurde Adornos Stellung im Institut weiter gestärkt, als Fromm aus dem Institut ausschied.

Fromm beharrte auf dem lebenslangen Anstellungsvertrag im Institut und ließ sich nach einem unerfreulichen Briefwechsel mit einigen Tausend Dollar abfinden.[21] Der Vergleich scheint darauf hinzudeuten, daß Horkheimer offensichtlich eher bereit war, sich von Fromm unter finanziellen Verlusten zu trennen als ihn als festes Mitglied im Institut zu halten. Der Trennungsprozeß deutet auf eine unschöne Auseinandersetzung hin, in deren Verlauf das freundschaftlich-kollegiale Verhältnis zwischen Horkheimer und Fromm zerbrach. Der Briefwechsel Fromm-Horkheimer gibt über die Geschehnisse im Institut detaillierten Aufschluß. Die Basis für eine weitere Zusammenarbeit mit dem Institut für Sozialforschung war endgültig zerstört. Die Trennung von Fromm als dem neben Horkheimer wichtigsten Exponenten der frühen Kritischen Theorie war vollzogen.[22]

6. Nachwirkungen des Frommschen Beitrags: absichtsvolles Vergessen und Nachwirken im Verborgenen

Dennoch wirkte das von Horkheimer entworfene Konzept des „interdisziplinären Materialismus" und der von Fromm konzeptualisierte Ansatz der Analytischen Sozialpsychologie in den folgenden Jahren und Jahrzehnten nach. Dies gilt nicht erst für Habermas, der - wenn auch ohne Fromm als einflußreichen Theoretiker zu würdigen oder an ihm anzuknüpfen - die interdisziplinären sozialpsychologischen und sozialkulturellen Fragestellungen neu betonte (vgl. Habermas, 1973; ders., 1986b; vgl. auch: 1981b, S. 548), sondern bereits für Adorno, der seine vorwiegend durch Horkheimer veranlaßten empirischen Aktivitäten in die Basis-Überbau-Problematik einbettete.[23]

Den Bruch zwischen Fromm und dem Institut nur theoretisch erklären zu wollen und auf Fromms Revision der Psychoanalyse zu beziehen, wie es Äußerungen von Horkheimer, Adorno und Marcuse zum Ansatz von Fromm nahelegen, erscheint insofern verfehlt, als offensichtlich persönliche Beziehungsgründe mit ausschlaggebend gewesen sind. Nach der Trennung vom Institut konnte Fromms Beitrag durch Adornos Sicht der Psychoanalyse ersetzt werden, die vordergründig zwar eine funktional halbwegs äquivalente Theorieleistung erbrachte, jedoch die praktische Kompetenz Fromms mit Bezug auf die Psychoanalyse und die daraus erwachsende Gesellschaftskritik nicht ausgleichen konnte.

So verlor die Kritische Theorie mit dem Weggang Fromms ein starkes Potential an humanistischer Kritik, materialistischer und psychoanalytischer Theoriebildung und Analysefähigkeit. Fromm selbst mag damals von seinem Habitus zu sehr ein kämpferischer Individualist gewesen sein, als daß er im Schatten eines autoritär und patriarchalisch geführten Instituts weitergewirkt hätte. Nach seinem Weggang lag das Problem bei Horkheimer, wie er mit dem „Nachlaß" Fromms umgehen sollte. Offensichtlich erinnerte sich Horkheimer nur ungern an Fromm, wie etwa daran abzulesen ist, daß er in einem Gespräch mit Oskar Hersche die Frage nach dem Personal des Instituts um 1930 wie folgt beantwortete:

„Ich nenne einige der Namen: Einer wurde bereits erwähnt, Friedrich Pollock, ferner Henryk Grossmann, Karl August Wittfogel und Franz Borkenau sowie eine ganze Reihe von anderen, die allerdings nach 1933 nicht mehr zum Institut gehörten. Nachdem ich Direktor geworden war, kam Theodor W. Adorno mit dem Institut in Berührung, ebenso Leo Löwenthal. Und was besonders wichtig ist: Nicht nur die Soziologie wurde an deutschen Universitäten zu jener Zeit nicht genügend gefördert, sondern auch die Psychoanalyse, die damals an den deutschen Universitäten sogar rundweg abgelehnt wurde. Deshalb lud ich einen Kreis von Psychoanalytikern ein, an unserem Institut Vorlesungen und Seminare zu halten. Dazu gehörten unter anderem Karl Landauer, Heinrich Meng und Erich Fromm. Sie bildeten, wie mir Freud in einem wunderschönen Brief bestätigt hat, zum erstenmal eine Gruppe, die die Psychoanalyse mit einer deutschen Universität in Verbindung brachte" (Horkheimer, 1970b, S. 11).

Somit wurde die Frage nach dem Personal des Instituts von Horkheimer nur sehr ungenau beantwortet. Erich Fromm wird nicht als Mitarbeiter des Frankfurter Instituts erwähnt, was angesichts der Bedeutung Fromms im Institut für Sozialforschung verwundert. Auch wird von Horkheimer die Arbeiter-/Angestellten-Enquete nicht angeführt (vgl. ebd., S. 11f.), obwohl gerade die Horkheimerschen Befürchtungen einer Machtergreifung der Nationalsozialisten durch die Ergebnisse der von Fromm angeleiteten Studie genährt worden waren. Fromm wird von ihm als Institutsmitglied erst erwähnt, als er von Hersche auf die Mitarbeiter angesprochen wird, die Horkheimer nach New York in die Emigration gefolgt waren (vgl. ebd., S. 15). Auch aus einem anderen Gesprächstext geht hervor, daß Fromm bereits in der Frankfurter Zeit dem Institut angehörte (vgl. Horkheimer, 1976, S. 179). Als Mitarbeiter in den frühen dreißiger Jahren erwähnt Horkheimer Fromm jedoch nicht ausdrücklich.

Daß die Frage nach den Mitarbeitern bei Horkheimer (und wohl auch Adorno) auf Erinnerungslücken stieß, läßt sich mindestens bei einem weiteren Statement entdecken. So findet sich bei Horkheimer und Adorno die folgende (von mir um lediglich unwesentliche Teile gekürzte) Passage, in der Fromm namentlich keine Erwähnung findet, obwohl sein Aufsatz „Über Methode und Aufgabe einer analytischen Sozialpsychologie" erwähnt wird:

„Seit seiner Gründung in der Zeit vor 1933 hat das Institut (für Sozialforschung, B.B.) die Psychoanalyse in seine Arbeit einbezogen, und zwar in ihrer strengen Freudischen Gestalt. Von Anbeginn war dem Institut eine psychoanalytische Abteilung angegliedert, die von Karl Landauer ... geleitet wurde. Die 'Zeitschrift für Sozialforschung' enthielt in ihrer ersten Nummer einen programmatischen Aufsatz über die Aufgaben einer analytischen

Sozialpsychologie. ... In zahlreichen theoretischen Arbeiten des Instituts wurde versucht, die Wechselwirkung von Gesellschaft und Psychologie weiter zu verfolgen. ..." (Horkheimer/Adorno, 1957, S. IX).

Dem widersprechend ist festzuhalten, daß Karl Landauer „Direktor des Frankfurter Instituts für Psychoanalyse (gewesen ist), das mit dem Institut (für Sozialforschung, B.B.) assoziiert war" (Jay, 1976, S. 47). Zu den ständigen Mitarbeitern von Karl Landauer im Frankfurter Institut für Psychoanalyse gehörte, neben Heinrich Meng und Frieda Fromm-Reichmann, auch Erich Fromm (vgl. ebd., S. 115).

Zumindest in der Terminologie ergeben sich aus den vorliegenden Quellen Unstimmigkeiten. Das Frankfurter Institut für Psychoanalyse wird einmal als ein eigenständiges „Institut" beschrieben (siehe: Jay, 1976), zum anderen als „psychoanalytische Abteilung", geleitet von Landauer (siehe: Horkheimer/Adorno, 1957). Die Unstimmigkeiten werden größer, nimmt man aus der Erich-Fromm-Biographie von Funk noch folgende Passage hinzu: „Fromm wurde unter Vertrag genommen und auf Lebenszeit als Leiter der sozialpsychologischen Abteilung des Instituts (für Sozialforschung, B.B.) angestellt" (Funk, 1983, S. 65).[24]

Von daher liegt der Eindruck nahe, daß Horkheimer eine Strategie des absichtsvollen Vergessens betrieb und Fromms Rolle als Leiter der sozialpsychologischen Abteilung verschwieg. Nachdem sich Fromm 1939 vom Institut für Sozialforschung getrennt hatte - was zu dem bereits erwähnten lebenslangen Bruch zwischen Fromm und den übrigen Mitgliedern des Instituts führte -, schien Horkheimer seinerseits nun nicht länger bereit zu sein, die Verdienste Fromms für die frühe Kritische Theorie zu würdigen, zumal sich auch eine Umorientierung im theoretischen Ansatz ergab. Adorno brachte ein verändertes Verständnis der Psychoanalyse ein und setzte die empirische Arbeit des Instituts auf Drängen Horkheimers federführend fort.

So wurde der Ansatz von Fromm weder weiterverfolgt noch weiterentwickelt, sondern fiel dem absichtsvollen Vergessen anheim. An die Stelle der Analytischen Sozialpsychologie trat Adornos Verständnis der Psychoanalyse. In der Theorieentwicklung ergab sich - je nach Interpretation - ein entscheidender Bruch oder eine fruchtbare Neuorientierung. Der psychoanalytisch-empirische Ansatz, den Fromm in seiner Untersuchung über „Arbeiter und Angestellte ..." entwickelt hatte, wurde jedenfalls nicht fortgesetzt. Anregungen mögen zwar in die Studie von Adorno et al. (1950) eingeflossen sein, er ist aber innerhalb des Instituts für Sozialforschung, auch nach der Rückkehr nach Frankfurt, nicht weitergeführt und erst recht nicht zu einer psychoanalytisch begründeten Feldforschung ausgebaut worden (erst Mitte der fünfziger Jahre wurde die Psychoanalyse in den philosophisch-sozialkritischen Schriften von Herbert Marcuse wieder in das Blickfeld kritischer Gesellschaftstheorie gerückt, ohne jedoch eine empirische Konsequenz nach sich zu ziehen).

Fromm selbst brachte seine frühere Mitarbeit im Institut für Sozialforschung nicht in seine 1941 erschienene sozialpsychologische Faschismus-Studie (*Escape from Freedom*; 1941a) ein, vielleicht weil er der Ansicht war, sein Gedankengebäude habe der Gruppe um Horkheimer weniger zu verdanken als die Institutsgruppe ihm. Allerdings ist erwähnenswert, daß es sich bei *Escape from Freedom* „um die im Institutsprospekt von 1938 als Teil des Forschungsprogramms aufgeführte psychologische Studie zu *Man in the Authoritarian State*" handelte (Wiggershaus, 1986, S. 305). Wiggershaus kommentiert diese Studie im Verhältnis zur Kritischen Theorie wie folgt:

„Das Buch, an dem Fromm zwischen 1936 und 1940 gearbeitet hatte, stellte eine der wenigen Realisierungen des umfangreichen Publikationsprogramms des Instituts dar, erschien aber außerhalb des Institutsrahmens und enthielt - abgesehen von einer Fußnote, in der ein Aufsatz Horkheimers erwähnt wurde - nicht einen einzigen Hinweis auf die ehemalige Zusammenarbeit mit dem Institut für Sozialforschung. Statt dessen waren dem Buch drei Mottos vorangestellt, die sämtlich Fromms humanistisches Credo geradezu zur Schau stellten" (Wiggershaus, 1986, S. 305).

Offenbar wollte sich Fromm auf diese Weise von dem Institut und seinen ehemaligen Arbeitskollegen abgrenzen. Nicht einmal ein Rezensionsexemplar soll Fromm dem Institut überlassen haben. Das ist jedenfalls aus einem Brief von Löwenthal zu schließen, der zudem einen Eindruck von den Spannungen gibt, die nach wie vor zwischen Fromm und der Gruppe um Horkheimer bestanden. Löwenthal schrieb am 13. Sept. 1941 an Horkheimer:

„Ihr durch Pollock übermittelter Wunsch, Herrn Fromms Buch zu erhalten, wird erfüllt. Es ist von unsagbarer Langweiligkeit. Trotz Aufforderung haben wir kein Besprechungsexemplar erhalten, wahrscheinlich auf des Autors eigenen Wunsch. Fromm ist übrigens jetzt da gelandet, wo er hingehört. Die Kurse, die er an der sezessionistischen psychoanalytischen Vereinigung hält, sind dem Vorlesungsbetrieb der New School eingegliedert. Da Sie über ein vorzügliches Gedächtnis verfügen, so wissen Sie sicherlich noch, daß vor einigen Jahren niemand von uns Herrn Fromm an negativen Charakterisierungen jener Institution zu übertreffen vermochte" (Löwenthal, Schriften, Bd. 5, 1987, S. 228).

Nach dem Ausscheiden Fromms aus dem Institut gingen die ehemaligen Institutsmitglieder einander aus dem Weg. Bis auf eine Kontroverse mit Marcuse Mitte der 50er Jahre (siehe: Kulturismus-Streit, Kap. II) und einen Briefwechsel zwischen Fromm und Marcuse anläßlich der Herausgabe des Bandes *Humanistischer Sozialismus* (1965b) durch Fromm, in dem Marcuse Beiträger war, hatten die ehemaligen Kollegen nichts mehr miteinander zu tun. Allerdings trafen sie anläßlich der Salzburger Humanismus-Gespräche noch einmal aufeinander und lieferten sich einen kurzen Disput, der die persönlichen Spannungen verriet (vgl. Funk, 1980, in: GA 1, S. XXIV; vgl. die Diskussionsbeiträge von Fromm und Marcuse, in: Der Friede im nuklearen Zeitalter, 1970, S. 227f.). Während Marcuse und Fromm zwischen 1963 und 1968 immerhin in einem gewissen Kontakt standen, gab es zu den anderen Institutsmitgliedern keinerlei kollegiale Beziehung mehr. Zwar hatte Horkheimer, anläßlich der Nürnberger Prozesse (1946), nochmals kurz an Fromm geschrieben (Horkheimer-Fromm, 18.10.46), doch ohne daß sich ein Schriftwechsel oder gar ein Dialog ergeben hätte. „Fromm suchte seinerseits keinen Kontakt mehr zu Horkheimer, Marcuse und Adorno, auch nicht auf persönlicher Ebene, obwohl Fromm bei seinen Tessinaufenthalten in den 60er Jahren ganz in der Nähe vom Alterssitz Horkheimers wohnte" (Funk, 1980, in: GA 1, S. XXIV). Der Kontakt zu seinen früheren Kollegen aus dem Institut für Sozialforschung war abgerissen.

7. Zusammenfassung: Fromms Verhältnis zur Kritischen Theorie

Der Beitrag Fromms zur kritischen Theorie ist lange Zeit nur wenig gewürdigt worden (vgl. Funk, 1978, S. 19f., Anm. 11); erst in den letzten Jahren fand er wieder zunehmende Beachtung (insb. bei Wiggershaus, 1986). Dabei ist seine „Analytische Sozialpsychologie" nicht als relativ beiläufiger, mit der frühen Kritischen Theorie nur lose verbundener Ansatz rezipiert, sondern wiederentdeckt worden als ehemals zentraler Beitrag zu einer materialistischen Theorie der Gesellschaft und ihrer Entwicklung.

Dennoch ist Fromm für der Frankfurter Schule nahestehende Wissenschaftler umstritten geblieben. Die gängige Rezeptionsweise stellt ihn als sozialphilosophisch-spekulativ und psychoanalytisch-revisionistisch dar. Wenn zudem Fromm fälschlicherweise oftmals nicht zur ersten Generation der Theoretiker der Kritischen Theorie gezählt wird, dann wird damit einem in der Kritischen Theorie und ihrem Umfeld weit verbreiteten Deutungsmuster gefolgt, das Fromm und seinen Beitrag als nicht sehr relevant auffaßt.

Bei dem Versuch, Fromms Bedeutung für die frühe Kritische Theorie zu bestimmen, stößt man auf die unterschiedlichsten Einschätzungen. Teils wird Fromm als Mitarbeiter des Instituts für Sozialforschung ganz totgeschwiegen (z.B. enthält die von Helmut Gumnior und Rudolf Ringguth [1973] besorgte Horkheimer-Biographie [Max Horkheimer in Selbstzeugnissen und Bilddokumenten, 1973] keinen einzigen Verweis auf Fromm) oder seine Rolle heruntergespielt (so bei Horkheimer [vgl. Horkheimer, 1970b]). Teils ist Fromms Beitrag relativ unbekannt, teils sind in der Einschätzung seiner Rolle und Bedeutung auch Unsicherheit zu spüren. Doch finden sich auch Ausnahmen. Wiggershaus etwa, der die Bedeutung Fromms sehr hoch einschätzt, erwähnt - im Zusammenhang mit der ersten Nummer der Zeitschrift für Sozialforschung (1931) - Fromm als einen Mitarbeiter des Instituts, „der mit seinen Arbeiten zur analytischen Sozialpsychologie das interdisziplinäre Programm mit Substanz füllte" (Wiggershaus, 1986, S. 136, vgl. S. 164). Ähnlich äußerte sich auch Leo Löwenthal über die Bedeutung Fromms für das Institut: „Er war in der damaligen Zeit sicher einer der wichtigsten Einflüsse. Die Verbindung mit Fromm war gerade in der Frankfurter Zeit außerordentlich anregend, auch wenn er zunächst kein formelles Mitglied des Instituts gewesen ist und meistens nicht in Frankfurt war" (Löwenthal, 1980, S. 61).[25]

Die Entwicklung der Kritischen Theorie nach dem Ausscheiden Fromms war - hinsichtlich seiner Person sowie seines Werkes - nicht nur von der Strategie des absichtsvollen Vergessens geprägt, sondern litt auch unter einer übertriebenen Berührungsangst den Bemühungen um eine Revision der Psychoanalyse gegenüber. So wurde, entgegen der realen Bedeutung Fromms, sein revidierter analytisch-sozialpsychologischer Ansatz innerhalb der Kritischen Theorie nicht mehr rezipiert (sieht man einmal von der Kontroverse zwischen Marcuse und Fromm Mitte der 50er Jahre ab). Die interaktionistisch-sozialisationstheoretische Revision psychoanalytischer Theoreme hätten - so Honneth - „weder Adorno noch Marcuse je als eine theoretische Herausforderung ernstgenommen; die sozialisationstheoretischen Prämissen ihrer eigenen Psychoanalysedeutungen konnten daher lange Zeit verborgen bleiben und treten erst heute in ihren problematischen Zügen ans Licht ..." (Honneth, 1989, S. 21f.).

Erst mit Habermas wurde die Rolle Fromms in der frühen Kritischen Theorie wieder beachtet, obwohl seine Rezeption des Frommschen Werkes nur *en passant* - und damit unzureichend - geschieht. In einem seiner Gespräche mit Herbert Marcuse trug er dazu bei, die Bedeutung Fromms für die frühe Kritische Theorie aufzuhellen (vgl. Gespräche mit Herbert Marcuse, 1978, S. 13-15). Auch seine Ausführungen im zweiten Band der *Theorie des kommunikativen Handelns* (1981b, S. 554ff.) beinhalten eine kurze Auseinandersetzung mit dem Programm der frühen Kritischen Theorie einschließlich Fromms Beitrag (vgl. auch: Habermas, 1980, S. 412f.).

Versucht man, die Bedeutung Fromms innerhalb der frühen Kritischen Theorie zusammenfassend zu würdigen, so stößt man auf divergierende Einschätzungen. Offenbar ist Fromm ein umstrittener Denker, der auf verschiedene Art und Weise rezipiert werden kann. Wie wir gesehen haben, wird Fromm im Extremfall als Mitarbeiter des Instituts für Sozialforschung ganz verschwiegen oder seine Rolle bagatellisiert. So ist der Frommsche Beitrag vielerorts relativ unbekannt geblieben; entsprechend ist in der Einschätzung seiner Rolle und Bedeutung auch Unsicherheit zu spüren. Erst mit der Arbeit von Jay (1973), den Beiträgen von Bonß (1980, 1982a), Dubiel (1978), Söllner (1979) und insbesondere Wiggershaus (1986) ist die Bedeutung Fromms für die erste Phase der Kritischen Theorie, den „interdisziplinären Materialismus", wieder thematisiert worden. Die Relevanz der diesbezüglichen Ergebnisse liegt auf der Hand: Fromms Ansatz der Analytischen Sozialpsychologie läßt sich heute neu lesen unter dem Aspekt, daß er zentrale Einsichten des von ihm mitbegründeten Konzepts des „interdisziplinären Materialismus" bis in sein spätes Werk hinein verfolgt hat. Vielleicht läßt sich hinsichtlich des Frommschen Werkes gar von der „anderen" Kritischen Theorie sprechen. Das soll hier jedoch nicht voreilig geschehen. Mit dem Ausscheiden Fromms aus dem Institut für Sozialforschung brachen die kollegialen und wissenschaftlichen Bezüge zur Kritischen Theorie Horkheimers ab. Wie erwähnt, formierte sich die Kritische Theorie unter dem Einfluß von Adorno neu. Erst Mitte der 50er Jahre fand die unter dem Etikett des „Kulturismus-Revisionismus-Streits" bekanntgewordene Debatte um die Revision der Psychoanalyse mit Marcuse und Fromm als Kontrahenten statt, die im folgenden Kapitel untersucht werden soll.

II. Der Kulturismus-Revisionismus-Streit

1. Einleitung

Mitte der 50er Jahre wurde in der Zeitschrift *Dissent* zwischen Erich Fromm und Herbert Marcuse eine Kontroverse geführt, die als *Kulturismus-Revisionismus-Streit* bekannt geworden ist. Gegenstand dieser Kontroverse war die Revision der Psychoanalyse, wie Fromm sie bereits vor seinem Ausscheiden aus dem Kreis um Horkheimer zu formulieren begonnen hatte. Die Kontroverse läßt sich als ein wichtiges psychoanalytisches und soziologisches Dokument bewerten, das über die Grenzen der Kritischen Theorie hinaus Relevanz beanspruchen kann und gleichermaßen für Soziologie, Psychoanalyse und Pädagogik Implikationen enthält.

Erich Fromms Beitrag zur frühen Kritischen Theorie der Frankfurter Schule und zur Soziologie ist unter dem Etikett der *Analytischen Sozialpsychologie* und des *Kulturalismus* bekannt geworden. Während die erste Bezeichnung seinen gleichsam „offiziellen" und anerkannten Beitrag zur Kritischen Theorie bezeichnet, ist die zweite eine aus der Distanz zur Kritischen Theorie gewählte. Zunächst war es Clara Thompson (1952), die Fromm der *kulturalistischen* Richtung in der Psychoanalyse zuordnete.

Es gibt verschiedene Bedeutungen im Begriffsgebrauch von „Kulturalismus". Während Thompson diesen Begriff als einen beschreibenden benutzt, gibt es auch einen desavouierenden Gebrauch, der mit dem Vorwurf der Einseitigkeit hinsichtlich der Betonung kultureller Faktoren auf Kosten triebbiologischer, ökonomischer, technologischer und politischer Faktoren verbunden ist. In der vorliegenden Studie wird „Kulturalismus" im Sinne Thompsons zunächst als ein deskriptiver Sammelbegriff für die Ansätze der kulturalistischen Schule[1] benutzt. Das Attribut „kritisch" ist in Abgrenzung zu dem bei Görlich u.a. (1980) anzutreffenden abwertenden Begriffsgebrauch gemeint; Görlich u.a. sprechen ja von dem Kulturismus-Revisionismus-Streit und bezeichnen - in Abgrenzung zu ihrem eigenen Verständnis, das sie für gesellschaftskritisch halten - Fromms Ansatz abwertend als kulturistisch und revisionistisch.

Auf eine mit der für die soziologisch relevanten Teile des Frommschen Werkes gewählte Bezeichnung „kritisch-kulturalistisch" verbundene Schwierigkeit ist indessen hinzuweisen. Fromm lehnte die Bezeichnung „kulturelle Schule" entschieden ab.[2] Es ist eine gute Gepflogenheit, einen Autor nicht mit einem Etikett zu versehen, das dieser selbst für falsch oder unzutreffend hält. Zumindest bedarf ein solches Vorgehen der Begründung. Wenn ich also an der Bezeichnung „kulturalistisch" festhalte, so deshalb, weil alle anderen Begriffe wie „sozialpsychologisch", „soziopsychoanalytisch" und „sozio-biologisch" bereits mit festen Bedeutungen belegt sind,[3] so daß deren Verwendung für die Charakterisierung des Frommschen Ansatzes gravierendere Mißverständnisse produzieren würde als die Bezeichnung „kritisch-kulturalistisch". Aus soziologischer Sicht erscheint mir insbesondere die kulturtheoretische Thematik im Frommschen Denken hervorhebenswert, die ihren Ausgang von der Frage der Vermittlungen zwischen Basis und Überbau nahm sowie eine gewisse Nähe zu der amerikanischen Kulturanthropologie aufweist.[4]

Der paradigmatische Kern des Frommschen Kulturalismus ist mit der Analytischen Sozialpsychologie gegeben, die in die Materialismus-Orientierung der frühen Kritischen Theorie eingebettet war. Die Analytische Sozialpsychologie hatte die eine Dimension in der charakterologisch orientierten Subjekttheorie, die andere in der soziopsychoanalytischen Gesellschaftstheorie. Die Verklammerung dieser beiden Theorien war mit dem Frommschen Theorem des Gesellschafts-Charakters gegeben. Jedoch stand in dem Streit zwischen Marcuse und Fromm weder dieses Theorem noch die Frage der Erkenntnisleistung des Frommschen Ansatzes im Zentrum der Auseinandersetzungen, sondern die Frage nach der Bedeutung der Freudschen Psychoanalyse für eine kritische Theorie der Gesellschaft. Fromm war wegen seiner Revision der Psychoanalyse bei seinen ehemaligen Kollegen aus dem *Institut* umstritten geblieben.

Seinen Ausgangspunkt findet der Kulturismus-Revisionismus-Streit in den frühen Arbeiten Fromms zur Sozialpsychologie (1929a, 1930a, 1931b, 1932a, 1932b, 1935a) sowie den nach der Trennung vom *Institut* erschienenen Monographien (1941a, 1947a). Neben den eigentlichen Beiträgen zum Streit (Marcuses und Fromms Beiträge in der Zeitschrift *Dissent*: Marcuse, 1955 [dt. in: 1978], 1956; Fromm, 1955b, 1956b) sind weitere wichtige Dokumente mit Horkheimers und Adornos Beiträgen gegeben (Horkheimer, 1950a; Adorno, 1952, 1955, 1966), den Arbeiten von Jacoby (1978), Görlich u.a. (1980), Rickert (1986) und Görlich (1988).[5] In zwei im Nachlaß aufgefundenen und postum veröffentlichten Manuskripten (u1968, u1969a; in: 1990b) hat sich Fromm eingehend mit der Position Marcuses auseinandersetzt.

Was die Kritische Theorie betrifft, so zeigt die Auseinandersetzung zwischen Fromm und Marcuse die späten Folgen eines institutsinternen Streits um die Bedeutung und Aufgabe der Psychoanalyse in einer Kritischen Theorie der Gesellschaft. Ende der 30er Jahre gab es einen bislang noch wenig beachteten „Bruch" in den theoretischen Bemühungen des *Instituts für Sozialforschung*, der personell festgemacht werden kann an dem vollen Eintritt Adornos in den Mitarbeiterkreis Horkheimers [1938] und dem Ausscheiden Fromms aus demselben [1939]. Streitpunkt war das Konzept der Psychoanalyse als kritische Sozialwissenschaft. Sollte es sich der Freudschen Orthodoxie des Theorems der Triebstruktur (Libidotheorie, Ödipus-Komplex, Todestrieb) unterordnen oder durfte es sich einer veränderten Sichtweise anpassen, die Freudsche Einsichten anzweifelte, kritisierte und revidierte, die zuvor als zentral erachtet worden waren?

Wahrscheinlich läßt sich der Kulturismus-Revisionismus-Streit zutreffend, wie

Rainer Funk es tut (Funk, 1980, S. XXIV), als eine nachgeholte Debatte bezeichnen, die auf die Differenzen zurückreicht, die zur Trennung Fromms vom Institut Ende der 30er Jahre mindestens beigetragen haben. So handelt es sich bei dem Streit, ob an der Triebtheorie festzuhalten oder der Denkfigur des Kulturalismus - und damit der Soziologisierung der Psychoanalyse Freuds - der Vorzug zu geben sei, um eine verspätete Debatte, die bereits früher - im Institut - hätte stattfinden können, aber erst nach über 15 Jahren als Streit zwischen Marcuse und Fromm nachgeholt wurde.

Für die Psychoanalyse und die Soziologie kann die Kontroverse insofern Relevanz beanspruchen, als sie die Frage nach der gesellschaftlichen Funktion der Psychoanalyse als Theorie und Therapiemethode neu zu akzentuieren vermag. In erziehungswissenschaftlicher Perspektive geht es darum, inwieweit die orthodoxe Psychoanalyse mit ihren biologistischen Prämissen und kulturpessimistischen Implikationen überhaupt geeignet ist, das Konzept einer kritischen und präfigurativen Pädagogik[6] einzuleiten bzw. zu unterstützen.

Wenn ich dem Kulturismus-Revisionismus-Streit einerseits zwar eine beträchtliche Relevanz zuspreche, so halte ich ihn andererseits doch für den Ausdruck einer *Rezeptionsstörung* der Frommschen Sozialpsychologie. Der Streit wurzelt in dem Beitrag des frühen Fromm zur Kritischen Theorie, der vielerorts mißverstanden und fehlinterpretiert wurde und dessen Stellenwert für die frühe Kritische Theorie später systematisch ignoriert worden ist. Schließlich trägt der Kulturismus-Revisionismus-Streit auch Züge einer *Scheinkontroverse*. Weder Fromm noch Marcuse gelingt es, die konzeptuellen Grundstrukturen des Diskussionspartners dingfest zu machen, und folglich darf es nicht wundern, wenn sie konsequent aneinander vorbeiargumentieren.

Damit habe ich das Ergebnis meiner Rekonstruktion des Streits bereits angedeutet: Die Ansätze von Fromm und Marcuse stellen für mich keine einander ausschließenden Positionen dar, sondern stimmen in wesentlichen Grundstrukturen - trotz unterschiedlicher Referenzen und Sprachfiguren - überein, lassen sich mithin als funktional äquivalente Theorieansätze[7] verstehen. Ich bin mir darüber im klaren, daß ich mit dieser neuen Interpretationsfigur im Kulturismus-Revisionismus-Streit gegen all die Begründungsversuche verstoße, die den Streit zugunsten von Marcuse oder Fromm zu entscheiden suchen. Ich halte - nach anfänglich anderer Meinung - den Streit jedoch nach Maßgabe des „besseren Arguments" für nicht entscheidbar. Zwar gibt es die Argumentation (Lorenzer, in: Görlich u.a., 1980, S. 306), die eigentliche Brisanz liege in den zugestandenermaßen nur geringen Unterschieden, über die glättend nicht hinweggegangen werden sollte, doch habe ich mich dieser Argumentation insofern nicht anschließen können, als in den entscheidenden Punkten etwa Lorenzer den Freudschen Ansatz nicht weniger revidiert als dies Fromm bereits vor ihm getan hatte (vgl. weiter unten, Kap. II.8, S. 122f.).

Selten ist eine wissenschaftliche Streitfront hinsichtlich des Literaturstands so leicht zu überblicken wie im Falle der Auseinandersetzung zwischen Marcuse und Fromm. Die Wurzeln dieses Streites jedoch liegen im Dunkeln; sie sind in theoretischen Differenzen zu suchen, die schon in den frühen 30er Jahren zwischen Fromm und Adorno bestanden. So reichen der Streitanlaß und die untergründige Entwicklung der sich als divergierend verstehenden Positionen bis in die Frühzeit der Kritischen Theorie zurück, die im Institut für Sozialforschung unter Horkheimer als Direktor entwickelt wurde.

Als der Entstehungsort des Kulturismus-Streits wird das Institut für Sozialforschung identifiziert. Zu fragen ist nach den konkurrierenden Ansätzen, die sich den verschiedenen Institutsmitgliedern zuordnen lassen. Hier ist zentral auf Adorno zu verweisen, der etwa zeitgleich zur Trennung Fromms vom Institut Vollmitglied an eben diesem wurde. Er hatte sich der Psychoanalyse schon immer aus der Perspektive des antitherapeutisch eingestellten Theoretikers genähert und sich damit in krasser Distanz zu Fromm befunden, der die Psychoanalyse auch und gerade aus der Perspektive der therapeutischen Erfahrung in die Diskussion eingebracht hatte. In der Folgezeit verbanden offenbar zwei faktisch gegen Fromm und die anderen „Revisionisten" gerichtete Argumentationsfiguren Horkheimer und Adorno: die Absage an die „Anthropologisierung" kritischer Theorie und an die „Soziologisierung" der Psychoanalyse. Um den Gegenstand dieser Kritik deutlich zu machen, werden im vorliegenden Kapitel die Entwicklungen des Frommschen Werkes nach der Trennung vom Institut mit der von ihm betriebenen „Anthropologisierung" der kritischen Theorie und der Revision der Psychoanalyse herausgearbeitet. Die von Adorno, Horkheimer und insbesondere Marcuse vorgebrachte Kritik an der von ihnen als „revidiert" bezeichneten Psychoanalyse Fromms wird dann in drei einander ergänzenden (sich dabei in ihren Argumentationen teils wiederholenden) Versuchen bearbeitet, die immer wieder nach dem kritischen Potential der Frommschen Revision fragen.

In einem ersten Schritt (Kap. II.5) wird - ausgehend von der von Horkheimer ([1948], 1950a) und Adorno (1946; 1952) geübten Kritik - die in der Psychoanalyse selbst liegende Gegensätzlichkeit von Triebtheorie und Traumatheorie sowie die Differenz von Theorie und Therapie untersucht und Marcuses Revisionismus-Kritik rekonstruiert.

Im zweiten Schritt (Kap. II.6) wird die Diskussion zwischen Fromm und Marcuse anhand der von ihnen in der Zeitschrift *Dissent* veröffentlichten Aufsätze und der späteren Schriften nachgezeichnet, soweit diese Anklänge an den Streit enthalten.

Der dritte Versuch schließlich (Kap. II.7) dient der differenzierten Auseinandersetzung mit den beiden Positionen; die Argumente werden nach Perspektiven, die dem Frommschen Werk entsprechen, gebündelt und diskutiert. Damit wird jedoch weder der Versuch unternommen, den Frommschen Ansatz noch den von Marcuse zu „widerlegen"; vielmehr geht es darum, die unterschiedlichen Positionen transparent zu machen und in ihren kritischen und humanistischen Konsequenzen aufeinander zu beziehen. Schließlich wird die spätere Position Marcuses, die sich nach Darlegungen Fromms seiner eigenen angenähert hat, dargestellt. Das Kapitel schließt unter Berücksichtigung des Aspekts der Nachwirkungen des Streits mit einer kurzen Einschätzung der neueren Literatur zum Thema ab.

2. Das Frommsche Werk nach der Trennung vom Institut

Anlaß für den späteren Revisionismus-Kulturismus-Streit war eine gegenüber den frühen Schriften veränderte Sichtweise der Psychoanalyse auf seiten Fromms, die in ersten Ansätzen bereits in die Arbeit des Instituts eingeflossen war und schließlich den Unwillen Horkheimers erregt hatte. Nach der Trennung vom Institut zeigte sich diese veränderte Sichtweise - insbesondere die Abkehr von Elementen der orthodoxen Freudschen Theorie - bereits deutlich in *Die Furcht vor der Freiheit*, dem ersten größeren Werk Fromms, das dieser 1941 veröffentlicht hatte. Es nimmt im Schaffen Fromms einen besonderen Platz ein.[8]

Erstens ist es ein Buch, in dem die bisherigen Arbeiten kulminieren, gleichsam Früchte tragen. Es integriert sozusagen retrospektiv die Frommschen Bemühungen fast zweier Jahrzehnte, von seiner ersten Arbeit von 1922 (Dissertation, posthum publiziert: Fromm, 1989b) über seine Arbeiten während seiner Frankfurter Zeit, zu denen auch die erst 1980 veröffentlichte Untersuchung *Arbeiter und Angestellte am Vorabend des Dritten Reiches* gehört, bis zu den in der Emigration in den USA vor dem Erwerb der amerikanischen Staatsbürgerschaft (1940) verfaßten Schriften und Vortragsmanuskripten. Auch zeigt *Die Furcht vor der Freiheit* eine Auseinandersetzung mit Freud (vgl. Fromm, 1941a, GA 1, S. 222ff.), die an Schärfe und Eigenständigkeit gewinnt. Psychoanalytisches und gesellschaftskritisches Denken werden - die frühen Ansätze der Analytischen Sozialpsychologie aufnehmend - zu einer ersten Integration gebracht.

Zweitens ist es ein Buch, das eine neue Basis schafft für die weiteren Werke Fromms; es hat von daher eine prospektive und für seine späteren Arbeiten richtungweisende Bedeutung. Zum einen ist der Bruch mit der orthodoxen Psychoanalyse, insbesondere der Freudschen Triebtheorie, und die Hinwendung zu einer Theorie menschlicher Bezogenheit bzw. menschlicher Beziehungen deutlich zu erkennen. Zum anderen begründet es die Frommsche Charaktertheorie, indem es drei gesellschaftliche Fluchtwege analysiert, die in Konformität, Autorität oder Destruktivität münden.[9] Dieses Buch war im Institut umstritten: Löwenthal fand es „unsagbar langweilig“; Ernst Schachtel, der Fromm bei den empirischen Untersuchungen assistiert hatte, schrieb in der *Zeitschrift für Sozialforschung* (Jg. 9/1941, S. 491-495) eine zustimmende Rezension. Der spätere Streit schien damit schon vorbereitet zu sein.

Das Besondere am Frommschen Konzept der Analytischen Sozialpsychologie ab 1941 ist, daß es am Charakter des Menschen ansetzt und eine eigene charakterologische Theorie entwickelt, die anthropologisch und ethisch begründet wird. Dies wird gleichermaßen sichtbar an der philosophisch-existentiellen Fragestellung nach der Freiheit des Menschen wie auch an der Frage nach dem guten und richtigen Handeln, also der Ethik. Für Fromm ist der Charakter kein

Phänomen, das als ein innerpsychisches Geschehen nur dem Gegenstandsbereich der Psychologie zugeordnet werden kann. Der „Charakter“ bei Fromm ist gleichermaßen soziologisches und psychologisches Grundkonzept. Fromm beschreibt den Charakter als einen Ersatz für den gegenüber dem Tier weitgehend reduzierten Instinkt. Er sieht also das Äquivalent für den reduzierten Instinkt im Menschen selbst verankert und gelangt so zu einer anderen Konstruktion als etwa Arnold Gehlen, der die dem Menschen äußerliche „Institution“ als das Äquivalent betrachtet.[10]

Das dem Frommschen Denken dabei zugrunde liegende Theorem scheint mir das folgende zu sein: Es gibt kein von der Gesellschaft getrenntes Individuum wie es auch keine Gesellschaft ohne Individuen gibt. Beide Begriffe - Individuum und Gesellschaft - lassen sich mit C.H. Cooley (auf den Fromm sich allerdings nicht bezieht) als Abstraktionen bezeichnen, insofern es nur eine Einheit von beiden gibt, die als „menschliches Leben“ zu bezeichnen ist. Der Charakterbegriff in der Analytischen Sozialpsychologie erlaubt es, das menschliche Leben nach beiden Seiten hin zu betrachten: der des Individuums und seines Charakters (Personal- oder Individual-Charakter) und der der Gesellschaft und ihrer - wie Fromm in seinen frühen Aufsätzen sagte - libidinösen Struktur (später: Gesellschafts-Charakter). So scheint mir hier, was das Verhältnis von Individuum und Gesellschaft anbelangt, bei Fromm eine interessante Übereinstimmung mit C.H. Cooley vorzuliegen.[11]

Während Gehlen die inventive Seite des Menschen mehr am Rande erwähnt, sonst aber auf den Impuls nach Sicherheit und Dauer fokussiert, stehen für Fromm die produktiven Fähigkeiten im Mittelpunkt. Bei Fromm jedenfalls sind „Phantasie“, „Liebe“, „Vernunft“ - kurz: „menschliche Produktivität“ - keine randständigen oder wissenschaftlich irrelevanten Ideen und Vorstellungen, und er setzt sich eingehend mit der Frage der Produktivität im Sinne des produktiven Charakters auseinander. Hier ist zu beachten, daß Fromm - je nach Kontext - zwei unterschiedliche Begriffe von Produktivität verwendet: einmal einen immanenten, gleichsam gesellschaftlich domestizierten Produktivitätsbegriff, zum anderen einen Produktivitätsbegriff, der auf den in seiner Individualität sich entfaltenden Menschen zielt, der in sich den universalen Menschen in zunehmendem Maße entdeckt und zum Ausdruck bringt. So wie es bei Fromm zwei unterschiedliche Bestimmungen von Produktivität gibt, so auch zwei Bedeutungsdimensionen von Therapie. Daher ist Therapie in der Differenz oder Spannung von gesellschaftsimmanenter und gesellschaftstranszendierender Produktivität zu verorten: einmal sinngemäß als Pannenhilfe, zum anderen als wachstumsfördernder Ansatz.

Die vorangehenden Ausführungen, die den Ansatz der Analytischen Sozialpsychologie und Sozialcharakterologie pointiert darstellen, erscheinen mir für die Untersuchung des Kulturismus-Revisionismus-Streits insofern zentral zu sein, als auf ihrer Grundlage deutlich wird, daß Fromm das Verhältnis von Individuum und Gesellschaft im Sinne „soziologischen Denkens“[12] bestimmt und den Charakter des Menschen als gesellschaftsdeterminiert bezeichnet. Auch die soziologisch-charakterologische Fassung des Produktivitätsbegriffs weist Fromm als einen Denker aus, der nicht spekulativ oder normativ vorgeht, sondern sich desillusionierend und ideologiekritisch auf gesellschaftliche Strukturen und Prozesse bezieht. M.E. ist hier schon deutlich zu sehen, daß man Fromm nicht vorwerfen kann, er würde das Glück des Menschen predigen, die menschliche Befreiung an die Einsicht und den guten Willen des Menschen binden oder naiv an das „Gute" im Menschen appellieren. Immer ist bei Fromm die Frage nach dem Weg der Befreiung mit Gesellschaftskritik und Skepsis („zynischer Realismus") verbunden, gepaart mit einer Haltung der Lebensdienlichkeit („Biophilie"). Meine These ist, daß Fromm und Marcuse darin sich schwerlich unterscheiden.

Fromm hat das Marxsche Basis-Überbau-Modell um die Ebene des Gesellschafts-Charakters erweitert. So wie von einer Sozialstruktur, einer politischen Struktur etc. die Rede ist, läßt sich auch von einer libidinösen Struktur sprechen - wie es Fromm zunächst getan hat; später hat er den Begriff des „Gesellschafts-Charakters" geprägt und diesen statt des Begriffs der libidinösen Struktur gebraucht. Dieser Wechsel im Begriffsgebrauch markiert gleichzeitig durchgreifende Veränderungen in der Betrachtung der Psychoanalyse. Fromm gibt die triebtheoretische Sichtweise auf und betont, daß „Trieb" und „Triebstruktur" Begriffe sind, die dem Menschen nicht gerecht werden.[13]

In seiner Charaktertheorie will Fromm die menschliche Bezogenheit zur gesellschaftlich konstituierten Welt der Personen und Dinge erschließen. Aus den vorfindbaren Formen der Bezogenheit läßt sich auf den Gesellschafts-Charakter rückschließen. Diese Bezogenheitsformen gründen auf der die Energien der Menschen ausrichtenden Struktur und Funktion des Gesellschafts-Charakters mit den jeweils vorherrschenden ökonomischen, politischen und kulturellen Bedingungen des gesellschaftlichen Lebens. Fromm berücksichtigt in seiner Charaktertheorie beide Seiten, die individualpsychologische *und* die gesellschaftstheoretische. Des weiteren stellt er die „Natur" des Menschen als eine eigenständige Größe in Rechnung, die nicht soziologistisch oder relativistisch aufgelöst werden dürfe. So zeichnet sich das Werk Fromms nach seiner Trennung vom Institut dadurch aus, daß er die Psychoanalyse soziologisiert und dem Ansatz kritischer Theorie eine anthropologische Begründungsebene verschafft. Individuelle und gesellschaftliche Entwicklung kann Fromm dann letztlich als ko-evolutionäre Prozesse fassen, in denen die „Natur" des Menschen einen eigenständigen „dynamischen" Faktor darstellt. Konsequent ist dann auch seine soziologische und psychoanalytische Theoriebildung: zum einen werden Individuum und Gesellschaft nicht als Gegensätze gedacht, zum anderen erfährt die in der Natur des Menschen liegende Widerständigkeit gegen repressive Formen der Vergesellschaftung besondere Berücksichtigung, ja, Fromm baut seinen anthropologischen Ansatz schließlich zu einer Vision des Neuen Menschen in der Neuen Gesellschaft aus (vgl. Fromm, 1976a, GA 2, S. 363ff.).

3. Die „Anthropologisierung" der Kritischen Theorie durch Fromm

In der kritischen Theorie von Horkheimer bestand immer ein massiver Vorbehalt gegenüber der philosophischen Anthropologie und den in ihr enthaltenen Aussagen über das Wesen des Menschen. So übte Horkheimer - darin auf derselben Linie wie Adorno - des öfteren Kritik am philosophisch-anthropologischen Denken, wenn er z.B. schrieb:

„... Es entstand eine philosophische Anthropologie, die im Gefühl ihrer Unabhängigkeit einzelne Züge am Menschen verabsolutierte, und dem kritischen Verstand wurde die dem Zwang wissenschaftlicher Kriterien sich überhebende, ihres genialen Blickes gewisse Intuition entgegengestellt. Damit lenkt diese Metaphysik von den Ursachen der gesellschaftlichen Krise ab und entwertet sogar die Mittel zu ihrer Erforschung. Eine besondere Verwirrung richtet sie an, indem sie den isolierten, abstrakt gefaßten Menschen hypostasiert und damit die Bedeutung des theoretischen Begreifens der gesellschaftlichen Vorgänge bagatellisiert" (Horkheimer, 1932a, S. 5; vgl. Horkheimer, 1935, S. 1ff.).

Nun lag es Fromm fern, in eine solche Metaphysik abzugleiten. Doch überschritt er offensichtlich eine wichtige Demarkationslinie des kritischen Denkens in der Horkheimerschen und Adornoschen Variante, als er der utopischen Hoffnung auf eine bessere Gesellschaft mittels einer positiven Vision des Menschen Ausdruck verleihen wollte. Und genau dies war in der Kritischen Theorie Horkheimers unerwünscht und stieß auch bei den Institutskollegen auf entschiedenen Widerstand.

Fromms Versuch, die utopische Hoffnung nicht als abstraktes jenseitiges Ideal zu formulieren (vgl. Horkheimers „Sehnsucht nach dem ganz Anderen"; hierzu: Max Horkheimer in Selbstzeugnissen und Bilddokumenten, 1973, S. 85, 128ff.), sondern explizit in der anthropologischen Dimension der Kritischen Theorie zu verankern, wurde wohl von den meisten Institutskollegen abgelehnt. Demgegenüber sahen diese die vordringliche Aufgabe kritischen Denkens darin, das Bestehende zu hinterfragen, statt es mit positiven Visionen ideologisch zu verkleiden.

So stieß der die Kritische Theorie in ihrem Fundament anthropologisierende Ansatz Erich Fromms im Institut auf entschiedene Ablehnung. Daß es sich hierbei um einen gravierenden Unterschied zwischen Fromm einerseits und Horkheimer, Adorno sowie anderen Institutsmitgliedern andererseits handelte, wird auch von Leo Löwenthal bestätigt. In seinen autobiographischen Gesprächen wurde er von Greffrath folgendes gefragt:

„Wie haben Sie denn zu der 'Positivierung der Kritischen Theorie' gestanden, also zu den Versuchen, das abstrakte 'es soll sein' umzusetzen, so wie Erich Fromm es versucht hat: zurückzuführen auf eine materialistische Anthropologie; also es nicht zu belassen bei der utopischen Hoffnung oder bei dem 'dennoch' jenseits der Hoffnungslosigkeit, sondern der Sache ein Fundament *in re* zu geben?" (in: Löwenthal, 1987, S. 305).

Darauf Löwenthal:

„Ich glaube, daß man nicht mehr, oder schon lange nicht mehr, Marcuse und Fromm in einem Atem nennen kann. ... Der theoretische Hintergrund dieser Entfremdung ist doch im wesentlichen darin zu sehen, daß Erich Fromm eben in eine Positivität hereingerutscht ist, die wir nicht mitmachen konnten“ (ebd., S. 306).

So nahm das Frommsche Denken dann auch eine andere Richtung als das seiner ehemaligen Institutskollegen. Wie verhärtet jedoch die Fronten gewesen sind, wird einmal mehr deutlich in den Erinnerungen Löwenthals, der Fromms Ansatz als eine „sentimentale Synthese“ abtut, die Spekulationen Marcuses zur Triebstruktur jedoch als „tiefsinnig“ bezeichnet (vgl. ebd.).

Immer wieder taucht der Begriff der Triebstruktur auf, womit der eigentliche Zankapfel benannt ist. So findet sich bei Marcuse die Formulierung, Fromm habe mit seiner Psychoanalyse-Revision nicht nur den Begriff der Triebstruktur aufgegeben, sondern die Freudsche Theorie regelrecht „entmannt“ (Gespräche mit Herbert Marcuse, 1978, S. 13). Offenbar ist der Schritt Fromms von der Triebheuristik zur anthropologisch-sozialcharakterologischen Kulturheuristik nie im hermeneutischen Bemühen nachvollzogen, sondern von vornherein abgelehnt worden. Welche unterschiedlichen Sichtweisen in der Auseinandersetzung um die Frommsche Revision der Psychoanalyse vorzufinden sind, wird weiter unten noch untersucht. Hier soll lediglich aufgezeigt werden, welchen Stellenwert die Triebheuristik innerhalb der Kritischen Theorie einnahm und in welchem Verhältnis sie zum anthropologischen Ansatz Fromms stand.

Spekuliert man dahingehend, Horkheimer wäre der Frommschen Revision der Psychoanalyse wohlgesonnen gewesen, hätte das Aufgeben der triebtheoretischen Sichtweise Mitte der 30er Jahre durch Fromm innerhalb der Kritischen Theorie eine funktional äquivalente „Hilfstheorie“ notwendig gemacht, die Fromms Anthropologie hätte erfüllen können. Wurde davor in der Triebstruktur das Widerstandspotential verankert gesehen, so hätte es anschließend, nach Aufgeben der triebtheoretischen Sichtweise durch Fromm, anthropologisch begründet werden müssen. Die Kritische Theorie mußte sich der Frage stellen, worin sie die Instanz sehen wollte, die ein widerständiges Potential gegenüber repressiver Vergesellschaftung beinhaltete. Wollte die Kritische Theorie in Anbetracht des nazistischen Terrors, der Massenmorde und der Kriegsereignisse sowie der Konformitäts- und Vermassungstendenzen der modernen Zivilisation nicht völlig in eine resignative und kulturpessimistische Haltung hineingeraten, mußte sie einen Bezugspunkt für eine konstruktive Geschichtsbetrachtung wenigstens im Sinne einer humanen Möglichkeit gewinnen.

Während Adorno einen ästhetisch verbrämten Zynismus pflegte, um damit sein sensibles Wesen vor der harten Wirklichkeit abzudichten oder zu schützen, und Horkheimer schließlich zur Theologie konvertierte, verfolgte Marcuse auf der Grundlage seiner späteren philosophischen Revision der Psychoanalyse einen theoretischen Ansatz, mit dem er nach einem die Gesellschaft verändernden geschichtlichen Subjekt suchte. Möglich wurde Marcuse diese Suche durch sein der Psychoanalyse nahestehendes Ansetzen an der „Triebstruktur" des Menschen, in deren Deformation er die Grundlage repressiver Vergesellschaftung verortete, in der er aber auch das Potential der Rebellion, der „Großen Weigerung", verborgen sah.

Soweit ich sehen kann, haben Horkheimer und Adorno diesem Ansatz im Grundsätzlichen zugestimmt[14] und in der „Triebstruktur" des Menschen das widerständige, repressiver Vergesellschaftung trotzende Potential verankert gesehen. Dies schon, wenn auch noch nicht ausformuliert, Ende der 30er Jahre. Von dieser Position aus haben sie die von Karen Horney und Erich Fromm betriebene Revision der Psychoanalyse entschieden abgelehnt, sie der Angleichung an den Common Sense und des Konformismus beschuldigt und an der orthodoxen Triebtheorie Freuds festgehalten als der wahrhaft kritischen Sichtweise.

Als Fromm sich von der triebtheoretischen Position löste, mußte er ein anderes, in seinen Augen zutreffenderes Theorieelement in seine Analytische Sozialpsychologie einbauen. Er fand es in der von Adorno, Horkheimer und Marcuse verworfenen Anthropologisierung von Psychoanalyse und kritischer Gesellschaftstheorie.

Damit begründete Fromm seinen Ansatz kritischer Theorie nicht nur psychoanalytisch, sondern auch anthropologisch, d.h. er stellte die Frage nach der „Natur" des Menschen und schrieb dieser Natur ein Möglichkeitspotential zu, das im Laufe der individuellen Lebensgeschichte und der menschlichen Gattungsgeschichte zur Realisierung drängt. Somit berücksichtigte Fromm - neben der Gesellschaftsstruktur - eine weitere Größe: die menschliche Natur als die Grundlage jeder individuellen und gesellschaftlichen Entwicklung, die - obwohl sie immer nur verschmolzen mit dem Gesellschafts-Charakter (und vielfältig in diesem bearbeitet) in Erscheinung tritt - für ihn einen eigenständigen Faktor bedeutete. Diese „Natur" läßt sich nicht von der Sozialität des Menschen ablösen; sie wird von Fromm auch nicht im Sinne der von Leo Kofler so bezeichneten „unveränderlichen Grundlagen der menschlichen Veränderung" (vgl. Kofler, 1973, S. 20ff., 99) zum formalen Ausgangspunkt der menschlichen Entwicklung gemacht, sondern umgekehrt als möglicher Endpunkt der menschlichen Gattungsentwicklung in die Zukunft verlegt. Damit kann Fromm die „Natur" des Menschen als das bestimmen, was sich noch entwickelt, was noch ungewiß ist und die offenen Möglichkeiten des Menschen betrifft. Die „Natur" des Menschen ist dann das im Menschen angelegte Möglichkeitspotential, das sich in der Entwicklung des Einzelmenschen wie auch in der Entwicklung des Menschen als Gattungswesen entfaltet und ausdrückt. Im Gegensatz zu Freud bestimmt Fromm die menschliche Natur nicht als einen gesellschaftlich einzudämmenden asozialen Faktor, sondern sieht in ihr die Sozialität des Menschen als etwas gesellschaftlich Entwickelbares schon angelegt.

So konnte Fromm bei seiner Thematisierung der Natur des Menschen eine kulturpessimistische Sichtweise überwinden, da die menschliche Natur nicht durch asoziale Triebe bestimmt erscheint, sondern durch Verstehen, Kooperation,

Achtung und Vertrauen gekennzeichnet ist. Entscheidend ist, was mit diesen Grundstrebungen des Menschen im Verlauf der Sozialisation und Erziehung geschieht. Muß der Mensch auf mitmenschliches Verhalten gedrillt werden oder ist er von seiner anthropogenen Struktur her ein soziales Wesen? Wenn (im Sinne der „Liebe zum Lebendigen") mitmenschliches Verhalten ausfällt, kann daraus geschlossen werden, daß etwas im Erziehungs- und Sozialisationsprozeß nicht zur Geltung, zur Ausformung kommen konnte, daß etwas geschehen ist, was 'wider die menschliche Natur' gewesen ist? Fromm sieht in der „Natur" des Menschen bereits Sozialität verankert. Jedoch wird bei dieser Sichtweise - das sei nochmals betont - die „Natur" des Menschen nicht eigentlich als etwas dem Menschsein Vorlaufendes bestimmt, sondern als ein in der menschlichen Gattungsgeschichte sich entwickelndes Potential, so daß die „Natur" des Menschen nicht im Sinne eines naturalistischen Fehlschlusses als eine dem Menschen vor aller Geschichtlichkeit innewohnende „Substanz" bestimmt wird.

Gerade in diesem Punkt ist Fromm oft mißverstanden worden. Ihm ging es nie darum, so etwas wie eine substanzhafte Menschennatur zu hypostasieren und einer unhistorischen Anthropologie das Wort zu reden. Vielmehr beschreibt Fromm die Natur des Menschen historisch-dialektisch, indem er sie als durch eine Reihe von „Widersprüchen" bestimmt sieht. Der wichtigste „Widerspruch" ist der, daß der Mensch einerseits der Natur und dem Kosmos zugehört und untrennbar mit der Existenz verwoben ist, andererseits jedoch sich reflexiv und handelnd dem Naturzusammenhang konfrontiert sieht bzw. sich von diesem durch seine kulturschaffenden, gleichwohl ambivalent bleibenden Leistungen emanzipiert hat. So hat der Mensch sein ursprüngliches Einssein mit der Natur verloren, sein Streben ist jedoch nach Fromm darauf gerichtet, ein Einheitserleben wiederzuerlangen.

Für Fromm ist nun entscheidend, wie der Mensch die Widersprüchlichkeit seiner existentiellen Situation bewältigt, welche Formen der Bezogenheit er also ausbildet, wie er sich zu sich selbst, den anderen Menschen, der Natur- und Kulturwelt in Beziehung setzt. Dabei ist für Fromm klar, daß der Mensch die Bezogenheiten und Beziehungen nicht aus sich selbst hervorbringt, sondern immer schon in ein gesellschaftliches Geflecht von Beziehungen und Verhaltenserwartungen hineingestellt ist. Doch erschöpft sich das Menschsein in einer bestimmten Epoche nie in diesem gesellschaftlichen Beziehungsgeflecht allein, genausowenig wie in den menschlichen (gleichwohl immer gesellschaftlich organisierten und modifizierten) Bedürfnissen des Menschen, die in seiner Physiologie wurzeln. Nach Fromm sind die „physiologisch bedingten Bedürfnisse ... nicht der einzige gebieterische Bestandteil der menschlichen Natur. Sie hat noch einen anderen ebenso zwingenden Aspekt, der nicht in körperlichen Prozessen wurzelt, sondern der im Wesen der menschlichen Lebensweise und Lebenspraxis begründet liegt: das Bedürfnis, auf die Welt außerhalb seiner selbst bezogen zu sein, und das Bedürfnis, Einsamkeit zu vermeiden. ..." (1941a, GA 1, S. 228).

Mit dieser anthropologischen Konzeption, die Fromm später weiterentwickelte (vgl. 1972a, GA 7, S. 196-229), hat er das Freudsche Menschenbild, das sich an der Triebheuristik orientierte, hinter sich gelassen. Es sind nicht die „Triebe" und „Triebschicksale", insbesondere im Sexuellen, die die Buntheit menschlicher Strebungen und Verhaltensweisen zustande bringen, sondern die Vielfältigkeit und Buntheit des Lebens besteht in den sehr unterschiedlichen „Beziehungen", die Menschen in den Prozessen der Sozialisation und Assimilierung eingehen, teils auch unter Bedingungen der Einschränkung und Repression einzugehen gezwungen sind. Der Plastizität der menschlichen Natur ist kein mechanisches Triebkonzept angemessen. Eine mit der Triebheuristik verbundene Schwäche liegt darin, daß „Trieb" als ursprüngliche Natur gegen die „Realität" ausgespielt wird. Fromm lehnte die Auffassung ab, in den „Trieben" repräsentiere sich eine gesellschaftsferne, ursprüngliche und unverbildete Qualität menschlicher Befriedigungstendenzen, und bestritt, daß dem Triebkonzept infolgedessen ein kritisches und utopisches Potential innewohnen könnte. Für ihn blieb das Triebkonzept dem mechanistischen, physiologisch-biologistischen Menschenbild des 19. Jahrhunderts verhaftet. Offenbar hielt Fromm eine Rettung dieses Konzepts durch eine historisierende und soziologisierende Relativierung für nicht sinnvoll, sondern zog es vor, an die Stelle des Triebkonzepts eine anthropologische Bezogenheitstheorie zu setzen, die er mit der Untersuchung der Lebenspraxis der jeweiligen Gesellschaft verband und in der Analyse und Kritik der epochalen Gestalt des Menschen („Gesellschafts-Charakter") konkretisierte.

Was sich hinter dieser Anthropologisierung der Kritischen Theorie verbarg, war eine Auseinandersetzung mit den biologistischen Grundlagen der orthodoxen Psychoanalyse. Fromm hob in seiner Kritik der Psychoanalyse hervor, sie sei in gesellschaftstheoretischer Hinsicht unzureichend und deshalb einer tiefgreifenden Revision zu unterziehen. Diese mit dem anthropologischen Ansatz und der Abkehr von der Freudschen Triebtheorie verbundene Revision der Psychoanalyse soll im folgenden Kapitel untersucht werden.

4. Fromms Revision der Psychoanalyse

Es wurde bereits gesagt, Fromm habe die Psychoanalyse „soziologisiert", das heißt: er vollzog den Schritt von der Triebtheorie zu einer anthropologisch begründeten „Theorie zwischenmenschlicher Beziehungen" und zu einer sozialcharakterologischen Theorie, jedoch ohne die zentralen psychoanalytischen Konzepte des Unbewußten, der Verdrängung, des Widerstands und der Übertragung aufzugeben. Mit dieser Revision befand sich Fromm in geistiger Nähe zu anderen Psychoanalytikern wie Horney, Thompson und Sullivan, die eine ähnliche Revision praktiziert hatten, allerdings ohne - wie Fromm es tat - die Psychoanalyse von einem individualpsychologischen zu einem materialistisch-sozialpsychologischen Ansatz weiterzuentwickeln.

Von seiten seiner ehemaligen Institutskollegen blieben jedoch die Unterschiede in den Revisionen der Psychoanalyse unberücksichtigt; die Ansätze insbesondere von Fromm, Horney und Sullivan wurden unterschiedslos der „kulturalistischen Schule“ subsumiert und einer heftigen Kritik unterzogen, die im Vorwurf des Konformismus gipfelte. Als besonders verwerflich im Sinne dieser Kritik galt es, die Freudsche Triebtheorie über Bord zu werfen.

Fromm hatte sich - wie bereits erwähnt - seit Mitte der 30er Jahre von der Freudschen Triebtheorie distanziert und sie schließlich aufgegeben. Die Gründe, welche ihn dazu bewogen haben, werden aufgezeigt. Dabei soll vertiefend auch auf die von Fromm gegenüber der Triebtheorie präferierte anthropologische Theorie eingegangen werden. Hier werden Argumente von Alfred Schmidt, die dieser in seinem Beitrag zum Kulturismus-Streit gebraucht hat, aufgenommen, in dem er sich mit den von Marx formulierten Vorstellungen zur Natur des Menschen befaßt hat (Schmidt, in: Görlich u.a., 1980, S. 195ff).

4.1 Die kulturalistische Freud-Kritik

In ihrer Arbeit zur Entstehung und Entwicklung der Psychoanalyse gab Clara Thompson, die wesentliche Anregungen für ihre psychoanalytische Laufbahn Harry Stack Sullivan, Sándor Ferenczi und Erich Fromm verdankte, eine im wesentlichen zutreffende Darstellung der „cultural interpersonal School“, zu der sie Karen Horney, Harry Stack Sullivan und Erich Fromm rechnete (Thompson, 1952, S. 13). Fromm hatte zwar eine eigene Position erarbeitet, die nicht mit der von Horney oder Sullivan zu verwechseln ist, aber dennoch gibt es etliche zentrale Gemeinsamkeiten, die von Clara Thompson herausgearbeitet werden. Zu erwähnen ist, daß Fromm es abgelehnt hat, sich einer „Schule“ zuzuordnen; auch hat er nie eine solche Schule begründen wollen (vgl. Fußnote 2 in Kap. II.1).

Nachdem Freud die Traumatheorie[15] aufgegeben hatte, lenkte er - wie Thompson ausführt - „die Aufmerksamkeit von all dem ab, was wir heute die kulturelle Richtung nennen würden. Die Vorstellung, traumatische Erlebnisse seien bedeutungsvoll, wurde nicht ganz beiseite gelegt, doch verlor sie an Gewicht, und Freud gewann mehr und mehr den Eindruck, was den Patienten krank mache, sei primär die Stärke seiner eigenen instinktiven Triebe. Diese Verlagerung des Nachdrucks hatte einige unglückselige Folgen. Sie trübte ihm die Einsicht in die Bedeutung der Umwelt und ließ ihn zu wenig auf die Rolle achten, die die emotionellen Probleme der Eltern bei der Ausbildung der Schwierigkeiten ihrer Kinder spielen. Freud, der so vielen falschen Anschauungen und Gewohnheiten seiner Zeit kritisch gegenüberstand, hat anscheinend ohne weiteren Zweifel die Idee übernommen, daß die Eltern ihre Kinder auf jeden Fall liebten und daß die Ängste und Schwierigkeiten der Kinder vor allem auf ihre ungehorsamen Impulse zurückzuführen seien“ (Thompson, 1952, S. 21). So kam es zu den höchst unglücklichen Folgen, daß „Freud sein Hauptanliegen nicht länger bei Umwelteinflüssen, sondern in der organischen Konstitution suchte ... Aus diesem Grunde kam er dazu, die Wichtigkeit dessen zu unterschätzen, was tatsächlich zwischen den Menschen vorgeht; was neuere Entdeckungen nahelegen, entging seiner Aufmerksamkeit, daß es nämlich die Dynamik der Wechselbeziehungen zwischen den Menschen ist, in der man die Quelle der geistigen Erkrankungen suchen muß" (ebd., S. 39).

In der Auseinandersetzung mit der Geschichte der Psychoanalyse, die Thompson in einer „einleitenden Übersicht" vorlegt, thematisiert sie zum einen die *biologische Denkweise* Freuds, die sein Interesse, die menschliche Gesellschaft zu erhellen, behinderte (vgl. ausführlich: ebd., S. 139ff.), und zum anderen die *Neuerungen*, die in den dreißiger und vierziger Jahren von Otto Rank und Sándor Ferenczi, von Wilhelm Reich und Anna Freud eingeleitet wurden. Rank und Ferenczi sahen das Leiden des Patienten zwar in dessen Vergangenheit begründet, verlegte den Schwerpunkt aber verstärkt darauf, wie diese Vergangenheit das gegenwärtige Verhalten bestimmt. Die therapeutisch Arbeitenden akzentuierten zunehmend die aktuell bestehende Beziehung zwischen Patient und Analytiker. Ferenczi ging in seiner späten Schaffensphase auf die frühe Trauma- und Verführungstheorie zurück, ohne sich jedoch völlig von der Triebtheorie zu trennen. Reich betonte die während der Analyse zu beobachtenden Charakter-Widerstände des Patienten; Anna Freud erforschte die abwehrende Wirksamkeit des Ich (vgl. ebd., S. 26f.).

Im Gegensatz zu Ferenczi, Reich und Anna Freud lehnten jedoch Rank, Horney, Fromm und Sullivan die Freudsche Triebtheorie strikt ab und orientierten sich an interpersonellen und kulturellen Faktoren. Es kam zu einer Revision der Freudschen Theorie unter dem Aspekt, daß Einflüsse von Kultur und Umwelt besonders zu beachten seien. Die von Thompson als „cultural interpersonal School" bezeichnete psychoanalytische Richtung, deren wichtigste Exponenten Horney, Fromm und Sullivan waren, konnte das Verdienst der Relativierung der biologistischen Anschauung Freuds über die Natur des Menschen für sich beanspruchen und öffnete die Psychoanalyse für soziologische Fragestellungen.

Konsequent deutet Thompson das Freudsche Modell der psychosexuellen Entwicklung im Lichte kultureller Faktoren und entlastet es von der biologistischen Hypothek (Thompson, ebd., S. 46ff.). Ebenso kritisiert sie den Biologismus Freuds, wie er in seiner Theorie vom Todestrieb zum Ausdruck kommt (ebd., S. 61ff.). Die zentrale These Thompsons, die sie ausführlich erläutert und belegt, lautet: „Man versteht die biologische Entwicklung des Kindes besser, wenn man die ganze Libidovorstellung ausschaltet" (ebd., S. 53).

Thompson nimmt stärker die Gemeinsamkeiten der Kulturalisten in den Blick, die etwa in der strikten Ablehnung der Libidotheorie liegen, und vernachlässigt die Unterschiede zwischen den Positionen. Offenbar sieht sie eher ein Ergänzungsverhältnis: „In den letzten Jahren haben drei Autoren Beiträge zur Theorie der Angst geliefert: Fromm, Horney und Sullivan. Da zwischen diesen Dreien ein lebhafter Meinungsaustausch und eine freie Diskussion stattfindet, ist der Beitrag jedes Einzelnen in gewisser Art die Frucht gemeinsamer Forschung, und ihre verschiedenen Gesichtspunkte ergänzen sich eher, als daß sie sich widersprechen" (ebd., S. 130). Mit solchen Behauptungen mag sie dazu beigetragen haben, daß in der aufkommenden Kulturismus-Debatte Fromm oftmals mit Horney und Sullivan in einen Topf geworfen wurde.

Was die späteren Überlegungen Fromms zur Selbstanalyse und Transtherapeutischen Analyse betrifft (vgl. Fromm, 1989a, S. 75ff.), so läßt sich vermuten, daß darin eine konsequente Weiterentwicklung seiner Ansichten zur Therapie aus den 40er Jahren liegt. Clara Thompson, die bei Fromm Mitte der 30er Jahre eine Lehranalyse absolvierte, faßte die damalige Frommsche Position wie folgt zusammen:

„Der Analytiker muß sich seiner rationalen Autoritäts-Stellung im Leben des Patienten bewußt sein, zugleich aber muß er auf der Hut sein, daß ihn diese Machtposition nicht dazu verleitet, eine irrational autoritäre Haltung einzunehmen. Der befriedigende Abschluß einer Behandlung wäre derart, daß der Analytiker nicht mehr länger in einer autoritativen Stellung sich befindet. Der ganze Verlauf der Behandlung sollte darauf ausgerichtet sein, den Patienten von jeder Tendenz frei zu machen, sich durch Anlehnung an irgendeine irrationale Autorität zu 'heilen'" (Thompson, 1952, S. 216).

Aus ihrer Sicht stimmte Thompson der Psychoanalyse-Revision von Fromm und den anderen zu. Sie hob die autoritätskritische Haltung Fromms hervor, der ein Ziel von Therapie in der Loslösung aus jedweder irrationalen Autoritätsbeziehung sah und sich von konformistischer Anpassung distanzierte. Während Thompson der „kulturalistischen Schule" zustimmend gegenüberstand, kamen andere Theoretiker zu ablehnenden Einschätzungen. Bevor den Einwänden, wie sie insbesondere von Adorno und Marcuse vorgebracht worden waren, nachgegangen werden kann, soll im folgenden zunächst untersucht werden, in welchen einzelnen Punkten Fromm mit seiner Revision der Psychoanalyse in entschiedenen Gegensatz zu Freud getreten war.

4.2 Kritik an der Triebtheorie

In seinen Arbeiten seit den 40er Jahren hat Fromm die psychoanalytische Triebtheorie und -terminologie weitgehend zurückgelassen. Allerdings behielt er das zentrale Theorem des Unbewußten bei und orientierte sich auch weiterhin an Freuds psychosexueller Phasenlehre, die er mit Überlegungen zu den „Objektbeziehungen" kombinierte und modifiziert in seine Charaktertheorie einbrachte. Fromm stellt sich somit als ein Psychoanalytiker dar, der die Lehre Freuds revidiert und in sozialcharakterologischer und gesellschaftstheoretischer Richtung weiterentwickelt hat. Wenn er auch mit Horney und Sullivan einen neuen Ansatz in der Psychoanalyse begründet hat, so bleibt er doch klar als Psychoanalytiker mit einer eigenständigen Position erkennbar, die sich dadurch ausweist, daß er die Psychoanalyse auf die Untersuchung gesellschaftlicher Strukturen und Prozesse anzuwenden versteht und von daher auch Freuds mangelnde Differenziertheit in gesellschaftswissenschaftlichen Fragen zu überwinden vermag. So hat Fromm vor allem auch Freuds Theorem des Todestriebes verworfen und an dessen

Stelle seine Untersuchung der *Anatomie der menschlichen Destruktivität* (1973a) gesetzt, die Destruktivität bzw. bösartige Aggression nicht triebtheoretisch als mehr oder weniger konstanten angeborenen Trieb erklärt, sondern die Bedingungen für Destruktivität in den gesellschaftlichen Verhältnissen und Verkehrsformen aufsucht, so daß Fromm schließlich sagen konnte: „Destruktivität ist das Ergebnis ungelebten Lebens" (Fromm, 1941a, GA 1, S. 324; i. Orig. kursiv).

Bei alldem blieb er Zeit seines Lebens Psychoanalytiker und legte auf diese Zuordnung auch großen Wert. Nachdem der SPIEGEL (Heft 20/21 v. 17.5.76) Fromm fälschlicherweise in einem Artikel *Neurosen: Sechs Millionen kranke Seelen* als Gegner der Psychoanalyse etikettiert hatte, stellte Fromm dies in einer Gegendarstellung richtig:

„Unrichtig ist, daß ich als Zeuge für den Sturz der Psychoanalyse vom Thron der Psychotherapie genannt werden könnte, weil ich mich ... radikal und rücksichtslos von der klassischen Analyse getrennt hätte. Richtig ist vielmehr, daß ich die Psychoanalyse für die theoretisch und praktisch bedeutendste Methode der Psychotherapie halte und daß ich ihre Weiterentwicklung auf der Basis der Freudschen Entdeckungen unter Berücksichtigung gesellschaftlicher Faktoren für erforderlich erachte" (Fromm, 1976h).

Mit diesen Äußerungen hatte Fromm noch knapp 40 Jahre nach seinem Ausscheiden aus dem Horkheimer-Kreis seine Zugehörigkeit zur psychoanalytischen Position klar bestätigt. Er machte auch in seinen Schriften immer wieder deutlich, daß er die psychoanalytische Position nie aufgeben, sondern lediglich weiterentwickeln wollte. Seine Kritik betraf die spekulativen Teile der Freudschen Theorie, die er im mechanischen Materialismus und Biologismus des 19. Jahrhunderts verankert sah; diese Teile wollte er revidieren. So betraf seine Revision insbesondere die Freudsche Triebtheorie und Meta-Psychologie.

Wenn Fromm statt von „Trieben" von „menschlichen Leidenschaften" sprach - den Begriff der Leidenschaft entlehnte er Marx' (vgl. 1968h, GA 5, S. 424) - und den Triebbegriff weitgehend verwarf, so wollte er damit weder die Rolle der Sexualität leugnen noch die Leidenschaften und Triebresiduen von der Körperlichkeit des Menschen abtrennen. „Leidenschaft" verstand Fromm im wesentlichen im Sinne von „Bezogenheit".[16]

Nach seinem Bruch mit der orthodoxen psychoanalytischen Position hat Fromm die Freudschen Ansichten zur Libido im nicht-triebtheoretischen Sinne reformuliert. Statt von *Trieb*energie zu sprechen, geht er von einer triebunspezifischen allgemein-menschlichen *Lebens*energie (darin C.G. Jung vergleichbar) aus, die durch Prozesse der Assimilierung und Sozialisation auf die einer Gesellschaft inhärenten Zwecke und bestandserhaltenden Ziele ausgerichtet wird und im Dienste des Überlebens in dieser Gesellschaft steht. Somit wird der Blick auf die gesellschaftliche und individuell-psychische Organisation der menschlichen Lebensenergien gelenkt, wie die Begriffe des „Gesellschafts-Charakters" und des „Individual-Charakters" deutlich machen. Statt von Trieben, Triebschicksalen und Triebunterdrückung zu sprechen, befaßt Fromm sich mit der Frage der Charakterorganisation im produktiven und nichtproduktiven Sinne. Die triebtheoretische Perspektive aufgebend, betreibt er eine sozio-psychoanalytische Charakterologie, die eng mit seinem anthropologischen Ansatz verbunden ist.

Insofern Fromm das Triebkonzept als nicht adäquat verwirft, kann er die Natur des Menschen auch nicht mehr im Sinne einer spezifisch menschlichen Triebstruktur fassen. Als Triebwesen, beherrscht von seinen aus Körperzonen resultierenden Triebspannungen, läßt sich - nach Fromm - der Mensch nicht adäquat beschreiben. Der solchermaßen verstandene Triebbegriff deutet auf ein mechanisches, physiologisch bestimmtes Menschenbild hin, das von der kritisch-humanistischen Anthropologie nach Fromm nicht gestützt werden kann. Vielmehr ist die libidinöse Besetzung von Körperzonen mindestens auch als ein gesellschaftlicher Prozeß im Verhältnis von erogenen Zonen und Sozialisationsabläufen zu verstehen.

Hinzu kommt, daß Fromm - wie John Rickert betont - einen Ansatz der Charakterbildung, der auf der Libidotheorie basiert, in keiner Weise für vereinbar hält mit den Grundprinzipien einer Marx-Freud-Synthese (Rickert, 1983, S. 8). Denn die Libidotheorie ignoriert die sozioökonomische Situation, die die Familie als „Agentur der Gesellschaft" vorfindet. Während der Individual-Charakter in Begriffen der Libidotheorie und der psychosexuellen Entwicklungsstadien der Libidoentwicklung beschrieben werden kann, versagt der libidotheoretische Ansatz hinsichtlich der Beschreibung des Gesellschafts-Charakters (vgl. ebd., S. 9). Fromm sah sich aus diesem Grunde veranlaßt, die Libidotheorie durch eine Theorie zwischenmenschlicher Beziehungen zu ersetzen, die er schließlich auch in der impliziten Psychologie von Marx ausmachen konnte.

Um Freuds Erkenntnisse der Charakterentwicklung für die Analytische Sozialpsychologie fruchtbar zu machen, müssen - nach Fromm - die Freudschen Einsichten bezüglich der psychosexuellen Entwicklung in einer Theorie der Bezogenheit des Menschen zur Welt revidiert und weiterentwickelt werden. Fromm schreibt:

> „Nur unter diesem Gesichtspunkt können Freuds charakterologische Erkenntnisse für die Sozialpsychologie fruchtbar werden. Solange wir beispielsweise annehmen, daß der anale Charakter, wie er für das europäische Kleinbürgertum kennzeichnend ist, von frühen Erfahrungen in Zusammenhang mit der Stuhlentleerung verursacht wird, haben wir kaum irgendwelche Anhaltspunkte dafür, weshalb eine bestimmte Bevölkerungsklasse gerade einen analen Gesellschafts-Charakter besitzt. Verstehen wir ihn dagegen als eine Form der Bezogenheit auf andere, die in der Charakterstruktur wurzelt und aus Erfahrungen mit der Außenwelt resultiert, dann haben wir einen Schlüssel zum Verständnis in der Hand, weshalb die gesamte Lebensweise des Kleinbürgertums, seine Engherzigkeit, seine Isoliertheit und seine feindselige Einstellung zu dieser Art der Charakterstruktur geführt hat" (1941a, GA 1, S. 388f.).

Daß Freud in seiner Charaktertheorie nicht zu einer Theorie der Bezogenheit gelangt ist, erklärt Fromm mit den Beschränkungen, denen Freud als ein Denker seiner Epoche, des 19. Jahrhunderts, unterworfen war. Als die Grundprämissen im Freudschen Denken arbeitet Fromm heraus: den „physiologischen Materialismus", den „Evolutionismus", die Auffassung von der asozialen Natur des Menschen (Hobbes: „der Mensch ist des Menschen Feind") und den „ethischen Relativismus" (vgl. 1947a, GA 2, S. 7ff.; u1956, S. 1-9; 1970d/1977g, GA 8, S. 231).

Diese Grundprämissen werden im Freudschen Konzept der Sexualität deutlich. Fromm würdigt zwar Freud als einen Denker, der wichtige Erkenntnisse - allerdings in den Konzepten seiner Zeit - ausgedrückt hat, er sieht die Grenzen Freuds jedoch darin, daß dieser seine Beobachtungen im Lichte eines physiologisch-materialistischen Konzepts interpretiert hat (vgl. u1956, S. 7). Das Triebkonzept verfehle die Polarität zwischen dem männlichen und dem weiblichen Prinzip. Demgegenüber müsse der Eros als eine in der Biologie des Menschen wurzelnde Kraft betont werden. Insgesamt bemüht Fromm sich darum, Freuds Ideen auf der Grundlage anderer philosophischer Prämissen in eine Richtung weiterzuentwickeln, die weder das physiologisch-mechanistische Modell noch die Vorstellung einer asozialen Triebnatur und einer prinzipiell repressiven Gesellschaft vertritt (vgl. ebd., S. 9). So wundert es nicht, wenn er sich vom Freudschen Gesellschaftsverständnis abgrenzt. Den Unterschied zwischen Freud und seiner eigenen Position formuliert er wie folgt:

> „Ich vertrete bezüglich Mensch und Gesellschaft eine andere Auffassung als Freud. Freud sah die Gesellschaft primär als repressiv. Ich sehe die Gesellschaft teils als repressiv, teils als kreativ. Außerhalb der Gesellschaft, unabhängig vom sozialen Leben und von gesellschaftlichen Kontakten könnte sich der Mensch überhaupt nicht entwickeln. Die Gesellschaft hat nicht nur die Funktion, die bösen Triebe im Menschen zu verdrängen. Sie hat auch - ich würde sogar sagen: sie hat im besonderen - die Funktion, die menschlichen Möglichkeiten, die der menschlichen Rasse gegeben sind, zur Entfaltung zu bringen" (u1956, S. 18; deutsch: 1992a, S. 109).

Fromm geht also nicht von einem Gegensatz zwischen Individuum und Gesellschaft aus, so als wäre die Gesellschaft der Feind des Menschen, sondern sieht beide als interagierend an.[17]

Ferner weist Fromm darauf hin, wie bedeutend Freuds Entdeckung vieler Aspekte der Sexualität gewesen ist und hebt als besonderes Verdienst hervor, Freud habe die kindliche Sexualität entdeckt:

> „Im einzelnen machte er Entdeckungen, die unser Grundwissen über den Menschen auf Dauer bereichert haben. So wenn er herausfand, daß die Sexualität nicht wie aus dem Nichts über den Menschen hereinbricht, sondern schon im neugeborenen Kind vorhanden ist. Diese Entdeckung veränderte die Auffassung von Sexualität grundlegend; sie wandelte sich von etwas, dessen sich bereits ein Kind zu schämen hat, zu einem selbstverständlichen Bestandteil der menschlichen Natur, zu dessen Unterdrückung es keinen Grund gebe" (u1957b, S. 2 f.; eigene Übersetzung).

Weiter oben wurde bereits erwähnt, daß Fromm das Freudsche Konzept der Sexualität dahingehend kritisierte, Freud habe, darin den Anschauungen seiner Zeit verhaftet, die Sexualität des Menschen als einen physiologischen Sachverhalt thematisiert. Das sei zwar keine völlig falsche, aber doch eine verkürzende Sichtweise gewesen, die der menschlichen Sexualität nicht gerecht werden könne:

„Ohne Zweifel wurzeln die sexuellen Triebe, wie alle Triebe überhaupt, in den chemischen Prozessen des Körpers, und zweifelsohne gibt es ein solches Phänomen wie eine Spannung, die mit dem Bestreben einhergeht, sie loszuwerden, obwohl doch zu sagen ist, daß dieses Phänomen seinen Gipfel im Alter von ungefähr 25 Jahren erreicht; von da an, jedenfalls in rein physiologischer Hinsicht, nimmt der Sexualtrieb ab.

Doch übersah Freud in seiner physiologischen Grundeinstellung einen weitaus wichtigeren Aspekt der Sexualität, nämlich daß das sexuelle Begehren nicht in erster Linie der Wunsch ist, sich von einer Spannung zu befreien, sondern zuallererst in der Polarität von Mann und Frau begründet liegt. Diese in der Natur angelegte Polarität durchzieht als eine der grundlegenden Polaritäten alles Leben, das pflanzliche ebenso wie das der Tiere. ...

Dieses Konzept der Sexualität läßt sich als biologisches von einem physiologischen Konzept abgrenzen. Im biologischen Konzept wird Sexualität als der Trieb, als die Leidenschaft betrachtet, die die Polarität von Männlichem und Weiblichen zu überbrücken trachtet, und in diesem äußersten Streben Befriedigung erlangt.

Befremdlicherweise schenkte Freud der Tatsache, daß die Geschlechter voneinander angezogen werden, keine Aufmerksamkeit. Natürlich handelt es sich dabei um einen altbekannten Sachverhalt, und er konnte ihn nicht eigentlich bestreiten. So zog er ihn dann auch zur Erklärung des Ödipus-Komplexes heran. ...“ (ebd., S. 4f.; eigene Übersetzung; vgl. 1992a, S. 104; 1990a, S. 50; GA 8, S. 42, 238f., 340, 391).

Freud habe sich theoretisch jedoch nicht umfassend mit diesem Faktum befaßt, sondern sei einem einseitigen physiologischen Konzept verpflichtet geblieben, das den Menschen als eine Maschine verstand, die mit Libido, mit Sexualenergie, angefüllt sei. „Unter Libido verstand Freud, technisch-mechanisch denkend, die Energie des Sexualtriebes. Ob nun von Sexualität oder von Libido gesprochen wird, bleibt sich folglich gleich, abgesehen davon, daß Libido ein energetisches Konzept ist“ (u1957b, S. 11; eigene Übersetzung). Das mit diesem Konzept verbundene Menschenbild beschreibt Fromm wie folgt:

„Freuds Grundidee lag darin, den Menschen als ein in erster Linie isoliertes Wesen zu sehen, das zudem wie eine kleine Maschine ist, die all die sich ständig erneuernden Betriebsenergien für die 70, 80 oder 90 Jahre seines Lebens in sich trägt. Die aus dieser Betriebsenergie resultierende Funktionsweise macht es für den Menschen notwendig, von Zeit zu Zeit die Gemeinschaft mit anderen Personen zu suchen, um bestimmte Bedürfnisse zu befriedigen, besonders seine sexuellen Bedürfnisse, aber auch um seinen Hunger zu stillen, und so weiter. Hier ist ein Konzept des Menschen zu erkennen, das im 19. Jahrhundert weit verbreitet war: das Modell einer isolierten, selbstgenügsamen Maschine, die durch eine Chemie oder durch Kräfte angetrieben wird, die in der Maschine selbst entstehen. In diesem Konzept wurden menschliche Beziehungen nicht als ein vorrangiges Bedürfnis betrachtet, sondern auf ein sekundäres Bedürfnis reduziert, dem lediglich die Aufgabe zukam, die Befriedigung gewisser primärer Bedürfnisse sicherzustellen. Es war Freuds für seine Zeit aktuelle Idee, daß der Mensch den anderen braucht. Doch braucht der Mensch die Bezogenheit zu anderen nicht etwa deshalb, um seine sexuellen Bedürfnisse befriedigt zu bekommen, sondern weil sein Bedürfnis nach Bezogenheit das fundierende menschliche Bedürfnis überhaupt ist. Das war eine Idee, die in Freud aufkeimte" (ebd., S. 14f.; eigene Übersetzung).[18]

Diese Idee kam bei Freud selbst jedoch nicht zur Entfaltung, so daß er - trotz der späteren Erostheorie - den Geschlechtstrieb des Menschen nicht als einen Ausdruck der Polarität von männlichem und weiblichem Prinzip begriff; auch hatte er ursprünglich keine Vorstellung vom Eros, einem Begriff der Griechen für die Anziehungskraft zwischen dem Männlichen und dem Weiblichen, entwickelt.

Hinzu kommt - nach Fromm - die patriarchalische Grundhaltung Freuds, der die Frau nicht anders denn als einen unvollständigen Menschen sehen konnte; von dieser patriarchalischen Grundentscheidung her konnte er sich kaum vorstellen, daß es so etwas wie eine „weibliche Libido" in ergänzender Polarität zur männlichen Libido geben könnte (ebd., S. 6f.).

Als Freud schließlich nach vielen Jahren das Konzept des Eros entwickelte und den Eros als die im Lebenstrieb verankerte Tendenz bezeichnete, organismische Zusammenhänge zu stiften und Getrenntes zu vereinigen, wendete er diese Fassung - so Fromm - nicht mehr auf die Polarität von weiblicher und männlicher Libido an. Offenbar sah Freud auch weiterhin die sexuellen Kräfte des Menschen als einen physiologischen Mechanismus an, der um der eigenen Befriedigung im Sinne der Abfuhr von Triebspannung auf ein Sexualobjekt angewiesen sei (ebd., S. 7). Wie Fromm ausführt, hatte Freud hier ein Modell im Sinn, das sich am modernen Markt orientiert: Menschen suchen einander, um sexuelle Leistungen zu tauschen, mit dem Zweck, sich wechselseitig zu befriedigen.

In diesem Marktmodell entsteht zwar eine Wechselseitigkeit, diese steht jedoch unter dem Zweck des Tausches: „Ich begebe mich mit ganz bestimmten Bedürfnissen auf den Markt, den Warenmarkt - ebenso wie die anderen. Wir sind zufrieden, wenn wir unter einem Zweck aufeinander treffen, nämlich dem der wechselseitigen Bedürfnisbefriedigung ..." (ebd., S. 8; eigene Übersetzung).

Die häufig wiederholte Behauptung, Freud habe die Sexualität überbetont, hält Fromm nicht für zutreffend. „Das zentrale Problem ist nicht die zu große Betonung der Sexualität durch Freud. Es liegt vielmehr darin, daß Freud sie zu oberflächlich gesehen hat. Mit Sexualität vorrangig als einem physiologischen Bedürfnis befaßt, verfehlte er die Erkenntnis, daß die erotische Anziehung eine der großen universellen Kräfte ist, die im Menschen wie in jedem Lebewesen überhaupt wirken und Bedürfnisse hervorbringen. Betrachtet man die Sexualität nicht einfach als ein bloß physiologisches, sondern, was mehr Tiefsinn erfordert, als ein biologisches Phänomen, dann kommt man allerdings dazu, die sexuelle Anziehungskraft als ein Bedürfnis zu würdigen, das in den Beziehungen zwischen den Menschen von größter Bedeutung ist" (ebd., S. 9; eigene Übersetzung).

Fromm hingegen macht seine Auffassung von Sexualität jenseits reiner Triebhaftigkeit im Unterschied zu der Freuds wie folgt deutlich: „Der Sexualtrieb als ein Phänomen des Überflusses und die sexuelle Lust als spontane Freude, die ihrem Wesen nach keine negative Befreiung von einer Spannung ist, hatte in seiner Psychologie keinen Raum“ (1941a, GA 1, S. 390). Die Freudsche Vorstellung, Sexualität sei im Sinne eines physiologischen Triebkonzepts zureichend zu erfassen, kann Fromm nicht teilen und zieht das Konzept des Eros mit der Polarität des Männlichen und Weiblichen vor: „Sobald wir das physiologische Konzept verlassen und uns dem biologischen Konzept des Eros, der Sexualität, zuwenden, stoßen wir auf den Ausdruck der Polarität von Mann und Frau“ (u1957b, S. 11; eigene Übersetzung).

Wenn man sich die Frage stellt, was Fromm von Freud unterscheidet und was ihn mit ihm verbindet, so läßt sich zum letzteren folgendes nennen: Unbewußtes, Traumdeutung, dynamische Charakterauffassung. Fromm lehnt hingegen die Freudsche Trieblehre mit den libidotheoretischen Grundlagen und dem Ödipuskomplex ab und kommt zu einer eigenen Position, die sich von der Freuds strikt unterscheidet.

Als einen wichtigen Beitrag Freuds würdigt Fromm dessen klinisch nachgewiesene Ansicht, daß die Kindheitsjahre für die Entwicklung des Menschen von gravierender Bedeutung seien. In dieser neuen radikalen Sichtweise sei Freud zunächst am weitesten gegangen, „als er zu Beginn seiner klinischen Tätigkeit voraussetzte, daß viele Neurosen ihren Ursprung in Akten sexueller Verführung von Kindern durch Erwachsene haben, vor allem durch ihre Eltern. In diesem Augenblick wurde er sozusagen zum Ankläger elterlicher Ausbeutung im Namen der Integrität und Freiheit des Kindes“ (1970d u. 1977g, GA 8, S. 240).

Daß Freud diese Position sehr schnell wieder aufgegeben hat, erklärt Fromm mit der „starke(n) Verwurzelung Freuds im patriarchalisch-autoritären System“ (ebd.). Auch spielte die Entdeckung Freuds eine Rolle, „daß seine Patienten in einer Anzahl von Fällen ihre eigenen infantilen Wünsche und Phantasien auf die Eltern projiziert hatten und daß in Wirklichkeit eine Verführung nicht stattgefunden hatte. Er verallgemeinerte diese Fälle und kam in Übereinstimmung mit seiner Libidotheorie zu dem Schluß, daß das Kind ein kleines kriminelles und perverses Wesen sei, das erst im Laufe der Libidoentwicklung zu einem 'normalen' Menschen heranreife“ (ebd.).

Mit dieser Wende in der psychoanalytischen Theorie und Therapie konnte das Kind für schuldig erklärt werden, da es seine Triebe und Phantasien seien, die die Konfliktsituationen produzierten. Zu einer neurotischen Erkrankung komme es dann nicht durch real erlebten Mißbrauch, sondern durch eine schlechte Lösung des ödipalen Konfliktes (vgl. ebd.).

Fromm äußert dazu seinen Verdacht, „daß Freud zu dieser Meinungsänderung nicht sosehr durch seine klinischen Befunde veranlaßt wurde, als vielmehr durch sein Vertrauen in die bestehende Gesellschaftsordnung und ihre Autoritäten. Dieser Verdacht wird durch mehrere Umstände gestützt, vor allem durch die Art und Weise, in der er erklärte, daß alle Erinnerungen an elterliche Verführung Phantasien seien. Steht eine solche kategorische Feststellung nicht im Gegensatz zu der Tatsache, daß inzestuöses Interesse Erwachsener an Kindern keineswegs selten ist?" (ebd., S. 240f.).

Freud sei zwar ein Gesellschaftskritiker gewesen, habe aber eher reformistisch wirken wollen. „Er wollte die allzu strengen Erziehungsmethoden abschwächen und mildern, aber er ging nicht so weit, die Grundlage der bürgerlichen Gesellschaft zu kritisieren, nämlich das Prinzip von Gewalt und Drohung" (Fromm, 1966k, GA 8, S. 145).

So sieht Fromm den Begründer der Psychoanalyse in vielerlei Hinsicht von den Vorstellungen und Tabus seiner Zeit beeinflußt. Um diese zeitbedingten Trübungen zu überwinden, plädiert Fromm für eine Kritik und Revision der Psychoanalyse. Seine Kritik richtet sich insbesondere gegen die Freudsche Triebpsychologie und das Libidokonzept, gegen die Freudschen Ansichten zur Sexualität und zu gewalttätigen Übergriffen in der Kindheit.

Meines Erachtens ist hier die Frage zu stellen, ob Fromm mit seiner Kritik an Freud nicht über das Ziel hinausschießt. Er kritisiert Freuds Libidokonzept als mechanistisches Triebkonzept und scheint dabei nicht zu berücksichtigen, daß im Denkmodell Freuds der Mensch nur in der abstrakt-analytischen Darstellung als asoziales Triebbündel (und hier bezogen auf das früheste Lebensalter) bezeichnet wird. Natürlich muß der Mensch auch Bezogenheit auf andere entwickeln, was allerdings in einer wissenschaftlich verobjektivierten Sprache mit Begriffen wie „Triebobjekt" und „Objektbesetzung" beschrieben wird - zumindest insoweit zu Recht, als das Kind noch nicht die Stufe „reifer Objektbeziehungen" erreicht hat, die im Bereich menschlicher Interaktion treffend nur als Subjekt-Subjekt-Beziehungen beschrieben werden können.

Offenbar ist die von Fromm kritisierte Psychoanalyse nicht immer so mechanistisch, wie die Begriffe und ihr Gebrauch oftmals suggerieren. Was den radikalen und kritischen Fixpunkt der Psychoanalyse betrifft: die *Triebstruktur* in ihrer Gegensätzlichkeit zur Gesellschaftsstruktur - mit all den Verletzungen und Narben, die die Menschen im Prozeß der Vergesellschaftung erfahren -, so ist dazu zu sagen, daß eine solche Konstruktion in der Tat radikale Gesellschaftskritik ermöglicht (siehe Marcuse). Bei Fromm ist demgegenüber der Fixpunkt in der Natur des Menschen zu finden, die Fromm als Möglichkeitspotential faßt, so daß er die bestehende Gesellschaft mit der Idee menschlichen Wachstums konfrontieren und entsprechend kritisieren kann. Bei beiden (Fromm wie Marcuse) wird von einer Dynamik ausgegangen: hier einer dynamischen Auffassung der menschlichen Natur, dort der Triebdynamik. In beiden Fällen regen sich Widerstandskräfte gegen repressive Formen der Vergesellschaftung. Insoweit die Psychoanalyse ihre radikale Funktion bewahrt hat, ob im Sinne der triebtheoretischen oder der revidierten Auffassung, ist sie von analytischer Psychotechnik und Anpassungsideologie zu unterscheiden. So komme ich zu der These, daß es sich bei den Sichtweisen von Fromm und Marcuse um „funktional äquivalente Perspektiven" in der theoretischen Rekonstruktion eines wesentlichen Problems der Humanwissenschaft handelt, nämlich des Verhältnisses von Individuum und Gesellschaft - hier in der Version des Verhältnisses von (Trieb-)Natur und Vergesellschaftung. Von daher mag auch die weiterführende These berechtigt sein, bei der Kontroverse Fromm-Marcuse habe es sich überwiegend um eine „Scheinkontroverse" auf der Grundlage einer „Rezeptionsstörung" gehandelt.

4.3 Ansichten zur „Natur" des Menschen

Als eine Art Ersatz für die Freudsche Metapsychologie, die Fromm als spekulativ, kulturpessimistisch und wenig lebensdienlich erschien, versuchte Fromm in Verbindung mit der Position des frühen Marx (Frühschriften) eine Anthropologie zu begründen, die das menschliche Potential als gattungsgeschichtlichen Prozeß in den Blick zu nehmen erlaubt. Seine Ausführungen zur existentiellen Situation des Menschen, seinen Bedürfnissen - sowie der damit verbundene Versuch, das „Wesen" und die „Natur" des Menschen zu bestimmen - können als Beitrag zu einer Anthropologie verstanden werden, die das Menschsein doppelt faßt: als Verwirklichung der individuellen Potentiale eines Menschen in dessen Lebensgeschichte sowie als Verwirklichung des Menschen als Gattungswesen im Prozeß seiner geschichtlich-gesellschaftlichen Entwicklung. Solche in ihrer Tendenz „positiven" oder „visionären" Beschreibungen des Menschen, wie man sie auch gerade bei Fromm findet, mußten Denkern wie Adorno verdächtig bleiben, die schon die gedachte Alternative zum Bestehenden als Unterwerfung unter das Bestehende verstanden und ablehnten, überhaupt positive Leitbilder vorzugeben - immer in der Angst, dem falschen Schein bestehender Alternativen auf den Leim zu gehen, und immer unter dem Zwang, alles - auch jede sich regende Alternative - dem Bestehenden unterzuordnen. Während letztlich Denker wie Adorno in die Ausweglosigkeit gerieten und sich nur auf dem schmalen Grat elitärer Lebensweise und ästhetisierender Selbstbespiegelung aufrecht und funktionstüchtig halten konnten, hatte Fromm selbst keine Scheu, seine Erfahrungen aus Therapie, Politik, Wissenschaft und Alltag auf das Positive und Lebensdienliche hin auszuleuchten. Wenn er ein Leitbild aufzeigte, so repräsentierte es immer einen Hoffnungsschimmer im Bestehenden und war nicht als antithetische, mithin gar utopische Verneinung des Bestehenden gedacht.[19]

An die Stelle der Triebtheorie tritt bei Fromm eine Anthropologie in humanistischer Absicht, die nach der conditio humana, den Bedingungen menschlicher Existenz, fragt. Fromm beschreibt den Menschen mittels des von ihm so genannten „existentiellen Widerspruchs", der darin besteht, daß der Mensch der Natur zugehört und sie zugleich in der Art seiner Zugehörigkeit transzendiert: „Der Mensch ist ein Tier und er ist kein Tier" (u1956, S. 10; deutsch: 1992a, S. 99). Der Mensch ist Leben, das sich seiner Existenz bewußt geworden ist. Insofern der Mensch nur noch wenig mit Instinkten ausgestattet ist, die sein Verhalten regulieren, entwickelt er Bedürfnisse nach Bezogenheit, Verwurzelung und Sicherheit. Beschreibt man den Menschen mit J.G. v. Herder als „ersten Freigelassenen der Schöpfung", dann bedarf der Mensch als aus Instinktbindungen entwachsenes Wesen einer neuen Form der Bezogenheit zur Welt. Diese Bezogenheit ist nach Fromm zwischen symbiotischer Regression und Progression verortet: „Ich glaube, daß man bei jedem Menschen zwei Tendenzen beobachten kann: einen Wunsch zurückzukehren und einen Wunsch geboren zu werden" (u1956, S. 11f.; deutsch: 1992a, S. 101), und dies zeigt sich darin, daß der Mensch Bedürfnisse nach Verwurzelung, nach Transzendenz, nach Identitätserleben und nach einem Orientierungsrahmen sowie einem Objekt der Hingabe ausbildet (vgl. u1960, S. 11ff.; deutsch: 1992a, S. 99ff.).

In Abgrenzung zur Freudschen Triebtheorie formuliert Fromm seinen eigenen Ansatz, der die Besonderheit des Menschen in seiner Stellung zur Natur betont und den diesbezüglichen existentiellen Widerspruch herausstellt:

„Die Besonderheit menschlicher Existenz ist ein Widerspruch, der in der Tatsache begründet liegt, daß der Mensch ein Tier und als solches Teil der Natur ist, er von bestimmten Bedürfnissen angeleitet oder bestimmt wird, die in seiner Leiblichkeit verankert sind, Bedürfnisse, die gebieterisch in Erscheinung treten. Und während der Mensch Teil der Natur ist, transzendiert er diese Natur. So ist der Mensch untrennbar der Natur verbunden, und steht doch gleichzeitig außerhalb von ihr. Wenn man so will, ist der Mensch eine Laune der Natur, die einmalig ist. Keine andere Kreatur existiert in der Natur auf gleiche Weise, nämlich in ihr und gleichzeitig nicht in ihr zu sein. Dieses Nicht-in-ihr-zu-sein liegt in der Bewußtheit des Menschen, in seiner Vernunft, in seiner Fähigkeit, sich seiner selbst gewahr zu sein, seine Zukunft sich vorzustellen, zu fragen 'Wer bin ich?', sich seines Weges in die Zukunft ebenso bewußt zu sein wie des gegenwärtigen Augenblicks, sich selbst als unverwechselbar zu erleben" (u1957b, S. 15; eigene Übersetzung).

Und an anderer Stelle:

„Leben existierte vor dem und außerhalb des Menschen. Aber Leben, das sich seiner selbst bewußt wird, übersteigt bisheriges Leben. Im Menschen gewinnt es eine neue Qualität. Der besagte Widerspruch im Menschen ist der zwischen ihm als einem der Natur zugehörigen Geschöpf und ihm als einem mit Vernunft begabten Tier, das die Natur transzendiert. Dieser Konflikt ist der grundlegende Umstand jedweder menschlichen Existenz" (ebd., S. 16; eigene Übersetzung).

Fromm begreift den Menschen nicht nur in seiner Zugehörigkeit zu einer Gesellschaft, sondern als Teil der Menschheit. Seiner Auffassung nach weist die Natur des Menschen eine eigene Dynamik auf, die nicht mit jeder bestehenden - z.B. nicht mit einer faschistischen - Gesellschaft im Einklang stehe (vgl. u1956, S. 17; deutsch: 1992a, S. 108).

Fromm unterstellt einen in allen Gesellschaften existierenden Grundkonflikt: „Der Konflikt zwischen dem historischen Bedürfnis jeder Gesellschaft, den Menschen zu einem funktionierenden gesellschaftlichen Glied zu machen, und den in den Bedingungen der menschlichen Existenz liegenden menschlichen Bedürfnissen, die den Menschen in seinem Menschsein gelingen lassen, gehört zum Leben eines jeden Menschen. ... Jede Gesellschaft kann unter dem Aspekt dieses Konfliktes analysiert und beurteilt werden ..." (u1956, S. 17; deutsch: 1992a, S. 108f.).

Vom Standpunkt der Gesellschaft her gesehen, hat ein Individuum in seinem Verhalten gewissen Rollen zu entsprechen, die sich in die Gesellschaftsstruktur einfügen (u1956, S. 15; 1992a, S. 105). Der springende Punkt ist, daß die Menschen diese Rollen nicht wählen. Vom Standpunkt der Gesellschaft her betrachtet, ist es am effektivsten, den Menschen den Wunsch einzupflanzen, das Erwartete und gesellschaftlich Wünschenswerte aus „eigenem" Antrieb zu tun. Wie die Analyse der vielen unterschiedlichen Gesellschaften zeigt, gibt es ganz unterschiedliche Strukturen und Rollenerwartungen. So ist z.B. „Pünktlichkeit" in bestimmten Gesellschaften eine Grundtugend, die im Charakter kodiert und vom Individuum als selbstverständlich befolgt wird. Dabei handelt es sich um einen Charakterzug in dem Sinne, daß es nicht eine Angelegenheit bewußter Entscheidung oder einer Willensanstrengung ist (vgl. u1956, S. 15f.; deutsch: 1992a, S. 106f.).

Doch gibt es auch den kritisch-humanistischen Standpunkt, den Fromm mit dem Satz beschreibt: „Man for himself" - „der Mensch ist Selbstzweck".[20] Fromm betrachtet nicht nur die gesellschaftlichen Verhaltenserwartungen, die vom Menschen Anpassung fordern, sondern befragt gesellschaftliche Strukturen und Verhaltensanforderungen danach, ob sie lebensdienlich sind, d.h. die menschlichen Potentiale auch gesellschaftlich zur Entfaltung bringen. Die Normativität des Faktischen akzeptiert er nicht deshalb schon, weil sie gesellschaftlich selbstverständlich und sanktioniert in Erscheinung tritt. Für ihn ist die Frage relevanter, ob die Gesellschaft so an die menschliche Natur angepaßt ist, daß sie diese zur Entfaltung bringt und damit Sozialpathologien - besonders die „Pathologie der Normalität", die Fromm für die westlichen Gesellschaften mit ihrer Marketing-Orientierung feststellt - vermeidet. Von diesen Überlegungen aus kommt er zu einer Auffassung vom Menschen, die im folgenden noch genauer beschrieben werden soll.

Bei Fromm findet sich eine voluntaristisch-existentialistische Definition des Menschen, mit besonderer Betonung der Individualität, der Wahlfreiheit, der menschlichen „Doppelexistenz" im Sinne des existentiellen Widerspruchs und der Veränderlichkeit bzw. Veränderbarkeit menschlicher und sozialer Strukturen.

Mit ihm ist das Möglichkeitspotential besonders zu betonen, das in der menschlichen Gattungsgeschichte erworben worden ist und sich individuell im konkreten Einzelmenschen verkörpert. Des weiteren distanziert sich Fromm von dem ontologischen Konzept der „Natur des Menschen" als „Substanz", aber auch von einem relativistischen Lösungsversuch, demzufolge es keine allen Menschen gemeinsame „Natur" gibt. Somit sucht er in seiner Anthropologie einen Weg zwischen den verbreiteten Vorstellungen, es gebe eine festgelegte und unveränderliche Natur und es gebe nichts, was allen Menschen gemeinsam wäre (vgl. 1968g, GA 9, S. 378).

Fromm zufolge ist die Natur des Menschen die in der menschlichen Gattungsgeschichte erworbene Potentialität von menschlichen Eigenschaften, durch die sich seine (des Menschen) Existenz von der des Tieres unterscheidet. Bei diesen menschlichen Eigenschaften handelt es sich wesentlich um die aus der relativen Instinktentbundenheit resultierende Plastizität, die den existentiellen Widerspruch des Menschen als bewußt erfahrbaren begründet. Dieser existentielle Widerspruch liegt - wie dargestellt - darin, daß der Mensch Teil der Natur ist und die Natur transzendiert, ihr gleichsam gegenübersteht und in ihrer Beschreibung sich selbst beschreibt und erkennt. Der Mensch ist Leben, das sich seiner selbst bewußt wird. Aus diesem Widerspruch als einer Chance zur Bewußtheit können Fragen und Impulse erwachsen, die die Fähigkeiten des Menschen zu Vernunft, Verstehen und Liebe fördern.

Konsequenterweise kann aus einem solchen Menschenbild nur ein wissenschaftlicher Ansatz folgen, der das Ziel menschlichen Wachstums verfolgt - mit der Konsequenz, die gesellschaftlichen, ökonomischen, politischen und kulturellen Bedingungen zu hinterfragen, die die jeweilige sozio-historische Ausprägung der menschlichen Natur bestimmen, und des weiteren nach transformierenden Kräften zu suchen. Das mit der Frommschen Fassung der „Natur des Menschen" verbundene kritisch-humanistische Menschenbild gibt so ein erkenntnis- und handlungsleitendes Konzept vor, das die Theorie und soziale Praxis gleichermaßen zu steuern vermag.

Fromm hat mit seinen Vorstellungen über die Natur des Menschen ein Bild des Menschen zu formulieren versucht, das weder ungeschichtlich und unsoziologisch ist noch sich einem unverbindlichen Relativismus verschreibt. Wenn ein Mensch aufgrund der sozialen Umstände an der Entfaltung seiner Möglichkeiten gehindert wird, so können sich seine biophilen Kräfte nicht ausbilden und werden unter Umständen in ihr Gegenteil verkehrt. Damit braucht Fromm nicht mit der so zweifelhaften Hypothese eines in der Triebstruktur fixierten Aggressions- und Destruktionstriebes (vgl. Freuds Todestrieb) zu arbeiten, sondern kann destruktive Manifestationen mit der Verhinderung menschlicher Bezogenheit erklären. Damit wird auch verständlich, warum er die Freudsche Hypothese des „Todestriebes" - die im übrigen auch von Marcuse vertreten wird - so heftig bekämpft.

Erich Fromm verfolgte in seiner Anthropologie und Charakterologie einen Ansatz, der Marx und Freud einander näherrücken sollte. Dabei glaubte er, daß seine Thesen zur Natur des Menschen mit den Marxschen Ausführungen in Einklang stünden. Von seiten seiner Kontrahenten wird aber gerade dies angezweifelt und die Marx-Rezeption Fromms kritisiert.

Dafür mag Fromm teilweise selbst verantwortlich sein, insofern er Mißverständnisse oft durch ungenaue Äußerungen selbst produziert hat. So etwa, wenn er die menschliche Natur für „erschließbar" hält: „Aber wir können aus diesen verschiedenen Manifestationen auf das schließen, was 'die menschliche Natur im allgemeinen' ist, welche Gesetze sie beherrschen und welche Bedürfnisse der Mensch als Mensch hat" (1962a, GA 9, S. 56). Zwar betont Fromm, daß wir die „menschliche Natur im allgemeinen" niemals zu Gesicht bekommen und nur die historisch besonderen Manifestationen beobachten können (ebd.), doch geraten solche Äußerungen allzuleicht in den Geruch eines Denkens, das dem allgemeinen Menschsein eine Art „Substanz" unterschieben will - ein Vorgehen, das Fromm selbst ja nicht praktiziert hat (vgl. seine Auseinandersetzung mit dem Menschenbild von Marx, in: 1968h, GA 5, S. 421ff.).

Als einziger namhafter Vertreter der Kritischen Theorie hat Alfred Schmidt sich mit den im Kulturismus-Streit vertretenen Positionen auseinandergesetzt. Im Gegensatz etwa zu Jürgen Habermas, der sich nach eigenem Bekunden (in: 1985a, S. 230) das letzte Mal Ende der 60er Jahre zwar mit der Freudschen Metapsychologie, erkennbar aber mit dem Werk von Erich Fromm kaum beschäftigt hat, zeigt Alfred Schmidt eine größere Nähe zu dem Themenkreis des Kulturismus-Streits. In seiner Einleitung zur Neuherausgabe der *Zeitschrift für Sozialforschung* findet sich überdies eine kurze, treffende Rezension und Würdigung des Frommschen Ansatzes einer analytischen Sozialpsychologie. Dabei betont Schmidt unter anderem, daß Fromm den auf den Trieben gründenden psychischen Apparat stets schon in seiner historischen Vermitteltheit faßte (Schmidt, 1970, S. 36*). Zusammenfassend bewertet Alfred Schmidt den Frommschen Ansatz dahingehend: „Fromms Überlegungen sind (wie die des frühen Reich) geeignet, einer angemesseneren Theorie der Gesellschaft und ihrer Geschichte den Weg zu bahnen" (ebd., S. 37*).

Allerdings kann der frühe Frommsche Ansatz Alfred Schmidt kaum angemessen erscheinen, da der Begriff der menschlichen Natur, auf den Fromm vor allem in bezug auf Marx rekurriert, sich in der Marxschen Theorie weitaus differenzierter darstellt als Fromm ihn in seinen Schriften aus den 30er Jahren verarbeitet hat. So betont Alfred Schmidt etwa die Weigerung Marxens, die Natur des Menschen anders als historisch modifizierte zu erfassen, ohne einen ungeschichtlichen Wesenskern im Sinne einer unveränderlichen Substanz zu unterstellen.

„Der Begriff der inneren, menschlichen Natur wird so entdogmatisiert; das 'ensemble der gesellschaftlichen Verhältnisse', wie die *Feuerbach-Thesen* die 'Wirklichkeit' des menschlichen Wesens umschreiben, ist je nach dem Stand der geschichtlichen Praxis anders beschaffen" (Schmidt, in: Görlich u.a., S. 196).

Bei seiner Frage nach dem Wesen des Menschen würde Marx der Versuchung widerstehen, „aus den geschichtlich wechselnden Gestalten des subjektiven wie objektiven Daseins der Natur etwas wie einen reinen Ursprung abzudestillieren. In dem Maße, wie Fromm - bezüglich der Menschennatur - eben dazu neigt, verläßt er den Boden der Marxschen Theorie" (ebd., S. 214).

Was - nach Schmidt - von Marx umgangen wird, fände sich dann bei Fromm, nämlich eine spekulative, „positive" Sicht der menschlichen Natur. Richtig ist zwar, daß Fromm eine „Anthropologisierung" der Kritischen Theorie betrieben hat, jedoch ohne eine „Substanz" in der menschlichen Natur zu hypostasieren oder „einen reinen Ursprung abzudestillieren". Dies wird etwa auch daran deutlich, daß Fromm die Natur des Menschen nie mittels einer Auflistung von existentiellen Bedürfnissen beschreiben wollte; die von ihm genannten Bedürfnisse sollten nur der Illustrierung und vorläufigen Konkretisierung des „existentiellen

Widerspruchs" dienen, durch den die conditio humana ausgezeichnet ist. Fromm selbst betont, daß die von ihm formulierten Grundbedürfnisse eben nicht als dogmatische Festschreibung der Natur des Menschen gemeint sind:

„Wenn ich hier gerade von fünf menschlichen Grundbedürfnissen spreche, mag das komisch klingen, und nicht zu unrecht. Denn es gibt keinen Grund anzunehmen, es gäbe nur diese fünf oder die gewählte Beschreibung sei ein für allemal verbindlich und erschöpfend. Solches zu behaupten liegt nicht in meinem Interesse. Vielmehr nähere ich mich diesen Bedürfnissen an, die exemplarisch sind für die grundlegende menschliche Situation. Ich bin mir auch sicher, daß es sich in keinster Weise um eine endgültige Liste handelt, doch zweifelsohne kann sie den springenden Punkt, die besondere menschliche Situation, illustrieren" (u1957b, S. 16; eigene Übersetzung).

Schmidt vertritt die Auffassung, natürlich-biologische und gesellschaftlich-geschichtliche Momente könnten nicht gegeneinander ausgespielt, sondern nur als unauflösliche Einheit gefaßt werden (vgl. Schmidt, 1971), eine Position, die so von Fromm immer geteilt worden ist (vgl. 1941a, GA 1, S. 386f.). Gleichwohl gehe die „stets im Medium von Geschichtlichkeit erscheinende" Natur nicht in der Geschichtlichkeit auf, sondern bewahre ein gleichsam widerspenstiges Potential (vgl. Schmidt, in: Görlich u.a., 1980, S. 215, 217). Damit ist eine Ansicht formuliert, die sich von der von Fromm vertretenen nicht unterscheidet.

Des weiteren tritt ein Unterschied zwischen Fromm und Marx kaum zutage, wenn Fromm mit dem Begriff der menschlichen Natur sich auf das in der menschlichen Gattungsgeschichte entwickelnde Möglichkeitspotential bezieht, das sich - unter spezifischen gesellschaftlichen Bedingungen - in jedem einzelnen Menschen realisieren könnte. Dieser Auffassung nach gehört zur Natur des Menschen prinzipiell auch die Entwicklung seines 'individuellen Seins'. Diesbezüglich bezieht Fromm sich nicht nur auf die Individuation des Menschen in der Gattungsgeschichte, die heute einen Punkt erreicht hat, an dem der Mensch sich als losgetrenntes „Individuum" wahrnimmt, sondern auch auf die (die Geschichtlichkeit seiner Existenz überspannende) Individualität des Menschen im anthropologisch-existentiellen Sinne: der Mensch wird nicht als fertiges Wesen geboren, sondern als eine besondere, individuelle unfertige Wesenheit, die der Entwicklung dieser seiner Individualität in der Gesellschaft bedarf; das Tier hingegen wird als Tier geboren, es ist zum Zeitpunkt seiner Geburt schon verwirklicht.

Schmidt bezieht Stellung gegen eine natur- und geschichtsphilosophische Auffassung, wie sie etwa in den „geisteswissenschaftlich orientierten Anthropologien vom Typus der Diltheyschen oder Schelerschen" vorzufinden ist, „die ausgingen von einer einheitlich-geistigen Menschennatur, die sich geschichtlich nur in einer ihr äußerlich bleibenden Weise entfaltet" (ebd., S. 248). „Diltheys Annahme einer 'gleichförmigen Menschennatur' ... ist so verfehlt wie Schelers Versicherung, es lasse sich nachweisen, wie aus einer 'Grundstruktur des Menschseins [...] *alle* spezifischen Monopole, Leistungen und Werke des Menschen hervorgehen' ... Das Insistieren Horkheimers darauf, daß eine einheitlich-geistige Menschennatur nicht vorausgesetzt werden darf, betrifft sowohl die Prinzipien materialistischer Geschichtsforschung als auch deren sachliche - nicht erkünstelte - Nähe zur Psychoanalyse und umgekehrt" (ebd., S. 212).

Fromm hingegen vermeidet es, sich bei der Beschreibung der Menschennatur inhaltlich auf so etwas wie eine „Grundstruktur" festzulegen. Im Sinne einer „negativen" Anthropologie schließt er aus, die menschliche Natur lasse sich mit der Vorstellung eines „leeren Blattes", das die Gesellschaft lediglich mit ihrem Text füllt, beschreiben. Ebenso verwirft er die Vorstellung, der Mensch sei für jede Vergesellschaftungsform, ob Freiheit oder Sklaverei, gleichermaßen geeignet, und verneint die Wirksamkeit eines in der menschlichen Natur fixierten „Todestriebes". Auch warnt er davor, das gesellschaftlich erzeugte „Wesen" des Menschen, das in historisch spezifischen Formen auftritt, als seine „Natur" mißzuverstehen. Die von Fromm in der Auseinandersetzung mit Marx und Freud gewonnene Auffassung vom Menschen ist der von Alfred Schmidt vertretenen sehr ähnlich, wenn sie auch dessen fachphilosophische Differenziertheit der Argumentation nicht anstrebt.

Der Unterschied zwischen Marx und Fromm scheint darin zu liegen, daß Fromm - dezidierter als Marx - mit seinen Aussagen über die „allgemeine Menschennatur" nicht in einem unverbindlichen Relativismus (der Mensch als „unbeschriebenes Blatt") stecken bleiben, sondern ihn, den Menschen, als einen im geschichtlichen Prozeß werdenden (sich selbsterzeugenden) Menschen beschreiben will. Das hatte - wenn auch nicht so deutlich - Marx bereits vor Fromm getan (vgl. Fromm: 1962a, GA 9, S. 57; 1968h, GA 5, S. 422, 425).

Es bleibt die Möglichkeit, die Position von Fromm zu radikalisieren. Unter welchen erkenntnistheoretischen Rahmenbedingungen läßt sich die Rede von der „allgemeinen menschlichen Natur" als nichtideologische fortsetzen? Nur dann, so lautet meine These, wenn diese Natur nicht in die Vergangenheit der menschlichen Gattungsgeschichte verlegt, nicht als der menschlichen Entwicklung etwas Vorlaufendes thematisiert wird, sondern gleichsam in die Zukunft der menschlichen Gattungsgeschichte projiziert wird: dann handelt es sich um ein *Möglichkeitspotential*, dessen Realisierung von den gesellschaftlichen Umständen bestimmt wird. Fromm gibt sich gar nicht erst mit der Frage ab, welches die Grundzüge und Grundlagen der menschlichen Natur sind, sondern begreift den Menschen und seine Natur vom projizierten Endpunkt der menschlichen Gattungsgeschichte her als vollentfalteten Menschen. Solchermaßen den Menschen als Möglichkeitspotential, das auf Verwirklichung drängt, beschreibend, kann er die gegenwärtigen Ausprägungen der menschlichen Natur, mitsamt ihren ideologischen Affirmationen, kritisieren, ohne selbst eine Vorstellung zu vertreten, die dem Ideologieverdacht anheimfällt. Die Rede über den sich entfaltenden Menschen findet zwar in dem Vokabular und dem Orientierungssystem der bestehenden Gesellschaft statt, aber deshalb allein muß diese Rede nicht schon als ideologisch desavouiert werden. Der sich entfaltende Mensch kann nur vor dem Hintergrund der gegebenen Gesellschaft gedacht werden, ansonsten aber nur „anders", d.h. die Möglichkeiten des Menschen sind unbestimmt, alle Aussagen über den Menschen sind korrektur- und konkretisierungsbedürftig.

In diesem Zusammenhang findet auch die Frommsche Bedürfnistheorie ihre Berechtigung, insofern sie nicht als eine endgültige Bedürfnisliste verstanden wird, sondern als ein heuristischer Versuch. Was Fromm mit seiner Bedürfnistheorie vorgelegt hat, ist eine Liste konkretisierungsbedürftiger Begriffshülsen, mit der gleichwohl Grundbedürfnisse des Menschen identifiziert sind. Mit diesen aus der Gattungsgeschichte des Menschen abstrahierten Bedürfnissen soll nichts ausgesagt werden über die historisch je konkrete Weise der Bedürfnisbefriedigung. Vielmehr handelt es sich um eine forschungspragmatische Skizze, die für den Wissenschaftler, den Alltagsmenschen, den Analytiker den Hinweis bietet: Forsche nach den Bedürfnisorientierungen.[21]

Entscheidend ist letztlich die erkenntnistheoretische Haltung. Wenn man die Natur des Menschen im Sinne des erkenntnistheoretischen Realismus zu bestimmen versucht, dann muß dieser Versuch notwendig scheitern, denn die menschliche Natur ist kein vom Beobachter und der Gesellschaft losgelöstes Objekt. Im Sinne des erkenntnistheoretischen Konstruktivismus jedoch kann sie gar nichts anderes als ein heuristisches Konzept sein, dem beschränkte Gültigkeit zukommt, weil es paßt, aber nicht zu stimmen braucht. Sie ist ein Schlüssel für ein Schloß (die „allgemeine Menschennatur"), ohne jedoch eine Aussage über das Schloß zu machen, sondern nur über den Schlüssel, der im Rahmen einer bestimmten Wirklichkeitsrekonstruktion paßt.[22] Dann sind alle Begriffe und theoretischen Konzepte in ihrer je besonderen Kontextgebundenheit (Interesse, Charakter und Erkenntnis) wie Zeigefinger, die auf etwas hinweisen, und diese Funktion nur insoweit ausüben können, als der Zeigefinger nicht „vergessen" wird.

Hinzu kommt, daß Fromm seine Anthropologie in vorläufiger Absicht entwirft, denn er will sie als einen Beitrag zur probeweisen Konkretisierung verstanden wissen. Ansonsten schätzt er seinen Beitrag nicht so ein, als habe er mehr als eine Basis für eine umfassende Wissenschaft vom Menschen bereitgestellt. Ihm geht es darum, über die Fragestellung „Wer ist der Mensch?" Hinweise darauf zu bekommen, wie im Sinne einer lebensdienlichen Ethik der Mensch normativ bestimmt werden kann als ein Wesen, das nicht so ist, wie die Gesellschaft es in ideologischer Verkennung und durch Manipulation nahelegt, sondern „anders", für humanere Formen der Vergesellschaftung „offen". So läßt sich - auf der Linie von Fromm - eben nicht mehr die Frage stellen „Was ist die Menschennatur?", um mit der Beantwortung dieser Frage mehr zu finden als die epochal oder „historisch modifizierte Menschennatur" (Marx [1890], 1972, S. 559). Vielmehr steht diese im Kontext der weitergehenden Frage, wie sich der Mensch in seinem Verhältnis zur Natur reproduziert, was sich bei allen seinen Leistungen der Selbsterzeugung sukzessive von seiner Natur offenbart.

Mit seiner positiven Bestimmung des Menschen und seiner Natur will Fromm die Gesellschaft nicht verteidigen, sondern lediglich den Menschen als eine eigenständige Größe im Gesellschaftsprozeß betonen. Im Menschen selbst liege eine Dynamik, die ihn nicht als unbeschriebenes Blatt, auf das die Kultur lediglich ihren Text schreibt, gelten lasse. Diese Dynamik führe dazu, daß der Mensch prinzipiell an seiner Konstituierung als Mensch teilhabe, indem er sich um Vervollkommnung bemühen könne - und dies um so mehr, je stärker die Gesellschaft mit ihren Bedingungen entsprechende Subjektivierungsleistungen ermögliche. Der Bedürfnisansatz von Fromm bezieht gerade diese - durch Fluchtmechanismen gefährdeten - Subjektivierungsleistungen mit ein, die im Spannungsfeld zwischen Individualitätsstreben und Konformitätsdruck geschehen und auf der individualisierten Identität als Ablösung bloßer Identifikation mit dem Wir gründen.

Aus der Sicht heutiger Erkenntnisse über den Menschen erscheint es wissenschaftlich legitim, den Menschen vorläufig so zu beschreiben, wie Fromm dies tut. Dabei ist Fromms Ansatz nicht so sehr als konkretisierungsbedürftiger historisch universeller Aussagezusammenhang über die Natur des Menschen zu interpretieren, sondern in Relation zur heutigen Ausprägung des Menschen, in dessen epochalem Welt- und Selbstbild sich die Vorstellung des universalen Menschen niedergeschlagen hat, zu problematisieren. In diesem Sinne ist der Frommsche Ansatz fortzuschreiben und zu reinterpretieren.[23]

5. Die Kritik an der „revidierten Psychoanalyse“

Die vorangehenden Ausführungen haben gezeigt, welcher Art die Revision der Psychoanalyse durch Fromm gewesen ist. Doch es wäre unzutreffend, so zu tun, als ob Fromm die Psychoanalyse revidiert hätte und seine Kontrahenten für die unverfälschte, ursprüngliche Position Freuds stehen würden. Vielmehr läßt sich die These formulieren, Adorno und Marcuse sowie die anderen am Kulturismus-Revisionismus-Streit Beteiligten wie Jacoby, Schmidt, Lorenzer, Görlich u.a. hätten die Freudsche Theorie ebenso weitreichend revidiert wie Fromm vor ihnen. Weder Adorno noch Marcuse haben die Freudsche Psychoanalyse unverändert gelassen, so daß alle gleichermaßen als Revisionisten zu bezeichnen sind. So läßt sich der Revisionismus-Streit als eine Auseinandersetzung um die konkurrierenden Freud-Rezeptionen innerhalb eines kritischen Theoriekontexts verstehen. Der Revisionismus-Streit war kein Streit zwischen einer orthodoxen Freud-Position und der Frommschen Revision der Psychoanalyse, sondern ein Streit zwischen unterschiedlich argumentierenden Revisionisten, denen zum überwiegenden Teil der Zugang zur Psychoanalyse als Therapie versperrt war. Obwohl es, streng genommen, also unzutreffend ist, lediglich die von Fromm formulierte Variante psychoanalytischer Theorie als „revidiert“ zu bezeichnen, wird im folgenden der Sprachgebrauch aufgenommen, der die Frommsche Position als „revidiert“, die anderen Positionen jedoch - entsprechend ihrer Selbstcharakterisierung - als „orthodox“ und „freudgemäß“ bezeichnet.

Der Streit, der sich bereits seit Mitte der 30er Jahre im Institut abgezeichnet hatte, wurde zu der Zeit, als Fromm Mitarbeiter war, nicht ausgetragen. Horkheimer, Adorno, Löwenthal und Marcuse waren jedoch gegen die Frommsche Revision der Psychoanalyse eingestellt, und es war nur eine Frage der Zeit, wann der Streit ausbrechen würde. So wurde die Kritik an Fromm während eines Kongresses (1946) von Adorno eröffnet (Adorno, 1946). Horkheimer setzte sich zwei Jahre später in einem Diskussionsbeitrag mit Sullivan auseinander (Horkheimer, 1948). Die Hauptkritik wurde von Marcuse dann Mitte der 50er Jahre in einem Artikel geübt, der in der Zeitschrift *Dissent* erschien und auf den Fromm in einem eigenen Beitrag antwortete. Schließlich finden sich Spuren der Kontroverse in der von Adorno und Horkheimer verfaßten Vorrede (Horkheimer/Adorno, 1957) zu einem Vortragszyklus über Freud. Die Grundmuster der Kritik sind bis in die heutige Zeit die gleichen geblieben (Jacoby, 1978; Görlich u.a., 1980; Görlich, 1988).

Im folgenden wird die von Horkheimer, Adorno und Marcuse vorgetragene Kritik an der Revision der Psychoanalyse rekonstruiert. Dabei wenden wir uns zunächst dem Beitrag Adornos zu, der interessanterweise eine größere Affinität zur Freudschen Traumatheorie als zur Triebtheorie aufweist. Dann wird dem in dieser Kritik zuwenig berücksichtigten Unterschied zwischen der Psychoanalyse als Theorie und als Therapie nachgegangen. Schließlich wird der von Marcuse erbrachte Beitrag zur philosophischen Revision der Psychoanalyse und zur Kritik der kulturalistischen Revision untersucht. Die Antwort Fromms auf die von Marcuse formulierte Position, die Erwiderung Marcuses und die Gegenerwiderung Fromms sowie die Nachklänge des Streits in den Folgeschriften von Fromm und Marcuse sind hier zunächst ausgespart, werden jedoch in einem Folgekapitel diskutiert.

5.1 Horkheimer und Adorno: Eröffnung der Kritik

Horkheimer war außerhalb der Institutsführung nur am Rande an den Auseinandersetzungen um die kulturalistisch revidierte Psychoanalyse beteiligt. Seine Kritik äußerte sich in dem Vorwurf, Fromm und Horney seien „auf eine commonsense Psychologie zurückgefallen und (würden) auch noch Kultur und Gesellschaft psychologisieren" (Brief von Horkheimer an Löwenthal, 31.10.1942; zitiert nach: Jay, 1976, S.131). Während einer UNESCO-Konferenz in Paris (1948), deren Beiträge in *Tensions That Cause Wars* (1950) veröffentlicht wurden, setzte Horkheimer sich in einem Diskussionsbeitrag mit dem Ansatz von Sullivan auseinander und kritisierte Sullivan dahingehend, er übertrage die psychiatrische Denkweise vorschnell auf soziale Phänomene: „Soweit ich sehen kann, macht Sullivan keine Unterscheidung zwischen direkten und vermittelten Beziehungen und behandelt *alle* menschlichen Beziehungen so, als wären sie direkt, als wären sie 'menschlich' und könnten in Begriffen der Psyche interpretiert werden. Dies bedeutet unausgesprochen die Gefahr eines Psychologismus ..." (Horkheimer, 1950a, S. 137; eigene Übersetzung).

Horkheimer befürchtete eine unfruchtbare Polarisierung. Auf der einen Seite werden alle menschlichen Beziehungen *psychologisiert*, d.h. so behandelt, als würden sie unmittelbar der psychischen Struktur der Menschen entspringen, andererseits wird, insbesondere im Fall psychotischer Fehlentwicklungen, das soziale Umfeld verantwortlich gemacht, d.h. es wird im Sinne einer einfachen

Milieutheorie *soziologisiert*, ohne daß jedoch die gesellschaftliche Konstitution des monadologischen Ich in der industriellen Gesellschaft in den Blick gerate. Horkheimer verwies auf das Problem der Reifikation der menschlichen Beziehungen und warf Sullivan vor, naiv Anpassung an die entfremdeten Verhältnisse zu fordern und zu praktizieren. „Die Annahme werde implizit gemacht, menschliche Entwicklung sei identisch mit erfolgreicher Anpassung an eine gegebene soziale Realität" (ebd., eigene Übersetzung). Zu fragen ist allerdings, ob sich die Anpassung an die Realität überhaupt so strikt von der Veränderung der sozialen Organisation unterscheiden läßt, wie Horkheimer meint.

War in diesem Beitrag bereits ein Grundmuster der Kritik an der kulturalistischen Freud-Revision deutlich geworden, so zeigte die zwei Jahre früher geführte, jedoch erst 1952 veröffentlichte Auseinandersetzung Adornos mit Horney noch deutlicher die Stoßrichtung der Kritik. Die Auseinandersetzung, die Adorno mit Horney führte, galt eigentlich Fromm, dem Rivalen aus der Frankfurter Zeit. Denn zwischen Adorno und Fromm gab es eine ausgeprägte Rivalität, die aus der Zeit von 1930-38 im Institut für Sozialforschung resultierte. Da Adorno sich öffentlich über seinen früheren Rivalen Fromm kaum geäußert hat, gibt es von ihm keine publizierten Beiträge zur Kritik an der „revidierten Psychoanalyse", die Fromm beim Namen nennen. Fromm wird lediglich kommentarlos in einer Fußnote erwähnt.[24]

Mit seinem 1946 in Los Angeles gehaltenen Vortrag (unveröffentlicht; eine revidierte dt. Fassung erschien Anfang der 50er Jahre: Adorno, 1952) hatte Adorno von seiten der Kritischen Theorie die Kontroverse um die Revision der Psychoanalyse eröffnet. Er merkte die in der Psychoanalyse seit den 30er Jahren zu verzeichnende Tendenz an, die Psychoanalyse zu soziologisieren. Diese Tendenz sei daran erkennbar, „auf Kosten der verborgenen Mechanismen des Unbewußten jenen Motivationen sozialer oder kultureller Art, die dem Bewußtsein ohne Umstände zugänglich sind, eine maßgeblichere Rolle als bisher zuzubilligen" (S. 20). Zwar sei es das Verdienst der Revisionisten, das methodologische Problem der Beziehung von Psychoanalyse und Soziologie thematisiert zu haben, doch mache die Soziologisierung der Psychoanalyse diese als Erkenntnisinstrument stumpf. Der revidierten Psychoanalyse bescheinigte Adorno, sie sei nicht nur grundsätzlich theoriefeindlich, sondern auch konformistisch und unkritisch, insofern sie mit dem gesunden Menschenverstand „gegen die Unterscheidung der Erscheinung vom Wesen" paktiere (ebd., S. 28). Die Freudsche Theorie werde in den „Dienst der Anpassung" gestellt und in ihrer Widersprüchlichkeit geglättet und harmonisiert (vgl. ebd., S. 40). Der Versuch, Freud soziologisch zu korrigieren, beraube die Psychologie der Trieblehre und leugne die „zentrale Rolle der Kindheitserinnerungen" (ebd., S. 23). Statt dessen setzten die Revisionisten die „Totalität des Charakters" als gegeben voraus, obwohl diese in ideologischer Verkennung „in Wahrheit das Resultat einer Verdinglichung realer Erfahrungen" sei, aus dem leicht genug „ein ideologischer Schlupfwinkel für den psychologischen status quo des Individuums" werden könne (ebd., S. 23ff.). Des weiteren bemängelte Adorno die Verleugnung des Ödipus-Komplexes und der kindlichen

Sexualität. Die revidierte Psychoanalyse praktiziere eine Desexualisierung und Verstümmelung der Freudschen Theorie, die so - als Erkenntnisinstrument - ihres Stachels beraubt werde. Von dieser Kritik rückte Adorno zeitlebens nicht mehr ab und blieb bei seiner strikten Ablehnung der revidierten Psychoanalyse: „Die Versuche dazu, welche die revisionistischen Schulen, im Namen von Erfahrung und wider die Theorie, veranstalteten, haben die Psychoanalyse kastriert: durch Überbewertung der Ichpsychologie gegenüber dem Sexus, und als Technik erfolgreicher Anpassung, gesellschaftlich eingegliedert. ..." (Adorno, 1966, S. 89).

Diesen Vorwurf, zur erfolgreichen Anpassung beizutragen, hielt Adorno auch bezüglich des therapeutischen Ziels aufrecht:

„Das Ziel der 'gut integrierten Persönlichkeit' ist verwerflich, weil es dem Individuum jene Balance der Kräfte zumutet, die in der bestehenden Gesellschaft nicht besteht und auch gar nicht bestehen sollte, weil jene Kräfte nicht gleichen Rechtes sind. Man lehrt den einzelnen die objektiven Konflikte vergessen, die in jedem notwendig sich wiederholen, anstatt ihm zu helfen, sie auszutragen. Der integrale Mensch, der die private Divergenz der psychologischen Instanzen und die Unversöhnlichkeit der Desiderate von Ich und Es nicht mehr spürte, hätte damit die gesellschaftliche Divergenz nicht in sich aufgehoben. Er verwechselte die zufällige Chance seiner seelischen Ökonomie mit dem objektiven Zustand. Seine Integration wäre die falsche Versöhnung mit der unversöhnten Welt, und sie liefe vermutlich auf die 'Identifikation mit dem Angreifer' hinaus, bloße Charaktermaske der Unterwerfung" (Adorno, 1955, S. 65f.).

In der gemeinsam mit Horkheimer verfaßten Vorrede zum Vortragszyklus *Freud in der Gegenwart* (1957) wendete sich Adorno erneut gegen den psychoanalytischen Revisionismus und faßte die wesentlichen Vorwürfe nochmals zusammen:

„Der psychoanalytische Revisionismus der verschiedensten Schulen, der den angeblichen Freudischen Übertreibungen gegenüber stärkere Berücksichtigung sogenannter gesellschaftlicher Faktoren advoziert, hat nicht bloß die großartigsten Entdeckungen Freuds, die Rolle der frühen Kindheit, der Verdrängung, ja den zentralen Begriff des Unbewußten, aufgeweicht, sondern er hat sich darüber hinaus mit dem trivialen Menschenverstand, dem gesellschaftlichen Konformismus verbündet und die kritische Schärfe eingebüßt. Die Rückbildung der Freudischen Theorie in eine Allerweltspsychologie wird auch noch als Fortschritt ausgegeben. Nachdem die alten Widerstände gegen die Psychoanalyse scheinbar überwunden sind, wird Freud durch Herrichtung zum zweiten Mal verdrängt, wobei der mythologisierende Obskurantismus und der mit Oberflächenphänomenen der Ich-Psychologie zufriedene Positivismus mühelos sich verständigen" (Horkheimer/Adorno, 1957, S. XI).

Damit hatten Adorno und Horkheimer nochmals den sachlichen Kern ihrer Abneigung gegenüber dem Revisionismus dargelegt. Die von ihnen präsentierte Figur der Revisionismus-Kritik kehrte in allen Versuchen von Adorno über Marcuse bis zu Jacoby und Görlich u.a. wieder; ihre Akzeptanz oder Ablehnung bezeichnet die Demarkationslinie zwischen einer orthodoxen und einer revidierten Freud-Rezeption, über die mehr polemisch gestritten als diskutiert wurde.

5.2 Triebtheorie oder Traumatheorie?

Adorno hatte in seiner Kritik der revidierten Psychoanalyse (1946),[25] die sich in der publizierten Fassung (Adorno, 1952) vor allem gegen Karen Horney richtete, gegen die psychoanalytische Therapie polemisiert und darauf insistiert, daß an der Freudschen Vorstellung des Triebes festzuhalten sei. Inwieweit seine Kritik an Horney zutreffend ist, soll hier nicht untersucht werden; auffällig ist, daß Adorno offensichtlich mit der Psychoanalyse als Therapie nie etwas anfangen konnte. Aus psychoanalytisch-therapeutischer Sicht müssen die Ausführungen Adornos als völlig verfehlt gelten. In soziologischer Sicht weisen sie sich durch das Bemühen aus, die gesellschaftliche Beschädigung der Psyche zu dechiffrieren, die Beschädigung von Individualität auf den Begriff zu bringen und zu kritisieren.

Über Adorno wurde gesagt, er habe die Psychoanalyse als Therapie gefürchtet und lediglich mit den aus therapeutischer Sicht randständigen Teilen der Psychoanalyse sympathisiert, über die er aus der sicheren Position eines Theoretikers räsonieren konnte.[26] Dennoch näherte sich Adorno der psychoanalytischen Theorie mit der großen Sensibilität eines Menschen, dem in Anbetracht der Massenmorde in Auschwitz die traumatisierende Dimension gesellschaftlicher Erfahrung nicht nur bekannt war, sondern unter der er litt als einer derjenigen, dem das gleiche Schicksal hätte zustoßen können. So war Adorno der Begriff des Traumas näher als der des Triebes, und er sah - obwohl erkennbar nicht auf den frühen Freud vor der Jahrhundertwende zurückgehend - den Charakter der Menschen als von traumatisierenden Ereignissen bestimmt an.

Die erneute Beschäftigung mit Adorno hat mich zu der Vermutung geführt, daß es Adorno weniger um den Triebansatz und die - zumindest bei Freud so vorformulierte - außergesellschaftlich-biologische Tiefenschicht des Menschen geht, sondern vielmehr um die traumatischen Beschädigungen, die Menschen in einer gewaltförmigen Gesellschaft zwangsläufig erfahren. Das scheint mir keine triebtheoretische These mehr zu sein, sondern eher eine „traumatheoretische" These, mit der Adorno dem frühen Freud nahekam und mit der er nicht unbeträchtlich Freud (als Urheber der Triebtheorie) modifizierte.

Mehr beiläufig erwähnt Adorno, daß Freud, „orientiert am Modell des Traumas, neurotische und andere Charakterzüge so weit wie möglich auf einzelne Vorgänge im Leben des Kindes, Erlebnisse, zurückzudatieren sucht" (Adorno, 1952, S. 23). Damit kennzeichnet Adorno zwar nicht die Freudsche Triebtheorie, sondern knüpft implizit an die Trauma- und Verführungstheorie des frühen Freud an. Die Traumen, die er meint, beschreibt er zwar nicht näher, es kann sich jedoch um sexuelle und aggressive Traumen handeln. Adorno schreibt:

„Was Freud eigentlich dazu veranlaßt, einzelnen Vorgängen in der Kindheit besonderes Gewicht beizumessen, ist, obzwar unausdrücklich, der Begriff der *Beschädigung*. Eine Totalität des Charakters, wie sie die Revisionisten als gegeben voraussetzen, ist ein Ideal, das erst in einer *nicht traumatischen* Gesellschaft zu verwirklichen wäre. Wer, wie die meisten Revisionisten, die gegenwärtige Gesellschaft kritisiert, darf sich nicht dem verschließen, daß sie in *Schocks* erfahren wird, in *jähen, abrupten Stößen*, die durch eben die Entfremdung des Individuums von der Gesellschaft bedingt sind, die von einigen Revisionisten, wenn sie soziologisch reden, zu Recht hervorgehoben wird. Der Charakter, den sie hypostasieren, ist in weit höherem Maße die Wirkung solcher *Schocks* als von kontinuierlicher Erfahrung. Seine Totalität ist fiktiv: man könnte ihn beinahe ein *System von Narben* nennen, die nur unter *Leiden*, und nie ganz, integriert werden. Die Zufügung dieser *Narben* ist eigentlich die Form, in der die Gesellschaft sich im Individuum durchsetzt, nicht jene illusorische Kontinuität, zu deren Gunsten die Revisionisten von der *schockhaften Struktur der einzelnen Erfahrung* absehen" (ebd., S. 24; Hervorhebungen von B.B.).

Marianne Krüll (1979) und Jeffrey Masson (1986) ist das Verdienst zuzusprechen, ein bislang in der Psychoanalyse nur wenig beachtetes, weithin gar verdrängtes Problem aufgedeckt zu haben, das weniger bei Marcuse, dagegen mehr bei Adorno anklingt: die Traumatisierung und Beschädigung des Menschen. Diese Beschädigung kann ja nur eine gesellschaftliche sein, die sich im Charakter als einem System von Narben und Panzerungen niederschlägt. Wer das Problem so faßt, hat Freud nicht wenig revidiert, ist vielleicht gar zu einer von Freud selbst verworfenen Theorie (der Traumatheorie) zurückgekehrt. M. Krüll und J. Masson haben auf den bei Freud feststellbaren Wechsel von der Traumatheorie zur Triebtheorie hingewiesen. Hatte Freud - laut Masson - mit der Traumatheorie die „Wahrheit" des sexuell mißbrauchten und mißhandelten Kindes entdeckt, so konnte er mit seiner Triebtheorie diese Wahrheit wieder zudecken und das real Geschehene in den Bereich der Phantasietätigkeit verweisen. Mit diesem Wechsel der Perspektive, dem Aufgeben der Traumatheorie und der Formulierung der Triebtheorie, wurde wohl etwas in die biologische Sphäre des Triebes projiziert, was eigentlich dem Bereich der Interaktionen und Beziehungen zugehört. Wenn von einer traumatisierenden und beschädigenden Wirkung bis in die Tiefendimension der Triebe hinein die Rede ist, so scheint mir der Triebbegriff im metaphorischen Sinne gebraucht zu sein und nicht im Sinne eines erfahrungswissenschaftlichen Konstrukts.

Dies läßt sich als ein Hinweis darauf interpretieren, daß die Triebheuristik über eine spekulative Meta-Psychologie nicht hinausreicht und sozialwissenschaftlich nur wenig ergiebig ist. Sie sagt letztlich nichts anderes als: Menschen werden in ihren tiefsten Strukturen, in ihrem tiefsten Wollen und Fühlen, in ihren Denk- und Handlungsstrukturen gesellschaftlich usurpiert. Das ist m.E. dasselbe, was Fromm mit seinem Theorem des Gesellschafts-Charakters beschreibt oder Alice Miller im Rückgriff auf Freuds Traumatheorie. Mit der Triebtheorie als einem im „Vorgesellschaftlichen" ansetzenden Konstrukt kann m.E. nicht beschrieben werden, wie - etwa in der Familie - gesellschaftliche Gewaltförmigkeit sich in Psychisches übersetzt. Dies zu beschreiben und zu erklären, gelingt der Traumatheorie weit besser als der Triebtheorie.[27]

5.3 Zur Differenz von Theorie und Therapie

In dem Streit um die Revision der Psychoanalyse kamen insbesondere zwei divergierende Sichtweisen zum Tragen. Die Unterschiede, die durch eine philosophische oder theoretische Annäherung gegenüber einer therapeutischen Perspektive entstehen, sind von Fromm genauso wie von Marcuse betont worden. Während Fromm die Einheit der Psychoanalyse hinsichtlich ihrer Theorie und ihrer therapeutischen Praxis betonte, meinten Adorno und Marcuse, die Psychoanalyse als Theorie von der therapeutischen Praxis isolieren zu können bzw. sogar zu müssen. „Das emanzipatorische Potential der Psychoanalyse Freuds kommt erst dann zum Tragen, wenn man die aus dem klinischen Kontext herausgelöste Anleitung zur Selbstreflexion mit seiner kulturkritischen Gesellschaftstheorie verbindet" (Nolte, 1972, S. 67). Um die mit dieser Aussage verbundene Problematik zu erhellen, soll im folgenden die Frage beantwortet werden, inwieweit sich die Perspektive des Theoretikers von der des Therapeuten unterscheidet. Ähnlich wie Marcuse hatte ja auch Adorno gegen die Psychoanalyse als Therapie polemisiert. Bonß merkt hierzu an:

„Der therapeutische Versuch, dem Patienten seine Verstümmelung nicht nur bewußt zu machen, sondern zugleich Möglichkeiten ihrer lebenspraktischen Bewältigung zu eröffnen, war in Adornos Augen ein prinzipiell ideologieverdächtiges Unterfangen (vgl. Adorno 1944 [*Minima Moralia*], 77f.), dem er das rigorose Diktum entgegensetzte, daß es 'kein richtiges Leben im falschen' (ebd., 22) geben könne. Gegen das Postulat einer 'verändernden Praxis', wie es für Fromm leitend war, entwickelte er deshalb das Konzept des 'passiven Widerstands'. Dieses baut auf der Überzeugung auf, daß die das Individuum belastenden Pathologien als gesellschaftlich produzierte nicht therapeutisch aufgehoben werden können, sondern theoretisch-selbstreflexiv ausgehalten werden müssen. Erst unter dieser Voraussetzung erschließe sich das kritische Potential der Psychoanalyse ..." (Bonß, 1982, S. 401).

Diese zutreffende Charakterisierung des Adornoschen Ansatzes zeigt, daß Adorno von Therapie nichts verstand und ihre Funktion für Lebensgestaltung und Gesellschaftskritik nicht einzuschätzen vermochte. Genausowenig erwies er sich als willens oder fähig, die Positionen der Neo-Analytiker nachzuvollziehen; er vermochte sie nur aus seiner Warte des „kalten Auf-die-Spitze-Treibens" und „Aushaltens des Pathologischen" zu rezipieren. In dieser Weise der Rezeption war ein unzureichendes Verständnis nicht nur der revidierten Psychoanalyse bereits angelegt, und es wundert nicht, daß Adorno zu einer einseitigen Sichtweise der therapeutischen Dimension kam. Im Gegensatz zu anderslautenden Unterstellungen hat Fromm die Psychoanalyse nie als Weg zu einem befriedeten Dasein verstanden, das kein Leid mehr kennt. Wie auch seine späten Ausführungen über Selbstanalyse und Transtherapeutische Analyse zeigten (vgl. Fromm, 1989a,

S. 85ff.), wäre es ein Verrat an der Psychoanalyse und ihrem humanistischen Gehalt, wollte man sie als einen bequemen Weg zu einer spannungslosen, konformistischen gesellschaftlichen Existenz mißbrauchen. Kaum ein Psychoanalytiker hat so vehement wie Fromm auf dieses Problem hingewiesen.

Offenbar zeigte Adorno, der die Psychoanalyse nicht aus therapeutischer Sichtweise kannte, nur wenig Neigung, sich therapeutische Praxis vorzustellen. So versäumte er - wie auch Wiggershaus meint -, sich die Frage zu stellen, „ob, was auf der Ebene der ästhetischen Theorie und einer Theorie des Klassenkampfes stimmen mochte, umstandslos auf die Therapie einzelner übertragen werden konnte. So groß die Gefahr war, daß Güte zu blauäugiger Angepaßtheit führte, so groß war auch die Gefahr, daß harte Desillusionierung zu einer Verfestigung der Krankheit oder zu Zynismus führte" (Wiggershaus, 1986, S. 300).

Die von Adorno angeführte Auseinandersetzung mit Fromm sollte - wie Wiggershaus vermutet - auch eine Signalwirkung für Horkheimer haben: „Adornos Kritik an Fromm, unbekümmert um das Problem des Verhältnisses von psychoanalytischer Theorie und psychoanalytischer Therapie, war ein Appell an Horkheimer, mit Kategorien wie Güte und Mitleid ähnlich zu verfahren, wie Adorno es mit theologischen Motiven halten wollte: sie aufzuheben und implizit zur Geltung kommen zu lassen" (ebd., S. 301). Und: „Die von Adorno mit Leidenschaft vertretene Denkfigur der Sprengung von innen, des kalten Auf-die-Spitze-Treibens der Kälte zeigte Horkheimer den Weg, wie sich die schopenhauerianisch-buddhistischen Elemente seines Denkens 'aufheben' ließen, die bei Fromm immer stärker in den Vordergrund traten" (ebd.).

Auf seiten der Kontrahenten fällt auf, daß offenbar keiner - nimmt man Lorenzer einmal aus, der sich als Psychoanalytiker erst an der späteren Diskussion in dem von Görlich herausgegebenen Band beteiligt - als Psychoanalytiker gearbeitet hat. Von daher ist es naheliegend zu vermuten, daß die Kritiker aufgrund der ihnen fehlenden therapeutischen Kompetenz der Frommschen Freud-Revision verständnislos gegenüberstanden. Ein deutliches Beispiel für diese Verständnislosigkeit ist Russell Jacoby mit seinem Buch *Die Verdrängung der Psychoanalyse* (1985). Hier betreibt auch er eine unseriöse Polemik gegen die Revisionisten.

Solche Auseinandersetzungen, wie sie mit den Neo-Analytikern geführt wurden, zeigen nicht nur ein beträchtliches Maß an fehlender Argumentationsfähigkeit, sondern sind zudem ein typisches Beispiel für die Ignoranz gegenüber Autoren, die dem Kritiker offenbar nur aus der Sekundärliteratur bekannt sind. Oftmals ist keine einzige Auseinandersetzung mit Aussagen dieser Autoren zu finden; es wird lediglich eine ritualisierte Kritik der folgenden Art geübt:

„Den Neofreudianern gelang es, obwohl ihre Arbeiten schwach und brüchig waren, sich in der kulturellen Öffentlichkeit Geltung zu verschaffen. ... Indem sie ihr kulturelles Engagement zur Schau stellten, gewannen ... (sie) ein Publikum, das vom Konservativismus und Reduktionismus der medizinischen Orthodoxie abgestoßen war" (Jacoby, 1985, S. 189). „In verständlicher Sprache formulierten Fromm, Horney und andere eine kulturtheoretische und gesellschaftliche Kritik, die freilich ziemlich schablonenhaft wirkte. Sie wurde von zahlreichen Sozialwissenschaftlern übernommen und in Hunderten von Lehrveranstaltungen auf den Colleges wiederholt. Ihre Thesen laufen darauf hinaus, die Psychoanalyse sei ein Dogma des 19. Jahrhunderts, das durch Pansexualismus, Panbiologismus und Panhistorismus gekennzeichnet sei" (ebd., S. 188). Sie „verfälschten die Psychoanalyse zu naivem Idealismus und flacher Soziologie" (ebd., S. 189). Dagegen wird Fenichel als einer der wenigen politisch engagierten Psychoanalytiker hochgelobt: „Gegen den flachen Kulturalismus der Neofreudianer beharrte er auf der Tiefenstruktur der Sexualität und des Trieblebens" (ebd., S. 136).

Derselbe Autor wirft in seinem Buch *Soziale Amnesie* anderen Autoren Schwarz-Weiß-Denken und die „Logik des Entweder/Oder" vor (Jacoby, 1978, S. 31, 57), die er selbst in der Kritik der sogenannten Revisionisten wie kaum ein anderer zu praktizieren verstand. In der Kritik des Frommschen Ansatzes unterlaufen Jacoby etliche Verzerrungen und Unterschlagungen, die darauf abzielen, Fromm „Theorieverlust" zu unterstellen (ebd., S. 36), seine Vorstellungen zur Umgestaltung der Gesellschaft zu entwerten (ebd., S. 37), ihm „Beschwörungen" und Appelle an „Tugend und Ganzheit" (ebd., S. 52), die Wiederbelebung der „altehrwürdigen Werte der idealistischen Ethik" (ebd., S. 55) sowie naives „positives Denken" (ebd., S. 58, 80) zu unterstellen. Dabei werden all die Teile des Frommschen Werkes vernachlässigt, die sich nicht in das Schema dieser Kritik pressen lassen. Die Stoßrichtung des Unterfangens ist von vornherein festgelegt, indem ein Konstrukt erfunden wird, das anschließend der Kritik unterzogen wird; kritisiert wird dann ein Phantombild, nämlich - wie Jacoby glaubt - „der von den Neo-Freudianern ausgelöste Wandel von einer Psychologie des Unbewußten zu einer des Bewußtseins, vom Es zum Ich, von der Sexualität zur Moral, von der Verdrängung zur Persönlichkeitsentfaltung - ganz allgemein: von der Libido- und Tiefenpsychologie zur Oberflächen- und Kulturpsychologie" (ebd., S. 67). Die Neo-Freudianer hätten die gesellschaftskritischen Ansätze von Freud dem Vergessen anheimgegeben, ja verdrängt. Eine solche Kritik erscheint mir unzutreffend, da sie zum einen die Unterschiede zwischen den einzelnen kulturalistischen Schulen unter den Tisch fallen läßt - Unterschiede, derer sich Adorno noch bewußt war -, und zum anderen an keiner Stelle versucht, die Intentionen und wirklichen Leistungen von Fromm und den anderen im Kontext des Gesamtwerkes aufzuarbeiten. Hinzu kommt, daß eine solche Kritik keinen Begriff von Psychoanalyse im klinischen, therapeutischen Sinne hat. Falls es sich nicht um einen Übersetzungsfehler handelt, so spricht Ch. Lasch in seiner Einleitung zum Fromm und die anderen Neo-Analytiker immerhin ausführlicher rezipierenden Jacoby-Buch *Soziale Amnesie* von „wissentlicher Verdrängung" (ebd., S. 7). Die psychoanalytische Kompetenz scheint somit wohl nicht auf seiten der Fromm-Horney-Sullivan-Kritiker zu sein.

Nicht viel anders kritisierte Adorno den Ansatz von Karen Horney. Seine Auseinandersetzung mit ihr erfolgt hier und da sogar argumentationslos und gerät zur bloßen Abqualifizierung. So nennt Adorno (1951, S. 78) abwertend die Neo-Analytikerin Horney im selben Atemzug wie Seifenopern (und meint damit offensichtlich die trivialisierenden Auswirkungen einer gesellschaftlich amputierten

Tiefenpsychologie, er kritisiert deren gesellschaftliche Funktion als Anpassungsinstrumentarium, zu dem die Psychoanalyse sehr wohl werden kann). An anderer Stelle hat Adorno sich mit dem Ansatz Horneys differenzierter auseinandergesetzt (vgl. Adorno, 1952).

Während Marcuse und Jacoby die sogenannten Revisionisten Horney, Sullivan und Fromm unterschiedslos einem einheitlichen Ansatz zuordnen, scheint Adorno hier vorsichtiger zu sein. Jedenfalls läßt er sich über Fromm nicht weiter aus, sondern verweist auf die Schriften Fromms eher mit einer gewissen Distanz, verbunden mit dem Wissen um „beträchtliche theoretische Differenzen, die zwischen den revisionistischen Autoren bestehen" (vgl. Adorno, 1952, S. 21, Fn. 1, S. 31; ders., 1955, S. 73, Fn. 28). Eine andere Lesart desselben Textes (in der Version der unveröffentlichten Vortragsfassung von 1946) geht dahin, ihn als einen schweren Vorwurf zu rezipieren, wie es Fromm wohl tut. In seinem Brief an Jay schreibt er: „Ich fand es sehr interessant, über Adornos Artikel zu lese, den ich nie zur Kenntnis nahm. Ein gewisser Einblick in den verletzenden und ausfallenden Stil seiner Kritik an mir wurde so möglich. Trotz meines Bruchs mit dem Institut habe ich niemals irgendjemanden mit solchen Worten angegriffen, und meine erste scharfe Kritik äußerte ich in meiner Erwiderung auf Marcuses Angriff in *Dissent*" (Fromm, 1971b, S. 254f.; eigene Übersetzung).

Bevor jedoch diese Antwort Fromms auf Marcuses Kritik (Fromm, 1955b, GA 8) untersucht werden kann, soll zunächst die von Marcuse vorgebrachte Kritik ausführlich dargestellt werden.

5.4 Marcuse: Kritik des Revisionismus

Die von Marcuse formulierte Kritik am Revisionismus ist in seine Arbeit *Triebstruktur und Gesellschaft* ([1955], 1978) eingebettet, so daß es - um seiner Position gerecht zu werden - notwendig erscheint, die zentralen Thesen und Argumentationslinien dieser Arbeit vorab zu verdeutlichen und die Stärken und Schwächen seiner Vorgehensweise aufzuzeigen.

Auf der Hand liegt, daß Marcuse über keine psychoanalytische Kompetenz verfügt. Er scheint dies selbst zu sehen, wenn er seine Untersuchung über Freud dahingehend einschränkt, daß er sie als einen „philosophischen Beitrag zu Sigmund Freud" (so der Untertitel seiner Schrift *Triebstruktur und Gesellschaft*) bezeichnet und dahingestellt sein läßt, inwieweit es aus therapeutischer Sicht berechtigt ist, die Freudsche Metapsychologie und seine spätere Triebtheorie zu verwerfen (vgl. Marcuse [1955], 1978, S. 12f.).

Bernard Görlich ist der Ansicht, man würde Marcuse kaum gerecht werden, „wenn man ihn auf eine wissenschaftlich gründlich abgesicherte und in den einzelnen Schritten detailliert begründete Freud-Rekonstruktion verpflichten will" (Görlich, 1988, S. 44). Von daher erscheint es von vornherein verfehlt, an den Beitrag von Marcuse psychoanalytisch-therapeutische Kriterien heranzutragen. Deutlich wird die fehlende Kompetenz in klinischen Fragen etwa da, wo Marcuse auf Perversionen zu sprechen kommt und offenbar die Vorstellung formuliert, Sadismus könne auch etwas menschlich Gesundes sein („die Funktion des Sadismus ist eine andere in einer freien libidinösen Beziehung als etwa bei den Unternehmungen von SS-Truppen“ [Marcuse [1955], 1978, S. 200]).[28] Dennoch ist Marcuses Freud-Rezeption in mehrerer Hinsicht von Interesse. Zum einen gelingt es Marcuse, Freuds kulturphilosophisch-psychologische Überlegungen zu rekonstruieren und zu erweitern, zum anderen vermag er auf dieser kulturtheoretischen Grundlage eine radikale Gesellschaftskritik zu entwickeln.

Marcuse hat, indem er erklärtermaßen psychoanalytisches Vokabular für seine Zwecke vereinnahmt, den vorläufigen Versuch unternommen, „gewisse Grundfragen neu zu formulieren ...“ (ebd., S. 7). Ob es Marcuse jedoch gelungen ist, „die politische und soziologische Substanz der psychologischen Begriffsbildungen zu entwickeln“ (ebd., S. 7), ist anhand *Freuds* begrifflicher Vorarbeiten nicht zu entscheiden; vielmehr sind die *Marcuseschen* Begriffsbildungen daraufhin zu befragen, ob sie die Veränderungen im Individuum und im Verhältnis von Privatheit und Öffentlichkeit auf eine adäquate Weise beschreiben, so daß es schließlich gelingt, Ansatzpunkte für die „Heilung persönlicher Störungen“ und die „Heilung der Gesamtstörung“ in eine Kritik der Epoche und ihrer totalitären Tendenzen einzubringen.

Marcuse setzt an der Freudschen These an, „daß Kultur und Zivilisation auf der permanenten Unterjochung der menschlichen Triebe beruhen“ (ebd., S. 9). Diese These konfrontiert er mit der Frage, ob eine Kultur ohne Unterdrückung vorstellbar ist (ebd., S. 10f.). Dabei schließt er sich zunächst der Freudschen Sichtweise der asozialen Triebnatur an (ebd., S. 17), führt aber in Abweichung von Freud die Vorstellung eines „*freien* Eros“ ein, der „dauerhafte gesellschaftsbildende Beziehungen nicht ausschließt“ (ebd., S. 47). Die zerstörerische Dialektik des zivilisatorischen Prozesses sieht er in den permanenten Einschränkungen begründet, denen der Eros unterworfen ist und die den Lebenstrieb so weitgehend schwächen, daß zunehmend Destruktivkräfte freigesetzt werden (vgl. ebd., S. 48). Marcuse kommt zu - wie Löwenthal meinte - „tiefsinnigen Spekulationen“ über den Todestrieb, die teils das Verhältnis von Lebenstrieb und Todestrieb, teils das Verhältnis von gesellschaftlicher Organisation und Destruktion betreffen. In der Kultur sieht er eine „tödliche Dialektik“ am Werk: „gerade der Fortschritt der Kultur ist es, der zum Freiwerden zunehmend zerstörerischer Kräfte führt“ (ebd., S. 58; vgl. ebd., S. 85ff).[29] Bei all diesen Ausführungen sind für Marcuse Elemente der Freudschen Metapsychologie leitend; er akzeptiert die Triebtheorie, übernimmt das orthodoxe Verständnis von Libido und Todestrieb, schließt sich den Freudschen Spekulationen über die Urhorde und den Urvater an und macht sich das daraus resultierende Konzept vom Ödipuskomplex zu eigen.

In seiner Analyse der besonderen Form des Realitätsprinzips, das als Leistungsprinzip in den westlichen Gesellschaften den Menschen Triebverzicht abnötigt und dadurch Kräfte für den Fortschritt der Kultur und Zivilisation bereitstellt, betont Marcuse die repressiven Herrschafts- und Entfremdungsprozesse.[30]

Obwohl der Stand der Produktivität erlauben würde, entfremdete Arbeit zu reduzieren, würde der „Kampf ums Dasein“ im Interesse von Herrschaft verlängert (ebd., S. 129).

Die Fragerichtung Marcuses ist von der Vorstellung einer nicht-unterdrükkenden Kultur bestimmt. Dieser Gedanke erscheint nur sinnvoll, wenn die Triebstruktur selbst geschichtlichen Entwicklungen unterzogen bleibt, was Marcuse unter Bezug auf Freud voraussetzt. Bei Freud seien die Triebe als „historische“ gefaßt: „Es gibt keine Triebstruktur 'außerhalb' der historischen Struktur“ (ebd., S. 132). Insofern in den Trieben asoziale Kräfte liegen, die historisch entstanden sind, lassen sich auch gegenläufige Entwicklungen denken, die die Sozialität stärken. Zudem sieht Marcuse die Möglichkeit, daß sich „die Beziehung zwischen dem, was wünschenswert und dem, was vernünftig ist, zwischen Trieb und Vernunft“ verändert (ebd., S. 220). Er vertritt die „Vision einer Kultur ohne Unterdrückung und Verdrängung“, die auf ein neues Verhältnis von Trieb und Vernunft verweist (ebd., S. 195) und die Wandlung von Sexualität zum Eros beinhaltet. „Mit der Wandlung von der Sexualität zum Eros entfalten die Lebenstriebe ihre sinnliche Ordnung, während die Vernunft in dem Maße sinnlich wird, als sie die Notwendigkeit im Sinne der Bereicherung und Förderung der Lebenstriebe erfaßt und organisiert. ... In dem Maße, in dem der Kampf ums Dasein der freien Entwicklung und Erfüllung individueller Bedürfnisse zu dienen beginnt, weicht die repressive Vernunft einer neuen *Vernünftigkeit der Befriedigung*, in der Vernunft und Glück zusammentreffen“ (ebd., S. 220f.). In der Versöhnung von Trieb und Vernunft sieht er die Möglichkeit eines neuen Realitätsprinzips, das die destruktiven Auswirkungen der repressiven Vernunft als Organisationsprinzip der gegenwärtigen Gesellschaft zu überwinden vermag.

Mit dieser philosophischen Freudinterpretation erkennt Marcuse die Freudsche Triebtheorie und Meta-Psychologie an, vermeidet aber die kulturpessimistische Haltung Freuds. Entschieden stellt er sich dem Revisionismus der neofreudianischen Position entgegen und verteidigt die Psychoanalyse, so wie er sie versteht: „Ich glaube, im Gegensatz zu den Revisionisten, daß Freuds Theorie in ihrer eigentlichen Substanz 'soziologisch' ... ist und daß es keiner neuen kulturellen oder soziologischen Orientierung bedarf, um diese Substanz freizulegen. Freuds 'Biologismus' ist Gesellschaftstheorie in einer Tiefendimension, die von den neofreudianischen Schulen konsequent verflacht worden ist. Indem sie die Betonung vom Unbewußten auf Bewußtes, von den biologischen auf die kulturellen Faktoren verschieben, durchschneiden sie die Wurzeln der Gesellschaft in der Triebschicht und nehmen statt dessen die Gesellschaft auf der Ebene, auf der sie dem Individuum als eine konfektionierte 'Umgebung' entgegentritt, ohne nach deren Ursprung und Legitimität zu fragen“ (ebd., S. 12).

Den erklärten Zweck seines Beitrages sieht Marcuse auf dem Gebiet der „*Philosophie* der Psychoanalyse“, nicht auf dem Gebiet der Psychoanalyse als technischer Disziplin. Er gesteht zu: „die *therapeutischen* Verdienste der revisionistischen Schulen liegen völlig außerhalb des Bereichs dieser Diskussion“ (ebd., S. 241). Fromm allerdings macht diese Trennung von philosophischer oder theoretischer Psychoanalyse und klinisch-therapeutischer Psychoanalyse nicht mit, ja hält sie für sinnlos und falsch (vgl. 1970c, GA 8, 58f.).[31]

In seiner Analyse und Kritik des Frommschen Beitrages rekonstruiert Marcuse zunächst wesentliche Argumente der Analytischen Sozialpsychologie Fromms, wie dieser sie in mehreren Beiträgen in der *Zeitschrift für Sozialforschung* formuliert hatte. Dabei stimmt Marcuse diesem Ansatz offenbar weitgehend zu:

„Erich Fromm versuchte in seinen frühen Arbeiten Freuds Theorie von ihrer Identifizierung mit der heutigen Gesellschaft zu lösen, die analytischen Begriffe schärfer herauszuarbeiten, die die Beziehung zwischen Triebstruktur und ökonomischer Struktur enthüllen, und gleichzeitig die Möglichkeit eines Fortschritts über die 'vaterzentrierte', 'auf Erwerb eingestellte' Kultur hinaus aufzuweisen. Fromm betont die soziologische Substanz der Freudschen Theorie ..." (Marcuse [1955], 1978, S. 237).

Insgesamt billigte er den Frommschen Ausführungen zu, daß in ihnen der soziologische Gehalt der Freudschen Theorie deutlich werde. Damit ständen sie aber im Gegensatz zu der später von Fromm vertretenen Theorie:

„Die psychoanalytischen Begriffe scharf herauszuarbeiten, heißt gleichzeitig ihre kritische Funktion, ihre Opposition gegen die herrschende Gesellschaftsform zu verschärfen. Diese kritische soziologische Funktion der Psychoanalyse entspringt der fundamentalen Rolle der Sexualität als einer 'produktiven Kraft'; die libidinösen Ansprüche treiben den Fortschritt in Richtung auf Freiheit und weltweite Befriedigung der menschlichen Bedürfnisse über das vaterzentrierte-erwerbsgerichtete Stadium hinaus voran. Dagegen muß die Schwächung der psychoanalytischen Konzeption und besonders der Sexualtheorie zu einer Schwächung der soziologischen Kritik und zu einer Verminderung der sozialen Substanz der Psychoanalyse führen. Entgegen allem Anschein ist es eben dies, was in den kulturellen Schulen stattgefunden hat" (ebd., S. 239).

In dem von Fromm in der *Zeitschrift für Sozialforschung* veröffentlichten Beitrag über die soziale Bedingtheit der psychoanalytischen Therapie (Fromm, 1935a, GA 1) sieht Marcuse zwar eine „bewunderungswürdige Untersuchung", die jedoch mit der Auffassung, die „Ansprüche des Patienten auf Glück" müßten in der Therapie bedingungslos bestätigt und die Moral von ihren „tabuisierten Zügen" befreit werden, die Psychoanalyse in ein „verhängnisvolles Dilemma" bringe:

„Der 'Anspruch auf Glück', wenn er wirklich ernst genommen wird, verschärft den Konflikt mit einer Gesellschaft, die nur kontrolliertes Glück zuläßt, und die Bloßstellung der moralischen Tabus steigert diesen Konflikt zu einem Angriff auf die lebenswichtigen Schutzschichten der Gesellschaft. Das mag in einer sozialen Umgebung, in der Duldsamkeit ein wesentliches Element in den persönlichen, ökonomischen und politischen Beziehungen darstellt, noch angehen; aber wo die Gesellschaft sich solch eine Duldsamkeit nicht mehr leisten kann, muß es die Idee einer 'Heilung' und sogar die Existenz der Psychoanalyse als solche in Gefahr bringen. Die bestätigende Haltung gegenüber den Ansprüchen auf Glück wird also nur dann möglich sein, wenn das Glück und die 'produktive Persönlichkeitsentwicklung' derart neu definiert werden, daß sie mit den geltenden Werten vereinbar sind - d.h. wenn sie internalisiert und idealisiert werden. Und diese neue Definierung muß ihrerseits eine Schwächung der explosiven Inhalte der psychoanalytischen Theorie wie ihrer explosiven sozialkritischen Haltung nach sich ziehen. Ist dies nun tatsächlich der Weg, den der Revisionismus eingeschlagen hat (und ich glaube es), so liegt das an der objektiven sozialen Dynamik unserer Zeit: in einer repressiven Gesellschaft steht das Glück und die produktive Entwicklung des Einzelnen im Widerspruch zur Gesellschaft: werden sie als Werte definiert, die innerhalb dieser Gesellschaft zu verwirklichen sind, dann werden sie selbst repressiv" (Marcuse [1955], 1978, S. 240f.).

Marcuse präsentiert eine Reihe von Vorwürfen, die sich gegen Fromm richten, teils aber nicht mit Textstellen aus dessen Schriften belegt werden, sondern aus denen von Horney, Thompson oder Sullivan entnommen sind (vgl. etwa: ebd., S. 244). Daran wird sichtbar, daß Marcuse seine Argumentation auf der sachlich nicht haltbaren Unterstellung gründet, alle Revisionisten bezögen eine identische Position. Ansonsten formuliert er eine Kritik, die in mehrerlei Hinsicht an die von Adorno (1946; 1952) erinnert: Die Freudsche Theorie würde verstümmelt und sei ihres kritischen Potentials, namentlich der Triebtheorie, beraubt worden. Von den Revisionisten sei die fundamentale Rolle der Sexualität preisgegeben, die psychoanalytische Konzeption, besonders die Freudsche Sexualtheorie, sei geschwächt worden, womit auch die soziologische Kritikfähigkeit der Theorie Einbußen erlitte. Ein weiterer Vorwurf lautet:

„Die Revisionisten verwischten die Diskrepanz zwischen Theorie und Therapie, indem sie die erstere der letzteren anglichen. ... Die Tiefendimensionen des Konflikts zwischen dem Einzelnen und seiner Gesellschaft, zwischen der Triebstruktur und dem Bereich des Bewußtseins wurden verflacht. Die Psychoanalyse sollte sich wieder an der traditionellen Bewußtseinspsychologie prä-Freudscher Prägung orientieren" (Marcuse [1955], 1978, S. 243).

Die Unterscheidungen zwischen „gut und böse, konstruktiv und destruktiv (bei Fromm: produktiv und unproduktiv, positiv und negativ)" wären einfach der herrschenden Ideologie entlehnt (ebd., S. 246), behauptet Marcuse. In den revisionistischen Schulen bestünde eine „Konfusion zwischen Ideologie und Wirklichkeit" (ebd., S. 247); Fromm betreibe die falsche Versöhnung mit der repressiven Realität, wenn er glaube, der „Anspruch auf Glück" ließe sich im Bestehenden verwirklichen. Marcuse befindet: „Nicht die Werte sind unecht, sondern der Zusammenhang, in dem sie definiert und proklamiert werden ..." (ebd., S. 257).

Fromm beschuldige moralisierend den „angepaßten Menschen", er habe sein „höheres Selbst" und die „menschlichen Werte" verraten (ebd., S. 257); Fromm mache die Neurose zu einem „moralischen Problem" (ebd., S. 260ff.); die „Disharmonie zwischen der Gesellschaft und dem Individuum" werde diesem angelastet; der Einzelne sei aufgefordert, „er selbst zu sein und für sich selbst zu stehen" (ebd., S. 261). Die von Fromm propagierten Werte würden sich dem

Status quo gesellschaftlicher Normen und Ideologien angleichen. Marcuse führt aus:

„Fromm ruft all die altehrwürdigen Werte der idealistischen Ethik wieder ins Leben, als hätte noch nie jemand ihre konformistischen und repressiven Züge aufgewiesen. Er spricht von der produktiven Verwirklichung der Persönlichkeit, von Fürsorge, Verantwortung und Respekt vor den Mitmenschen, von produktiver Liebe und Glück - als könnte der Mensch tatsächlich all das in einer Gesellschaft ausüben, die Fromm selbst als völlig 'entfremdet' und von den Konsum-Beziehungen des 'Markts' beherrscht, darstellt - und dabei geistig gesund und voller 'Wohlgefühl' bleiben" (ebd., S. 254).

Zwar widme Fromm einen „großen Teil seiner Schriften ... der Kritik der 'Marktwirtschaft' und ihrer Ideologie, die der produktiven Entwicklung schwere Hindernisse in den Weg stellt ... Aber damit ist die Sache erledigt. Die kritische Einsicht führt nicht zu einer Umwertung der Werte der Produktivität und des 'höheren Selbst' - die genau den Werten der kritisierten Kultur entsprechen. ..." (ebd., S. 256f.).

Diesen Anschuldigungen Marcuses ist jedoch die These entgegenzusetzen, daß der Frommsche Ansatz nicht durch eine idealistische Ethik gekennzeichnet ist, sondern durch sein charakterologisches Konzept. Marcuse nimmt allerdings diesen Ansatz nicht zur Kenntnis, sondern ignoriert das materialistisch-psychoanalytische Bezugssystem des Frommschen Denkens. Er läßt sich nicht eigentlich auf Fromms Revision ein, was dessen Theorem des Gesellschafts-Charakters mit der Kritik an der Libidotheorie und dem Versuch einer materialistischen Anthropologie betrifft.

Dennoch ist die Kritik von Marcuse im Grundsätzlichen nicht verfehlt, wenn man sie auf die Vermarktung der Psychoanalyse in Amerika, im Sinne der Ideologie vom anstrengungslosen Glücklichsein, bezieht. Fromm selbst hat als Psychoanalytiker weder in seiner theoretischen noch in seiner therapeutischen Arbeit eine solche Anpassungsideologie praktiziert. Seine Revision der Psychoanalyse erfolgte aus materialistischer Sicht. John Rickert bemerkt hierzu kurz und bündig: „Fromm war fähig, der analytischen Charakterologie den Weg in eine marxistische Richtung zu bahnen" (Rickert, 1983, S. 12; eigene Übersetzung).

Marcuse dürfte aber da recht haben, wo die Revisionisten, auch Fromm, das Ziel der Therapie sehr hoch ansetzen und die „optimale Entwicklung der inneren Fähigkeiten einer Person und die Verwirklichung ihrer Individualität" anstreben. Nach Marcuse ist das Ziel nicht prinzipiell falsch, es aber zu vertreten, als sei es in der bestehenden Gesellschaft erreichbar, käme einer Verkennung des Erreichbaren gleich: „Nun ist es aber genau dieses Ziel, das im Wesentlichen nicht erreicht werden kann - nicht etwa wegen bestimmter Grenzen der analytischen Technik, sondern weil die herrschende Kultur ihrer Struktur nach dies unmöglich macht" (Marcuse [1955], 1978, S. 253). Dieses Ziel läßt sich im Sinne des Status quo als erfolgreiche Anpassung oder im transzendierenden Sinne als neue Lebensform definieren. Entweder würde man erfolgreiche Anpassung propagieren oder den Patienten zum Rebellen oder Märtyrer machen, was für Marcuse auf das Gleiche hinauskommt. Er scheint die alternative Lebensform nicht als reale Möglichkeit zu sehen, da er von einem Kontinuum der Repression ausgeht, aus dem es kein Entrinnen gibt. Nur ein widerständiges Verharren im Sinne des Sich-Weigerns („Great Refusal") erscheint Marcuse möglich.

Daß Marcuse für seine Analysen weniger Freud in Anspruch nehmen kann, tut dem Wert seiner Kritik keinen Abbruch, zeigt sie doch eher, daß es Marcuse *trotz* Freud gelingt, triebtheoretische Thesen für eine radikale humanistische Gesellschaftskritik fruchtbar zu machen. Er betreibt keine eigentliche Freud-Rezeption, sondern setzt sich selbst als origineller, Freuds Biologismus und Kulturpessimismus überwindender Denker in Szene (vgl. seine Schriften: [1955], 1978; [1964], 1970; [1969], 1980^5). Ihm geht es erklärtermaßen darum, „die politische und soziologische Substanz der psychologischen Begriffsbildungen zu entwickeln" (Marcuse [1955], 1978, S. 7). Ob ihm das gelingt, mag dahingestellt bleiben. Ich meine, daß Marcuse nicht das politisch-soziologische Potential der Freudschen Begriffe entfaltet, sondern diese neu definiert und damit ein eigenes begriffliches Instrumentarium entwickelt. In dem Maße, in dem Marcuse Freudsches Gedankengut nur braucht, um seine eigenen Gedanken zu entfalten, ist es nicht mehr möglich, Marcuse vorzuwerfen, er habe Freud mißverstanden. Marcuse ist dann nur an Marcuse zu messen, sein Programm an dessen Realisierung.

6. Die Diskussion zwischen Fromm und Marcuse in der Zeitschrift „Dissent"

Mit seiner Antwort auf den Beitrag Marcuses, der unter dem Titel *Social Implications of Freudian Revisionism* in der Zeitschrift *Dissent* [1955] erschienen war[32], eröffnete Fromm die Diskussion um die revidierte Psychoanalyse. Zunächst stellte Fromm klar, daß er mit Horney und Sullivan zwar in gewissen Punkten übereinstimme, dennoch aber grundlegende Unterschiede bestünden (1955b, GA 8, S. 113).[33]

In Marcuses Abhandlung seien, so Fromm, zwei Hauptthesen enthalten: „Zum einen ist für ihn die Freudsche Theorie nicht nur psychologisch korrekt, sondern sie ist auch eine *radikale* Theorie, indem sie die heutige Gesellschaft explizit und implizit kritisiert. Zum anderen hält er meine Theorie philosophisch gesehen für idealistisch, da ich zur Anpassung an die gegenwärtige entfremdete Gesellschaft rate und meine Kritik an dieser Gesellschaft ein reiner Lippendienst sei" (ebd.).

Fromm legt dar, Freud sei zwar ein Gesellschaftskritiker gewesen, aber er habe keine Kapitalismuskritik, sondern lediglich eine pessimistische Kulturkritik entworfen. „Für Freud ist die Kultur das Ergebnis von Triebversagung und daher die Ursache seelischer Erkrankungen. Es liegt auf der Hand, daß von Freuds Standpunkt aus keine Hoffnung auf eine grundlegende Verbesserung der Gesellschaft besteht, da keine Gesellschaftsordnung den notwendigen und unvermeidlichen Konflikt zwischen den Bedürfnissen der menschlichen Natur und dem Glück auf der einen Seite und den Ansprüchen der Gesellschaft und Kultur auf der anderen Seite überbrücken kann. Ist das eine radikale Theorie, eine radikale Kritik an der entfremdeten Gesellschaft?" (ebd., S. 115).

Fromm wirft Marcuse vor, Freud mißverstanden zu haben, und kritisiert Freuds von Kapitalismus und Konkurrenzkampf geprägtes Menschenbild sowie den mechanistisch-biologistischen Ansatz der Freudschen Triebtheorie (ebd., S. 114f.). In Abgrenzung zu dieser Theorie stellt Fromm seinen materialistisch-anthropologischen Ansatz dar, der sich „auf die 'Situation des Menschen', auf die spezifischen Bedingungen menschlicher Existenz" (ebd., S. 116) gründet. Auch skizziert er sein Theorem des Gesellschafts-Charakters (ebd., S. 118). Beides sind Kernstücke der Frommschen Theorie, auf die Marcuse in seiner Kritik nicht eingegangen war.

Aus der Einsicht, daß die gesellschaftlichen Weisen der Bedürfnisbefriedigung den Menschen heute ohne Gewaltanwendung dahin bringen, die künstlich erzeugten Begierden und Bedürfnisse zu befriedigen und so optimal in der gegebenen repressiven Ordnung zu funktionieren, *und* aus seinem Begriff der menschlichen Existenz heraus, die er als widerständig gegen Formen repressiver Vergesellschaftung versteht, entwickelt Fromm das Ideal der produktiven Orientierung (ebd., S. 119). Fromm führt aus:

„Ich habe in meiner Beschreibung des produktiven Charakters keinen Zweifel daran gelassen, daß er in einer entfremdeten Gesellschaft eine Seltenheit ist und im Gegensatz zur Marketing-Orientierung steht, welche die Regel ist. Ich bestimme die produktive Orientierung dahingehend, daß sie das vorherrschende System transzendiert, und nur ein voreingenommener Leser kann übersehen, daß ich immer wieder betont habe, daß Glück und Liebe, so wie ich sie verstehe, nicht die gleichen Tugenden sind, welche in einer entfremdeten Gesellschaft als Liebe und Glück bezeichnet werden" (ebd.).

Fromm stimmt Marcuse darin zu, „daß die heutige Gesellschaft eine entfremdete Gesellschaft ist und daß in ihr aus diesem Grunde die humanistischen Ziele des Lebens, nämlich Glück und Individualität, nur selten verwirklicht sind. ... Aber ich bin ganz und gar nicht der Meinung, daß diese Eigenschaften deshalb bei überhaupt niemandem zu finden sind, daß ihr Wesen und ihre Voraussetzungen zu analysieren ideologisch sei und daß man 'Anpassung' predige, wenn man die Menschen dazu ermutige, sich darin zu üben. *Marcuses Einstellung ist ein Beispiel für einen als Radikalismus getarnten menschlichen Nihilismus*" (ebd., S. 120; Hervorhebung, B.B.).

In seiner Erwiderung auf Erich Fromm wirft Marcuse (1956) seinem Kontrahenten vor, er habe Freud oder ihn selbst, was seine Reformulierung der Freudschen Theorie anbelangt, fehlinterpretiert und führt aus seiner Sicht stichhaltige Belege an. Marcuse stellt klar: er stimme Fromm zu, daß Freud keine Kritik der „sozioökonomischen Struktur" der Gegenwartsgesellschaft zu bieten habe. Er habe zu Beginn seines Beitrages betont, in welchem Maße die Psychoanalyse „noch festgelegt war auf die Gesellschaft, deren Geheimnisse sie enthüllte" (vgl.

Marcuse [1955], 1978, S. 234). Aber das Entscheidende sei, daß die Freudsche Psychoanalyse radikale und kritische Implikationen hinsichtlich der Aspekte entfalte, „die die Tiefe der repressiven Kontrollen über die 'Natur' des Menschen ausloten - Kontrollen, die die gegenwärtige Gesellschaft mit vorangehenden historischen Formen repressiver Zivilisation teilt" (Marcuse, 1956, S. 80; eigene Übersetzung).

Marcuse fühlt sich von Fromm daran erinnert, daß „die entfremdete Gesellschaft in sich die Elemente entwickelt, die zu ihr in Widerspruch geraten" (1955b, GA 8, S. 120), und kommentiert dies folgendermaßen: „So ist es, aber ich stimme nicht mit Fromm überein in der Frage, wo und was diese Elemente sind: in vielem von dem, was er Entfremdung nennt, liegt für mich eine Entfremdung überwindende Kraft. 'Nihilismus', verstanden als Anklage inhumaner Bedingungen, mag eine aufrichtige humanistische Haltung sein. Als solche ist sie Teil der Großen Weigerung, das Spiel mitzumachen, und des Versuchs, in der Auseinandersetzung mit dem Schlechten das 'Positive' zu verstärken. In diesem Sinne akzeptiere ich Fromms Etikettierung meiner Position als 'menschlichen Nihilismus'" (Marcuse, 1956, S. 81, eigene Übersetzung; vgl. Fromm, 1955b, GA 8, S. 120).

Mit den vorangehenden Zusammenfassungen sind nur einige wenige Argumente genannt, die zwischen Marcuse und Fromm ausgetauscht wurden. Sie werden genaugenommen nicht ausgetauscht, sondern einander gegenübergestellt - und bleiben unvermittelt stehen. Teils geht es Marcuse und Fromm um die „richtige" Freudinterpretation. So weist Fromm anhand von Freud-Zitaten in seiner erneuten Antwort (*Eine Erwiderung auf Herbert Marcuse*, 1956b; GA 8) auf die für ihn korrekte Sichtweise Freuds hin. Ein Defizit bei Marcuse ist sicherlich darin zu sehen, daß er die Psychoanalyse nicht in therapeutisch-praktischer Perspektive zu rezipieren versteht. Wer Freud jedoch etwas genauer kennt, weiß, daß es vielfältige Varianten und unterschiedliche Akzente in seinem Gesamtwerk gibt, so daß divergierende Argumentationen mit Freud-Zitaten gestützt werden können. Unter Psychoanalytikern ist es zudem bekannt, „daß man Freud mit ein wenig Geschick alles mögliche in den Mund legen kann und - unter Verwendung eines anderen Zitats - auch das Gegenteil davon. ..." (Mendel, 1972, S. 15). In dieser Hinsicht haben Fromm und Marcuse allenfalls ihr Freud-Verständnis etwas genauer belegt, jedenfalls nicht eigentlich diskutiert, was bei den einander ausschließenden Sichtweisen nicht überrascht. In anderer Hinsicht argumentieren sie gänzlich aneinander vorbei. Keinem der Kontrahenten gelingt es, sich auf die Grundstrukturen des Denkansatzes des jeweiligen Gegenübers einzulassen.

In einer Diskussion anläßlich der „Salzburger Humanismusgespräche" [1968] sind Fromm und Marcuse nochmals aufeinander getroffen. In einem scharfen Wortwechsel hatte Fromm die Vorstellungen Marcuses, die dieser über den neuen Menschen geäußert hatte, als vage und antihumanistisch gebrandmarkt, dennoch aber zugestanden, „daß die gesellschaftliche Kritik, die Herr Marcuse übt, berechtigt ist" (in: Der Friede im nuklearen Zeitalter, 1970, S. 227). Er - Fromm -

„habe sie selbst ähnlich geübt" (ebd.). Dennoch bestünden „ungeheure Differenzen" im Menschenbild zwischen ihm und Marcuse. Marcuse stimmt dem zu, beharrt jedoch darauf, sein Menschenbild entspreche den Werten der humanistischen Tradition (vgl. ebd., S. 228).

Auch die späteren Bemerkungen Fromms zu Marcuse, über das gesamte Werk verstreut, lassen weder eine große Bereitschaft noch die Fähigkeit erkennen, die Argumente des Kontrahenten wirklich zu prüfen. Aus psychoanalytischer Perspektive hat Fromm nochmals (in: 1970c) eine überzeugende Kritik des Ansatzes von Marcuse vorgelegt, die sich wiederum am Psychoanalyse-Verständnis Marcuses reibt:

„Für ihn (Marcuse, B.B.) ist die Psychoanalyse keine empirische Methode zur Aufdeckung der unbewußten Strebungen eines Menschen, die durch Rationalisierung maskiert werden, keine Theorie *ad personam*, die sich mit dem Charakter befaßt und die verschiedenen unbewußten Motivationen für scheinbar 'vernünftige Handlungen' aufzeigt. Die Psychoanalyse besteht für Marcuse aus einer Reihe meta-psychologischer Spekulationen über den Tod, den Lebenstrieb, die kindliche Sexualität" (1970c, GA 8, S. 62).

Marcuse würde unter Berufung auf Freud eine Theorie konstruieren, „die in allen wichtigen Zügen das Gegenteil dessen ist, was für Freuds Denken wesentlich war" (ebd.). Während für Freud der Mensch gesund sei, der gemäß dem Primat der Genitalität leben würde, vertrete Marcuse das „Ideal der Befreiung von der Vorherrschaft der genitalen Sexualität" (vgl. ebd., S. 61).

Noch schärfer kritisierte Fromm die Gedanken von Marcuse in zwei nachgelassenen, inzwischen veröffentlichten Manuskripten (Fromm, 1990a). Das eine bietet eine Zusammenfassung zur Auseinandersetzung mit Marcuse (*Epiloque: Infantilization and Despair Masquerading as Radicalism*, u1968, deutsch: 1990a, S. 149-170), das andere ist Teil einer unvollendet gebliebenen Arbeit über die sexuelle Revolution (*The Sexual Revolution*, u1969a, deutsch: 1990a, S. 113-147). In beiden Manuskripten befaßte Fromm sich erneut mit Marcuses *Triebstruktur und Gesellschaft*. Im Zusammenhang mit einer Kritik an dem von Marcuse vertretenen Ideal der „polymorph-perversen Sexualität" untersuchte er Perversionen wie Koprophilie, Sadismus und Masochismus. Er scheint den Verdacht zu hegen, daß Marcuse ein regressives Ideal sexueller Befriedigung vertritt, wenn er für die Reaktivierung der infantilen Sexualität eintritt. Für Fromm sind Perversionen, wie z.B. der Sadismus, nicht vereinbar mit einer menschlichen Gesellschaft, da Sadismus immer auf die absolute Kontrolle eines anderen Menschen bezogen ist und nichts mit Reife im Sinne des humanistischen Ideals zu tun hat. „Es ist eine klinische Tatsache, daß Menschen, die von Kot, Schmutz usw. angezogen werden, gleichzeitig auch Menschen sind, die das Leben nicht lieben und deren Beziehung zu anderen primär sadistisch ist" (Fromm, 1990a, S. 163).[34] Seine Lesart der Ausführungen von Marcuse wird in *Die Krise der Psychoanalyse* (1970c) deutlich, wenn er folgendes ausführt:

„Reduziert man Marcuses Thesen auf ihren Kern, dann wird (in H. Marcuse, 1955) als das Ideal des neuen Menschen in der nicht-repressiven Gesellschaft die Reaktivierung seiner prägenitalen Sexualität postuliert, insbesondere der sadistischen und koprophilen Neigungen. ... Das Ideal der Regression auf eine infantile libidinöse Organisation ist verbunden mit einem Angriff gegen die Herrschaft der genitalen Sexualität über die prägenitalen Triebe. ..." (1970c, GA 8, S. 61). Und an anderer Stelle - in der Auseinandersetzung mit der Studentenbewegung - formuliert Fromm die gegen Marcuse gerichtete These: „Autoren wie Herbert Marcuse steuerten die willkommene Ideologie bei, Rückkehr zur Kindheit - nicht Entwicklung zur Reife - sei das Endziel des Sozialismus und der Revolution" (1976a, GA 2, S. 324).

In einer weiteren posthum veröffentlichten Arbeit (*Suggestions for the Dialectic Revision of Psychoanalysis*, u1969c; deutsch: 1990a, S. 27-111), die ursprünglich als Fortsetzung der *Krise der Psychoanalyse* (1970c) gedacht war, setzt sich Fromm erneut - in einer längeren Fußnote (u1969c, S. 78) - mit Marcuse auseinander. Dabei knüpft er an den alten Streit (in: *Dissent*) an und wiederholt seine Position (vgl. Fromm, 1955b, GA 8, S. 119f.). Bezüglich der für ihn damals neuen Schrift Marcuses (*Versuch über die Befreiung* [1969], 1980^5), kommt Fromm zu der Einschätzung, Marcuse hätte seine ursprüngliche Position (Marcuse [1955], 1978; ders. [1964], 1970) entschieden revidiert. Marcuse habe in dieser Schrift Ansichten vorgelegt, „die in scharfem Kontrast zu seinen früheren Schriften sind. Die Macht des Todestriebs scheint sich beinahe aufgelöst zu haben, die Reaktivierung der prägenitalen Sexualität und der Perversionen wurden fallengelassen; Marcuse rät nun, daß jene, die für den Sozialismus kämpfen, in ihrem eigenen Leben die Eigenschaften der gewünschten Ziele vorwegleben müßten. ... Zwar bin ich froh, daß Marcuse nun selbst jene Position übernommen hat, die er bisher so scharf bekämpfte, im Interesse der intellektuellen Lauterkeit ist es aber bedauerlich, daß er seinen Wandel nicht einmal erwähnt oder ihn kommentiert" (Fromm, u1969c; deutsch: 1990a, S. 169f.; vgl. Marcuse, [1969], 1980^5, S. 130).

Hier gesteht Fromm zu, daß die Kluft zwischen ihm und Marcuse sich verkleinert habe. Meine Auffassung geht dahin, daß Marcuse und Fromm nie sehr weit voneinander entfernt waren - sieht man einmal ab von der bereits im Zugang zur Psychoanalyse liegenden Differenz zwischen ihrer klinisch-therapeutischen und ihrer philosophischen Lesart - und der Streit eher eine Polemik als eine argumentative Auseinandersetzung gewesen ist. Wie Marcuse mit seiner Argumentation an der Intention und Argumentation Fromms vorbeigegangen ist, so hat Fromm ebenso mit seiner Argumentation den Ansatz von Marcuse verfehlt. Marcuse gebrauchte seine Begriffe ja nicht im klinischen Sinne, was Fromm klar erkannt hat. Im Gegensatz zu Marcuse argumentierte Fromm stets als klinischer Psychologe bzw. Psychoanalytiker.[35]

Der Eindruck, Fromm verfehle die Argumentationen von Marcuse, läßt sich auch im Sinne des Frommschen Ansatzes einer auf literarische Dokumente gerichteten psychoanalytischen Methode stützen (vgl. Fromm, u1978). Bei einer Analyse und Kritik der Marcuseschen Thesen ist daher notwendigerweise zu beachten, daß Marcuse das klinische Konnotationsfeld der Begriffe nicht zu beachten imstande oder willens war. Dennoch ist Fromm offenbar zuzustimmen, wenn er die Auffassung vertritt, diese Ansätze Marcuses könnten nicht die Position Freuds für sich reklamieren. Hinzu kommt, daß Marcuse sehr vage bleibt, was die Entfaltung seiner Ideen über den neuen Menschen anbelangt.

Marcuse ist - und das scheint auch Fromm zuzugestehen (vgl. 1970c, GA 8, S. 62: „ein hochgebildeter Gelehrter wie Marcuse") - ein origineller und radikaler Denker gewesen, der einen Weg der Befreiung gesucht hat und dabei den Ansatz von Freud für sein eigenes Denken weiterentwickelte. Jedoch interpretierte er den Freudschen Denkansatz recht eigentlich nicht, sondern revidierte ihn sehr entschieden und dabei auch sehr eigenwillig. Entscheidend ist, daß Marcuse dabei völlig aus der Psychoanalyse als einem System klinischer Erfahrungen ausbrach. Beim Leser mag er jedoch den Eindruck erwecken, er habe sich in seiner Gedankenführung auf dem Boden der Freudschen Psychoanalyse befunden.[36]

Insofern Marcuse bei seinen Überlegungen auf die polymorph-perverse Sexualität des Kindes setzt, reißt er ein Theorem Freuds aus dem Zusammenhang. Marcuse proklamiert, der Primat der genitalen Sexualität müsse gebrochen werden, der Mensch müsse zu seiner kindlichen polymorph-perversen Sexualität zurückfinden. Was er vermutlich damit meint, ist folgendes: Der Erwachsene soll nicht Freude an seinen Ausscheidungen im Sinne der Koprophilie finden, sondern seine Impulse zu tasten, zu riechen und zu schmecken sollen befreit und - nicht zuletzt - im Liebesakt reaktiviert werden im Sinne einer Wiederbelebung kindlicher Unvoreingenommenheit, Experimentierfreude und Verspieltheit. Mit dem Verbot, seine Exkremente zu fühlen und zu riechen, sind dem Kind ehemals Erfahrungsmöglichkeiten abgestutzt worden. In dieser mit Repression einhergehenden Einschränkung konnte - verbunden mit anderen Einschränkungen - erst der gefühllose Erwachsene entstehen, der - auf der Jagd nach Orgasmen - sich lediglich genital entlädt, ohne fähig zu sein, in Bezogenheit zu seinem Gegenüber ein Liebesfest zu feiern, bei dem die intimen Berührungen von Haut zu Haut, verbunden damit, den Partner/die Partnerin zu riechen und zu schmecken, dazu gehören. Nicht nur eine auf den Genitalbereich beschränkte Erregung, sondern eine den ganzen Menschen einschließende Erregung in liebender Verbundenheit mit dem Partner/der Partnerin ist die neue Qualität, die den Primat des Genitalen in gewisser Weise aufhebt. Es geht Marcuse um eine Wiederbelebung der Empfindsamkeit des Körpers, der nicht länger als ein Instrument der Orgasmuserfahrung begriffen wird, sondern die totale Begegnung, das Erkennen und Erfühlen eines anderen Menschen, ermöglicht. In den Worten von Reich ausgedrückt: Marcuse geht es um orgiastische Potenz gegenüber der bloß ejakulativen Potenz. Reich hat ja, was in der Darstellung seiner Thesen oft unterdrückt wurde, nie die Ansicht vertreten, es komme auf die Quantität geschlechtlicher Kontakte an, ihm ging es um eine Befreiung, die den ganzen Menschen betrifft, der schon soweit frei sein muß, diese befreiende erotische Erfahrung überhaupt erlangen zu können.

Wenn dies die von Marcuse vertretene Vision des neuen Menschen ist, der durch gesellschaftliche Repression nicht länger seiner sinnlichen Möglichkeiten beraubt wird, dann geht in der Tat Fromms Kritik an der Intention Marcuses vorbei, ähnlich wie Marcuse zuvor mit seinem Konformismus-Vorwurf das Frommsche Werk verfehlt hat.

Marcuse selbst ist nach dem Streit in *Dissent* nicht mehr direkt auf das Frommsche Werk eingegangen. In der Folgezeit scheint auch seine Beschäftigung mit Freud zurückgetreten zu sein, obwohl Marcuse auch weiterhin an der „Triebstruktur" festhielt. Etwa zeitgleich mit der Dissent-Debatte hielt Marcuse 1956 mehrere Vorträge anläßlich des 100. Geburtstags von Freud (im Rahmen einer von Adorno und Horkheimer mitinitiierten Vorlesungsreihe), die er zu zwei Aufsätzen (*Trieblehre und Freiheit* sowie *Die Idee des Fortschritts im Lichte der Psychoanalyse*) zusammenfaßte (in: Freud in der Gegenwart, 1957, S. 401ff.). Diese Aufsätze zeigen nochmals seine Position auf, ohne gegenüber seiner Arbeit *Triebstruktur und Gesellschaft* wesentlich Neues zu bieten. Erst in einem späteren Aufsatz (*Das Veralten der Psychoanalyse*, 1963), der auf einen gleichnamigen Vortrag, gehalten auf der Jahresversammlung der „American Political Science Association" in New York, zurückgeht, formulierte Marcuse die These, die Konzeption der Freudschen Psychoanalyse sei veraltet, nicht weil diese Konzeption überholt sei, sondern weil die historischen Änderungen der Gesellschaft das Individuum und seinen Konflikt mit der Gesellschaft ausgehöhlt und eingeebnet hätten. Genau genommen sei also nicht die Psychoanalyse veraltet, sondern ihr Gegenstand. Die seelische Struktur weise heute nicht mehr die Qualitäten auf, die Freud ehemals entdeckt habe. Das klassische psychoanalytische Modell, „nach dem der Vater und die vom Vater beherrschte Familie die Agentur psychischer Vergesellschaftung war, wird dadurch entwertet, daß die Gesellschaft das entstehende Ich unmittelbar durch Massenmedien, Schul- und Sportgruppen, Banden von Jugendlichen usw. dirigiert" (ebd., S. 88). Marcuse wies hier - ähnlich wie Fromm mit seinem Begriff der unmerklich manipulierenden „anonymen Autorität" (vgl. 1941a, GA 1, S. 279) - auf gesellschaftliche Veränderungen hin, die die „Autonomie des Ichs" schmälern und das Individuum in eine eindimensionale Struktur einbinden, die es aufgrund von bürokratischer Herrschaft und von Konsumimperativen zum bloßen Objekt degradiert.

„Befreit von der Autorität des schwachen Vaters, der um das Kind zentrierten Familie entwachsen, wohlausgestattet mit den Vorstellungen und Tatsachen des Lebens, wie sie durch die Massenmedien übermittelt werden, tritt der Sohn (und in einem bislang noch geringeren Maße die Tochter) in eine konfektionierte Welt ein, in der man zurechtkommen muß. Paradoxerweise stellt sich heraus, daß die Freiheit, welcher sie sich in der weitgehend autoritätslosen Familie erfreut hatten, mehr ein Preisgegebensein als ein Segen ist: das Ich, das sich ohne viel Kampf entwickelt hat, erscheint als eine ziemlich schwache Wesenheit, wenig geeignet, ein Selbst mit den anderen und gegen sie zu werden, den Mächten wirksamen Widerstand entgegenzustellen, die jetzt das Realitätsprinzip durchsetzen, und die vom Vater (und der Mutter) höchst verschieden sind - aber auch höchst verschieden von den Leitbildern, wie die Massenmedien sie liefern. (Im Zusammenhang der Freudschen

Theorie verschwindet das Paradox: in einer repressiven Kultur muß die Schwächung der Rolle des Vaters und sein Ersatz durch äußere Autoritäten die Triebenergie im Ich und damit seine Lebensinstinkte schwächen.)" (Marcuse, 1963, S. 93).

Die gesellschaftliche Repression wird aus dem Bewußtsein der Individuen verdrängt, so daß der subjektive Eindruck von Freiheit entstehe. Doch: „die Gesellschaft hat nicht die individuelle Freiheit erweitert, sondern ihre Kontrolle über das Individuum" (ebd., S. 102). In dieser Situation könne die Psychoanalyse zwar keine „politischen Alternativen" bieten, aber doch dazu beitragen, „private Autonomie und Rationalität wiederherzustellen" (ebd., S. 105).

Marcuse verankert den Widerstand des Individuums in dessen Privatsphäre - sofern diese überhaupt als noch existent zu bezeichnen ist. „Die Psychoanalyse kann dem Patienten helfen, mit einem eigenen Gewissen und eigenem Ichideal zu leben, was durchaus bedeuten kann - in Absage und Opposition gegenüber dem Bestehenden" (ebd.) - ein Ziel übrigens, das Fromm nicht anders vertreten hat.

Hier wird - anders als im *Dissent*-Streit - deutlich, worin Marcuse letztendlich die Funktion der „veralteten Psychoanalyse" sieht: weniger in der Beschwörung von Triebstruktur und Libidokonzept[37] als vielmehr in dem Insistieren auf „privater Autonomie und Rationalität", die noch als möglich erscheinen. Marcuse beendet seine Ausführungen zum Veralten der Psychoanalyse mit folgenden Sätzen:

„So zieht die Psychoanalyse ihre Stärke aus dem Veralten: aus ihrer Insistenz auf den individuellen Bedürfnissen und Möglichkeiten, die von der gesellschaftlichen und politischen Entwicklung überholt worden sind. Was veraltet ist, ist deswegen nicht falsch. Wenn die fortschreitende Industriegesellschaft und ihre Politik das Freudsche Modell des Individuums und seiner Beziehung zur Gesellschaft haben hinfällig werden lassen, wenn sie die Kraft des Individuums, sich von den anderen abzulösen, ein Selbst zu werden und zu bleiben, untergraben haben, dann beschwören die Freudschen Begriffe nicht nur eine hinter uns liegende Vergangenheit, sondern auch eine neu zu gewinnende Zukunft. In seiner kompromißlosen Denunziation dessen, was eine repressive Gesellschaft dem Menschen antut, in seiner Voraussage, daß mit dem Fortschreiten der Zivilisation die Schuld wachsen und Tod und Zerstörung immer wirksamer die Lebensinstinkte bedrohen werden, hat Freud eine Anklage ausgesprochen, die seither erhärtet worden ist: durch die Gaskammern und Arbeitslager, durch die in Kolonialkriegen und Polizeiaktionen praktizierten Foltermethoden, durch das Geschick und die Eilfertigkeit des Menschen, sich auf ein unterirdisches 'Leben' vorzubereiten. Es ist nicht die Schuld der Psychoanalyse, wenn sie ohnmächtig ist, gegen diese Entwicklung anzukämpfen. Ebensowenig kann sie ihre Kraft erhöhen, indem sie Moden wie Zen-Buddhismus, Existentialismus usw. in sich aufnimmt. Die Wahrheit der Psychoanalyse liegt darin, daß sie ihren herausforderndsten Hypothesen die Treue hält" (ebd., S. 105f.).

Man brauchte die Psychoanalyse nicht zu revidieren oder mit Zen-Buddhismus anzureichern, sondern es reicht, um einen Maßstab der Kritik zu gewinnen - nach Marcuse -, auf die veraltete Psychoanalyse sich zurückzuwenden.

Marcuse unterläßt es zwar hier, den Streit neu anzufachen, es ist aber deutlich, daß er diese Thesen auch gegen die Frommsche Revision der Psychoanalyse geltend machen könnte. Der Seitenhieb gegen die Aufnahme von Zen-Buddhismus mag gegen Fromms *Psychoanalyse und Zen-Buddhismus* (1960) gerichtet sein. Die 1963 veröffentlichten Thesen zum *Veralten der Psychoanalyse* lesen sich über weite Strecken wie eine Revision der eigenen Kritik an der revidierten Psychoanalyse; Marcuse versucht m.E. hier, das Freudsche Verständnis der Psychoanalyse, das er bereits in *Triebstruktur und Gesellschaft* für sich in Anspruch nahm, erneut für seinen Zweck der Gesellschafts- und Kulturkritik zu gebrauchen. Der wiederholt vorgetragene, aber implizit bleibende Vorwurf gegen die sogenannten Revisionisten liegt im folgenden: Die Revisionisten haben die Freudsche Theorie an die veränderte Realität angepaßt und dabei gleichzeitig das kritische Potential der Psychoanalyse preisgegeben, das mit der Triebstruktur und dem Libidokonzept gegeben war und sich im Persönlichkeitsmodell Freuds zeigte: nämlich das um seine Autonomie gegenüber der äußeren Autorität des Vaters und gegenüber der durch Identifizierung nach Innen genommenen (väterlichen) Autorität ringende Individuum.

Insofern heute ein anderer Persönlichkeitstyp vorherrschend ist, der diesen Konflikt nicht in sich trägt, da er auf totale Konsumbereitschaft getrimmt worden ist und seine Identität konfektioniert am Markt wählen kann, bedeutet das Aufgeben des Freudschen Persönlichkeitskonzepts mit der Trieb- und Libidotheorie für Marcuse ein unausgesprochenes Einverständnis mit der entfremdeten Realität.

Der heute vorherrschende Persönlichkeitstyp als Gegenstand der revidierten Psychoanalyse hat zur Folge, daß diese sich vom Freudschen Modell abwendet. Mit dieser Abwendung verliert die revidierte Psychoanalyse - so Marcuse - gleichzeitig den Maßstab für ihre Kritik am Bestehenden. Hier könnte Marcuse all die Vorwürfe wiederholen, die er bereits in der *Dissent*-Debatte formuliert hatte.

Aus psychoanalytischer Sicht ist jedoch kritisch zu den Thesen von Marcuse folgendes anzumerken: Das Modell des konflikthaften Ringens um Autonomie war in eine autoritäre patriarchalische Struktur eingebunden, und diese Struktur kann nicht Modell für das um seine Identität ringende Individuum in einer freieren, humaneren Gesellschaft sein. Marcuse isoliert in seinem Modell den um Autonomie ringenden Menschen von der Gesellschaft, in der er um seine Identität rang. Ihm geht es um die Haltung des Ringens um Autonomie. Das zu betonen ist jedoch zu wenig, weil er dabei den Fehler begeht, das Freudsche Persönlichkeitsmodell - ohne nähere Betrachtung der charakterologischen Folgen dieses Modells (nämlich dessen prekäre oder ambivalente Haltung zur Autorität) - in die Zukunft hinein zu verlängern. Diese Verkürzung wäre aus soziologischer und psychoanalytischer Sicht zu kritisieren. Denn Marcuse berücksichtigt offenbar nicht den problematischen Identifikationsmechanismus, der in folgendem lag: Wer sich mit dem bedrohlichen starken Vater identifiziert hatte, war selber stark. Dies war aber eine sehr ambivalente Stärke, die geradezu zu der „klassischen" autoritären Charakterstruktur führte.

Doch bleibt folgender Gehalt der Marcuseschen These: Die *veraltete* Psychoanalyse erinnert daran, daß Menschen auch um ihre Identität ringen können (was der angepaßten oberflächlichen Persönlichkeit mit der Markt-Orientierung verloren gegangen ist). Die *revidierte* Psychoanalyse hingegen hat sich - in der Perspektive von Marcuse - auf die heutige Realität des Konformismus eingelassen; sie ist nicht veraltet, weil sie sozusagen fortgeschrieben wurde. Indem sie fortgeschrieben wurde, ist sie - Marcuse zufolge - konformistisch geworden, hat nur das Bestehende abgebildet und konnte folglich keine Alternative zum von der Gesellschaft deformierten Individuum ausbilden. Hingegen findet die veraltete Psychoanalyse heute nicht mehr den um seine Autonomie ringenden Menschen aus Freuds Zeiten vor und paßt deshalb nicht zu dem Bild des heutigen Menschen, der sich mehr oder weniger problemlos anpaßt. Aus dem Insistieren auf dem (veralteten) Individuum läßt sich jedoch - Marcuse zufolge - Widerstand, Hoffnung und Kritik schöpfen. Insofern repräsentiert die veraltete Psychoanalyse ein Widerstandspotential. Aus der veralteten Psychoanalyse läßt sich somit ein Maßstab der Kritik entlehnen. Die Kritik, die so möglich wird, ist eine Kritik an dem Ideal des anstrengungslosen Glücklichseins, das die heutige Gesellschaft propagiert. Bei diesem Ideal handelt es sich um ein verordnetes Glück, das für die Autonomie des Individuums Unglück bedeutet, da es diese annulliert und damit Individualität entwertet. Im Sinne des Konformismus bleibt dann nur die Pseudo-Individualität der vervielfältigten Markt-Persönlichkeit als Modell der Lebensgestaltung bestehen.

7. Zur Diskussion ausgewählter Aspekte des Frommschen Ansatzes

Im vorangehenden Kapitel sind die Positionen von Marcuse und Fromm, wie sie im *Dissent*-Streit formuliert wurden und in den Folgeschriften der Kontrahenten sich zeigten, dargestellt und analysiert worden. Im folgenden sollen nun zentrale, von Adorno, Marcuse u.a. gebrauchte Argumente aufgenommen und dahingehend überprüft werden, inwieweit sie die Frommsche Position überhaupt rezipiert haben und welche Konsequenzen sie gegebenenfalls für die Kritik und Präzisierung der Frommschen Position beinhalten. Dieses Unterfangen erscheint insofern nicht einfach, als die Kontrahenten sich nur wenig aufeinander bezogen haben, ausgenommen Herbert Marcuse, der jedoch den Frommschen Beitrag bloß punktuell rezipierte, sich immerhin jedoch mit ihm explizit auseinandergesetzt hat, und sich darin von Adorno (1952) unterscheidet. Eine jüngere Generation von kritischen Theoretikern (Görlich u.a., 1980; Görlich, 1988) hat die Argumente gegen die Frommsche Revision der Psychoanalyse erneuert und sich dabei der Frommschen Position angenähert, ohne diese jedoch ähnlich differenziert zu rezipieren wie die Position Marcuses.

Wie bereits dargelegt, hat Marcuse die Auseinandersetzung um die Revision der Psychoanalyse damit eingeleitet, daß er die Ansätze von Fromm, Horney und Sullivan der Position der „revidierten Psychoanalyse" subsumiert hat, wie es ähnlich zuvor schon Adorno getan hatte. Allerdings war sich Adorno - im Gegensatz zu Marcuse - darüber im klaren, daß beträchtliche Unterschiede innerhalb der kulturalistischen Position bestehen. Dennoch könnte man meinen, die Differenzen zwischen den orthodoxen Freudianern und den Revisionisten, zu denen neben Karen Horney und Harry Stack Sullivan auch Erich Fromm gezählt wird, seien so erheblich nicht, gehe es doch nur um die Frage, ob der Triebbegriff die menschliche Antriebsthematik erschöpfend erfassen könne oder ein anderer als der Triebbegriff nicht geeigneter sei. So pragmatisch ist der Unterschied indessen nie gesehen worden. Vielmehr sind die Differenzen darauf bezogen worden, welche Richtung nun als gesellschaftskritischer zu bewerten sei. Die Freudsche Triebtheorie entwickelte sich mehr und mehr zum Kultgegenstand; an ihr schien sich zu entscheiden, inwieweit ein auf Psychoanalyse gründender gesellschaftskritischer Ansatz die Bezeichnung „kritisch" berechtigterweise für sich beanspruchen konnte. Dabei galt die einfache Formel: Bekenntnis zur Triebtheorie = kritisch; Ablehnung und Revision der Triebtheorie = konformistisch. Daß eine solche Formel einer dogmatischen Tendenz eher Vorschub leistet und das Festhalten an der Triebtheorie eine Theorie keineswegs schon zur kritischen Theorie promoviert, ist einsichtig. Doch gar so verkürzt ist die Diskussion nie geführt worden, und die Argumente sind es wert, genauer geprüft zu werden.

In dem Streit spielen mehrere Fragestellungen eine Rolle, die ich noch einmal kurz benennen will: Eine Frage bezieht sich darauf, ob der kritische Gehalt der Psychoanalyse in ihrer ins Philosophische gewendeten Triebtheorie und Metapsychologie liegt oder ob sich dieser kritische Gehalt nur im Zusammenhang mit der therapeutischen Dimension erschließen läßt. Zu fragen ist auch, ob mit der „Positivierung" und „Anthropologisierung" der kritischen Theorie, wie Fromm sie betreibt, deren kritisches Potential verloren zu gehen droht, und inwieweit es möglich ist, wissenschaftlich gehaltvolle Aussagen zur „Natur" des Menschen und seinen Bedürfnissen bzw. zum Verhältnis von innerer Natur und gesellschaftlicher Praxis zu machen. Ferner muß gefragt werden, ob die Frommsche Kritik des Freudschen Biologismus und seiner Triebtheorie gerechtfertigt ist. Schließlich erweist sich die Frage als interessant, inwieweit die am Kulturismus-Streit Beteiligten - Adorno, Marcuse, Fromm, Jacoby, Schmidt, Lorenzer, Görlich u.a. - die Freudsche Theorie nicht ebenso weitreichend revidiert haben wie Fromm vor ihnen.

Im folgenden soll - in Ergänzung und Vertiefung der Ausführungen in den vorangehenden Kapiteln - der Versuch unternommen werden, wesentliche Argumentationen und Positionsunterschiede herauszuarbeiten und dabei die oben aufgeführten Fragestellungen zu beantworten. Dieser Versuch nimmt seinen Ausgangspunkt an dem gegen Fromm gerichteten Vorwurf, er habe mit der Triebtheorie das kritische Potential der Psychoanalyse über Bord geworfen, die psychoanalytische Theorie konformistisch eingeebnet und in der Überbetonung der therapeutischen Dimension die Psychoanalyse zur Anpassungstechnologie verkommen lassen.

7.1 Die Fetischisierung des Triebbegriffs – oder: Gibt es eine kritische Alternative zur Triebtheorie?

Das im „Kulturismus-Revisionismus-Streit“ gebrauchte wesentliche und auch gegen Fromm gerichtete Argument - vormals schon von Adorno vorgebracht - lautet: die Psychoanalyse im orthodoxen Verständnis Freuds mit der Entgegensetzung von Lustprinzip und Realitätsprinzip, von Triebstruktur und Gesellschaft sei radikaler als die revidierte Psychoanalyse. Die mit Sozialisation verbundenen Einschränkungen, mithin Verstümmelungen der menschlichen Befriedigungs- und Lustmöglichkeiten durch kulturnotwendigen Triebverzicht, Sublimierung und Verdrängung seien nur von dem Gegensatz her: dem Lustprinzip, der Triebstruktur, im radikalen Sinne kritisierbar.[38] Mit dem Aufgeben der triebtheoretischen Sichtweise öffne sich die psychoanalytische Theorie den gesellschaftlichen Anpassungszwängen und der beliebigen Formung des Menschen. Zugestandenermaßen ist von einem solchen orthodoxen Modell aus eine radikale Kritik der gesellschaftlichen Verregelungen und Verhinderungen menschlicher Existenz möglich. Nur ist die „Triebstruktur“ als Kontrapunkt zur gesellschaftlichen Vereinnahmung, Vereinseitigung und Zerstörung des Individuums und seiner Lebensfreude wenig geeignet, da sie lediglich eine grundsätzliche Kritik an repressiver Realität zuläßt, aber keine Möglichkeit eröffnet, die Idee einer „reifen“, „produktiven“ Persönlichkeit zu konkretisieren; sie erlaubt allenfalls die Frage, ob eine Kultur ohne (bzw. mit möglichst geringer) Repressivität und Verdrängung denkbar ist, und verschließt sich der weitergehenden Frage, wie der „Energiehaushalt“ der Menschen (bzw. ihr Charakter) in einer solchen nichtrepressiven Kultur strukturiert sein kann. Bei dieser Frage klingt bereits der gegenüber Freud revidierte Standpunkt Marcuses an. Marcuse hatte Freuds Idee der repressiven Kultur dahingehend modifiziert, daß er zwischen notwendiger und überflüssiger Unterdrückung unterschied und dabei auch die Möglichkeit eines nichtrepressiven Realitätsprinzips in Betracht zog.

Wenn nicht in der Triebstruktur der Kontrapunkt zur gesellschaftlichen Wirklichkeit im Sinne ihrer radikalen Kritik zu finden ist, wo dann? Ist mit dem Aufgeben der triebtheoretischen Konzeption der beliebigen Formung des Menschen durch die gesellschaftlichen Umstände Tür und Tor geöffnet? Kann der Mensch dann seine „Erfüllung“ nur in der bestmöglichen, „opportunistischen“ Anpassung finden? Geht der Begriff eines „besseren“, repressionsfreieren Lebens verloren? Oder, in bezug auf Fromm gefragt, wo ist der Kontrapunkt zur repressiven Gesellschaft zu finden, wenn nicht in der Triebstruktur?

Zunächst ist anzumerken, daß Fromm durchaus analoge Konstruktionen zu Positionen Freuds vertreten hat, ohne allerdings dessen unsoziologische und kulturpessimistische Prämissen zu teilen. Die Spannung von Lebens- und Todestrieb taucht in nichtontologisierter Form, also soziologisiert, bei Fromm in der Gegenüberstellung von biophiler und nekrophiler Thematik wieder auf; die Triebthematik (Freudscher Sexualtrieb bzw. Libido) kehrt modifiziert wieder in der Vorstellung einer athematischen Lebensenergie; die bei Freud im „Es“ zum Ausdruck kommende ungeschichtliche Menschennatur mit ihren prinzipiell kulturfeindlichen Implikationen wird durch ein soziologisiertes Konzept der „existentiellen Bedürfnisse“ und der „Natur des Menschen“ ersetzt. Die psychoanalytischen Erkenntnisse über Unbewußtes und Bewußtes, über Verdrängung und Sublimierung, über Widerstand, Übertragung und Rationalisierung werden von Fromm hingegen beibehalten.

Die Unterschiede der Kontrahenten können so nur dingfest gemacht werden an der Triebtheorie, die im einen Falle akzeptiert, im anderen Falle abgelehnt wird. Aber ist dieser Unterschied so gravierend? Wird das Konzept der Triebstruktur nicht fetischisiert? Insofern die Triebtheorie lediglich als heuristisches Instrumentarium zur Konstruktion eines „Kontrapunkts“ gegenüber der repressiven Vergesellschaftung fungiert, gibt es kein Argument, warum die Triebtheorie im Vergleich mit einer anderen Theorie kritischer sein sollte, die ebenfalls einen solchen Kontrapunkt vertritt und gegen eine „übersozialisierte“ Sicht des Menschen (vgl. Wrong, 1961) Stellung bezieht. Fromm immerhin hat eine bedenkenswerte Alternative zur Triebtheorie Freuds vorgelegt, wenn er die biologistischen und mechanistischen Tendenzen in der Freudschen Psychoanalyse ablehnt und das Widerstandspotential gegenüber Repression und Verdinglichung in die „Natur“ des Menschen hineinverlegt. Mit gleichem Effekt hätte Fromm auch das Triebkonzept „soziologisieren“ und ein Triebkonzept entwickeln können, das die Triebstruktur nicht als etwas Außerhistorisches und Außergesellschaftliches deklariert, sondern als eine biologische Grundstruktur, die mit der Gattungsgeschichte des Menschen in Wechselwirkung steht und sich phylogenetisch und ontogenetisch modifiziert. Fromm hingegen zog es vor, nicht das Triebkonzept zu soziologisieren, sondern das Konzept der „Natur des Menschen“ aus der Verklammerung mit einem biologistischen und unhistorischen Denken in „Substanz“-Kategorien zu lösen und im Kontext materialistischer Sozialphilosophie und Anthropologie neu zu durchdenken. Dieses Anliegen Fromms scheinen seine Kontrahenten nie verstanden zu haben, genauso wie es Fromm offenbar nicht gelang, die philosophisch-psychoanalytische Perspektive Marcuses nachzuvollziehen, die über eine biologistische und mechanistische Position hinausreicht. So hat Fromm mindestens eine bedenkenswerte konzeptionelle Alternative zur Freudschen Triebtheorie vorgelegt.

7.2 Fromms anthropologischer „Kontrapunkt“ zur gesellschaftlichen Repression: die „Natur“ des Menschen

Fromm verlegt den „Kontrapunkt“ zur repressiven Vergesellschaftung - im Gegensatz zu Adorno und Marcuse - nicht in die Triebstruktur, sondern in die „Natur“ des Menschen. Von der Theoriearchitektur her betrachtet, läßt sich sein Vorgehen als ebenso legitim bewerten wie das seiner Kontrahenten. Denn ob in den „Trieben“ des Menschen oder in seiner „Natur“ das Widerstandspotential verortet wird, ist zunächst kein großer Unterschied; ich würde hier gar von funktional äquivalenten theoretischen Konstrukten sprechen. Insofern sich auf der Grundlage dieser Konstrukte jedoch ganz unterschiedliche Begriffssysteme entwickeln, erwächst aus dem relativ kleinen Unterschied ein scheinbar großer, der es schließlich beiden Seiten erlaubt, die eigenen Schlußfolgerungen vehement zu vertreten und dem Diskussionsgegner das kritische Urteilsvermögen abzusprechen. Darin jedenfalls unterscheiden sich Fromm und Marcuse kaum.

Im folgenden will ich den „Kontrapunkt" Fromms mit drei Argumenten begründen, wobei mir nur das letztere Argument wirklich stichhaltig erscheint:

Zunächst kann der Kontrapunkt zur repressiven Gesellschaft in die existentiellen, in der „Natur des Menschen" verankerten Bedürfnisse gelegt werden, jedoch mit der wichtigen *Einschränkung*, daß diese Bedürfnisse ganz unterschiedlich kanalisiert werden können und so ihren Stellenwert im Verfalls- oder Wachstumssyndrom, in der biophilen oder in der nekrophilen Orientierung finden können. Von daher erscheint die bloße Berufung auf eine anthropogene Bedürfnisstruktur unzureichend.

Auch in den gesellschaftlichen Weisen der Bedürfnisbefriedigung läßt sich kein eindeutiger Kontrapunkt finden, da diese in einem oftmals repressiven Zusammenhang stehen. Eher schon läßt sich hier Fromms Unterscheidung von Habens-Modus und Seins-Modus, oder die Marxsche von Tauschwert und Gebrauchswert aufnehmen, und die in ihnen - trotz aller Vermitteltheit, Verschränkung und Vermischung - liegende Gegensätzlichkeit fruchtbar machen. Allerdings dürfte dabei die Unterscheidung von Haben und Sein nicht ontologisiert werden; denn offensichtlich ist sie eine konkrete Ausprägung der sogenannten „Überfluß-" oder „Konsumgesellschaft", die ein über das existentielle Haben hinausgehendes fetischisiertes Haben und Besitzen erst ermöglicht. Gleichwohl wird die Alternative von Haben oder Sein als geschichtliche nur möglich aufgrund der existentiellen Bedürfnisse und der existentiellen Situation des Menschen, der sich als Objekt-Subjekt des Zusammenhangs von Natur und Kultur erfährt und Lösungen zur Befriedung seiner Existenz in ganz unterschiedlichen Richtungen finden kann. Diese an der Dichotomie von *Haben* und *Sein* anknüpfende Argumentation erscheint mir letztlich jedoch nicht hinreichend, um den Frommschen Kontrapunkt zu begründen.

Ein erweiterter, an der Natur des Menschen anknüpfender Versuch dürfte hier weiter führen. Die Natur des Menschen kann einerseits als *Ausgangsbasis* für reale Ausprägungen des Menschseins verstanden werden; andererseits ist sie als *Möglichkeitspotential* aufzufassen und vom gedachten „Endpunkt" menschlicher Entwicklung her aufzurollen: von dem allseitig entfalteten produktiven Menschen. Genau darin scheint mir der Kontrapunkt Fromms gegenüber der repressiven Vergesellschaftung zu liegen. Statt der dem Menschsein vorlaufenden Triebstruktur wird bei Fromm eine normative Vorstellung von der „produktiven Persönlichkeit" zum kritischen Maßstab genommen, der gleichermaßen auf die gesellschaftliche Wirklichkeit bezogen ist (nichtproduktiver, verhinderter Mensch) und sie transzendiert. Der Kontrapunkt Fromms liegt so in einer die gesellschaftliche Konstruktion des Menschen transzendierenden Charakterstruktur („produktiver Charakter"). Allerdings handelt sich Fromm durch diese Verschiebung in der Betrachtungsweise der menschlichen Natur die Schwierigkeit ein, die Idee des produktiven Charakters - die ja eigentlich kontrafaktisch ist - als reale Möglichkeit gesellschaftsdeterminiert bzw. soziologisch begründen und plausibilisieren zu müssen. Dies scheint durch seine Theorie des Gesellschafts-Charakters prinzipiell möglich zu sein, die auf ein dialektisches Verständnis des Basis-Überbau-Modells zurückgeht. Fromm betont, „daß der Gesellschafts-Charakter der Vermittler zwischen der sozio-ökonomischen Struktur und den Ideen und Idealen ist, die in einer Gesellschaft dominieren. Er vermittelt nach beiden Richtungen, von der ökonomischen Basis hin zu den Ideen und von den Ideen hin zur ökonomischen Basis" (1962a, GA 9, S. 95; im Orig. tw. kursiv). Im Sinne dieses Verständnisses muß auch die unter bestimmten gesellschaftlichen Bedingungen als Katalysator des menschlichen und gesellschaftlichen Entwicklungsprozesses fungierende Idee der entfalteten menschlichen Natur als mit der sozialen Struktur und der Entwicklung der Produktivkräfte vermittelt begriffen werden; anderenfalls widerspräche sie dem Theorem des Gesellschafts-Charakters.

7.3 Menschliche Bezogenheit statt Triebbefriedigung

Mit dem Konzept der menschlichen Natur war Fromm keineswegs in unhistorische anthropologische Vorstellungen oder gar in ein veraltetes Substanzdenken abgeglitten. Vielmehr enthält sein Ansatz einen deutlichen Kontrapunkt zur repressiven Vergesellschaftung. Denn indem Fromm die „Natur" des Menschen in die Zukunft der menschlichen Gattungsgeschichte projiziert, kann er die jeweilige gesellschaftliche Definition des Menschen im Lichte der Idee eines realisierbaren menschlichen Möglichkeitspotentials hinterfragen, das sich im historischen Prozeß manifestiert. Daß Fromm den Maßstab seiner Kritik weder dem gesellschaftlichen Konformismus noch einem triebbiologischen Menschenbild entlehnt, zeigt etwa ein Textauszuges aus *Die Furcht vor der Freiheit*, aus dem auch der „interaktionale" Ansatz der Bezogenheit deutlich wird, der die menschliche Persönlichkeit nicht als Resultante aus Trieben und Triebschicksalen faßt, sondern den existentiellen Bezug des Menschen zur Welt, zu sich und anderen in den Mittelpunkt rückt. Damit ist auch die Frage der Identität (Identität als Bezogenheit, als ein Verhältnis zu sich und anderen) angeschnitten. Fromm schreibt:

„... Es handelt sich darum, daß ich die menschliche Natur als im wesentlichen geschichtlich bedingt ansehe, wenn ich auch die Bedeutung von biologischen Faktoren keineswegs unterschätzen möchte und nicht der Meinung bin, daß die Frage so zu stellen ist, daß man die kulturellen Faktoren *gegen* die biologischen ausspielt. Zweitens betrachtet Freud den Menschen grundsätzlich als ein geschlossenes System, das von der Natur mit bestimmten physiologisch bedingten Trieben ausgestattet wurde, und er interpretiert die Entwicklung des Charakters als Reaktion auf die Befriedigung oder Frustrierung dieser Triebe. Demgegenüber vertrete ich den Standpunkt, daß die menschliche Persönlichkeit grundsätzlich nur in ihrer Beziehung zur Welt, zu den anderen Menschen, zur Natur und zu sich selbst zu verstehen ist. Ich halte den Menschen *primär* für ein gesellschaftliches Wesen und glaube nicht, wie Freud es tut, daß er primär selbstgenügsam ist und nur sekundär die anderen braucht, um seine triebhaften Bedürfnisse zu befriedigen. In diesem Sinne glaube ich, daß die Individualpsychologie im Grunde Sozialpsychologie ist, oder - um mit Sullivan zu reden - Psychologie zwischenmenschlicher Beziehung. Das Schlüsselproblem der Psychologie ist das Problem der besonderen Art der Bezogenheit des einzelnen auf die Welt, und nicht die Befriedigung oder Frustrierung einzelner triebhafter Begierden" (1941a, GA 1, S. 386f.).

Doch ist das Konzept der Bezogenheit nicht lediglich von Sullivan entlehnt, sondern von Fromm in Anlehnung an Marx begründet worden (vgl. 1968h, GA 5, S. 424ff.). Fromm schlußfolgert aus seiner Analyse der Marxschen Ausführungen: „... Der Mensch ist potentiell nicht nur fähig, zur Welt in Beziehung zu treten, sondern darauf angewiesen. Um zu einem ganzen Menschen zu werden, muß er dieses Potential als eine gesunde und nicht-pathologische Form menschlichen Funktionierens wiederherstellen. ..." (1968h, GA 5, S. 426). Welche psychologischen und therapeutischen Implikationen aus dem Marxschen Ansatz resultieren, macht Fromm im Vergleich mit der Freudschen Auffassung von Normalität und Gesundheit deutlich:

„Marx spricht hier (Fromm bezieht sich auf die *Deutsche Ideologie*, MEGA I,5, S. 242, Anm. v. B.B.) von entfremdeten Leidenschaften, von Leidenschaften, die nur um ihrer selbst willen befriedigt werden, ohne den ganzen Menschen zu befriedigen, das heißt, die von allen anderen Leidenschaften abgesondert sind und daher dem Menschen als fremde Macht gegenübertreten. In einer Triebpsychologie wie der Freuds, wo Normalität und Gesundheit von der Befriedigung eines einzigen Triebes, nämlich des Geschlechtstriebes, abhängen, ist kein Raum für derartige Erwägungen. Bei einer humanistischen Auffassung der Leidenschaft, wo die Energie dadurch entsteht, daß die aktiven Strebungen aller Fähigkeiten ihre Objekte zu erreichen suchen, weist die Behauptung von Marx auf das Wesen der Neurose oder der Geisteskrankheit hin. Man kann sie als die absolute Dominanz und folglich Entfremdung einer einzigen Leidenschaft definieren.

Der Schlüsselbegriff des humanen, das heißt nicht entfremdeten oder pathologischen Triebs ist die Tätigkeit ..." (1968h, GA 5, S. 426).

7.4 Zur Differenz von Psychoanalyse als Theorie und Therapie

Während Fromm immer auch als Psychoanalytiker gedacht hat und bei seinen Betrachtungen der Psychoanalyse stets davon ausging, daß psychoanalytische Theorie und Therapie eine Einheit bilden, konnte Marcuse als Nicht-Analytiker eine strikte Trennung von Theorie und Therapie vornehmen und sein Hauptaugenmerk auf die in klinischer Hinsicht umstrittenen Teile des Freudschen Werkes legen, insbesondere die Meta-Psychologie und die Triebtheorie. Während Fromm also die Psychoanalyse als Psychoanalytiker und materialistischer Sozialphilosoph betrachtete, fand Marcuse zum Freudschen Werk lediglich einen philosophischen Zugang, wobei er meinte, die Theoriedimension der Psychoanalyse von der Therapiedimension abtrennen zu können.

So stellte Marcuse zunächst einen Unterschied zwischen der psychoanalytischen *Theorie* und der psychoanalytischen *Therapie* fest: „während die psychoanalytische Theorie erkennt, daß die Krankheit des Einzelnen letzten Endes durch die Krankheit seiner Zivilisation verursacht ist und durch sie fortdauert, bemüht sich die psychoanalytische Therapie darum, den Einzelnen zu heilen, damit er fortfahren kann, als Teil einer kranken Zivilisation zu funktionieren, ohne sich ihr ganz und gar zu unterwerfen" (Marcuse [1955], 1978, S. 241).[39]

Marcuse ist nun der Auffassung, daß die Psychoanalyse dort ihr kritisches Potential am deutlichsten entfaltet, wo sie ihr therapeutisches Interesse an kurzfristiger Linderung hinter sich läßt: in der Theorie, namentlich der „Meta-Psychologie". „... Infolgedessen gewinnen die kritischen Einsichten der Psychoanalyse ihr volles Gewicht nur auf dem Gebiet der Theorie und vielleicht besonders dort, wo die Theorie sich am weitesten von der Therapie entfernt - in Freuds 'Metapsychologie'" (ebd., S. 243).

Den „Revisionisten" wirft Marcuse nun vor, sie würden die Diskrepanz zwischen Theorie und Therapie zuungunsten der ersteren verwischen: „Die Revisionisten verwischten die Diskrepanz zwischen Theorie und Therapie, indem sie die erstere der letzteren anglichen" (ebd.). „Die Tiefendimensionen des Konflikts zwischen dem Einzelnen und seiner Gesellschaft, zwischen der Triebstruktur und dem Bereich des Bewußtseins wurden verflacht. Die Psychoanalyse sollte sich wieder an der traditionellen Bewußtseinspsychologie prä-Freudscher Prägung orientieren" (ebd.).

Marcuse stellt in Rechnung, daß Freud die Triebschicksale in der Zeit bis zum sechsten Lebensjahr besonders berücksichtigt hat. Demgegenüber seien die Revisionisten bestrebt, unter Vernachlässigung der vergangenen Triebschicksale die gesamte Persönlichkeit zu berücksichtigen. „ ... verlegen die Revisionisten den Akzent 'von der Vergangenheit auf die Gegenwart', von der biologischen auf die kulturelle Ebene, von der 'Konstitution' des Individuums auf dessen Umgebung. 'Man kann die biologische Entwicklung besser verstehen, wenn man den Begriff der Libido ganz beiseite läßt' und statt dessen die verschiedenen Stadien 'im Sinne des Wachstums und der menschlichen Beziehungen' deutet. Dann wird die 'Gesamtpersönlichkeit' in ihrer 'Bezogenheit zur Welt' zum Subjekt der Psychoanalyse, dann erst gewinnen die 'konstruktiven Aspekte des Individuums', seine 'produktiven und positiven Möglichkeiten', die Aufmerksamkeit, die sie verdienen" (Marcuse [1955], 1978, S. 244; Zitate im Zitat von Clara Thompson, 1952).

Sich von dieser revidierten Position distanzierend, beharrt Marcuse auf der prägenden Bedeutung der frühen Kindheit: „Die individuellen Situationen sind nämlich Abkömmlinge und Erscheinungen des allgemeinen Schicksals, und wie Freud zeigte, ist es das letztere, das den Schlüssel zum Schicksal des Einzelnen enthält. Die allgemeine Unterdrückungstendenz formt das Individuum und macht selbst seine persönlichsten Züge zum Allgemeingut. Dementsprechend orientiert sich Freuds Theorie konsequent an der frühen Kindheit - der Periode, in der dem Einzelnen das allgemeine Schicksal aufgeprägt wird. Die späteren reifen Beziehungen 'wiederholen' die formativen Beziehungen. Die entscheidenden Beziehungen sind damit diejenigen, die am wenigsten 'zwischenmenschlich' sind" (ebd., S. 249).

Fromm würde sich vorschnell auf die „Gesamtpersönlichkeit" beziehen und die formativen Beziehungen der frühen Kindheit wie auch die Entfremdung schaffenden gesellschaftlichen Bedingungen letztlich übergehen. So meint Marcuse bei Fromm einen Widerspruch feststellen zu können: einerseits würde Fromm die Gesellschaft zwar als völlig entfremdet beschreiben, andererseits jedoch von der produktiven Verwirklichung des Menschen sprechen, als ob sie in der bestehenden Gesellschaft möglich wäre (vgl. ebd., S. 254). Marcuse vermutet hier auf seiten Fromms eine Überschätzung der therapeutischen Möglichkeiten bzw. einen Etikettenschwindel: was Fromm als produktive Persönlichkeit ausgebe, sei nichts anderes als die konformistische Persönlichkeit, die ihr Glück in der bestmöglichen Anpassung an die entfremdete Realität finde.

7.5 Zur Kritik und Weiterentwicklung der Psychoanalyse: Selbstanalyse und Transtherapeutische Analyse

Im Kulturismus-Revisionismus-Streit wurde von Marcuse auch die Funktion der Therapie problematisiert. Sollte es ihr Ziel sein, den Patienten oder Klienten an die entfremdete Realität anzupassen? Gibt es unvermeidbarerweise immer eine Kluft zwischen der kritischen Funktion der Psychoanalyse als Theorie und der integrationistischen Funktion der Psychoanalyse als Therapie? Für Fromm war bezüglich dieser Frage klar, daß die Psychoanalyse auch als ein Instrument der Anpassung zu mißbrauchen ist. Allerdings plädierte er für eine gesellschaftskritische Verwendung der Psychoanalyse als Therapie. Ihm ging es dabei um die Befreiung des Klienten von inneren und äußeren Zwängen, zu denen auch die Befreiung von der Autorität des Analytikers gehörte, der sich der Klient oft allzu leichtfertig unterwarf. Seine Kritik der Psychoanalyse führte Fromm schließlich zu der von ihm so genannten „transtherapeutischen Analyse", auf die weiter unten ausführlich eingegangen werden soll.

Bereits in den 30er Jahren hatte Fromm in seiner Arbeit *Die gesellschaftliche Bedingtheit der psychoanalytischen Therapie* (1935a, GA 1) eine Kritik der Psychoanalyse unter besonderer Berücksichtigung ihrer Technik und Methode vorgelegt. Eine Frage Fromms lautete dabei: „Was spielt sich zwischen dem Analytiker und Patienten ab?" (ebd., S. 118).

Fromm sah ein Defizit der Analyse darin, daß Freud „dem aktuellen Verhalten und besonderen Charakter des Analytikers" zu wenig Aufmerksamkeit geschenkt habe, und kritisierte das auf Distanz beruhende Beziehungsarrangement in der psychoanalytischen Situation. Auch später hat Fromm sich mit der Praxis der Psychoanalyse, namentlich mit der Beziehung zwischen Analytiker und Klient, auseinandergesetzt und seine Kritik an Freud weiterentwickelt. Freud hatte ja das klassische psychoanalytische Setting mit der Regel der freien Assoziation und der distanzierten Gestaltung der Analytiker-Klient-Beziehung entwickelt. Hinter diesem Setting stand der Glaube Freuds, Wissen über den Menschen zu erlangen, müsse auf dem gleichen Weg erfolgen wie die Gewinnung von Wissen über die Natur, nämlich durch die beobachtende Distanzierung vom Objekt. Zwar teilte Freud nicht die Meinung der Wissenschaftler, die die verstehende Methode ablehnten, doch versuchte Freud, mittels Distanzierung zu verstehen und nicht durch Begegnung und Teilhabe. Fromm machte seinen verstehenden Ansatz, im Gegensatz zu dem Freuds (aber auch gegenüber behavioristischen Psychologen), wie folgt deutlich:

„Psychologen glauben, sie könnten den Menschen nicht verstehen, aber was sie nicht verstehen, ist, daß das Studium des Lebendigen andere Methoden erfordert als das Studium dessen, was nicht lebt. Befaßt man sich mit dem Lebendigen auf die gleiche Weise wie mit dem, was unbelebt ist, entstellt man seine besondere Qualität, und folglich ist die ganze Beobachtung verzerrt.

Freud übersah, daß man das Maximum oder Optimum über eine Person niemals erfahren kann, wenn man in Distanz zu ihr verbleibt, sondern nur im unmittelbaren Handeln mit oder in Bezogenheit zu ihr" (u1957b, S. 28f.; eigene Übersetzung).

Fromm zog aus dieser Einsicht seine Konsequenz, kritisierte - darin ganz auf der Linie von Ferenczi und Balint - die distanzierte Haltung des Analytikers und entfernte sich von dem klassischen Setting. Als besondere Fähigkeit des Psychoanalytikers beschreibt Fromm das Vermögen, gleichsam zwischen den Zeilen zu lesen, was nur aufgrund von Empathie und Bezogenheit möglich wird: „Tatsächlich ist die grundlegende Voraussetzung von Psychoanalyse, daß der Analytiker als ein *mind reader* in der menschlichen Seele zu lesen vermag. Damit meine ich, daß er das versteht, was ihm nicht gesagt wird" (ebd., S. 29; eigene Übersetzung).

Mit den Fehlformen der klassischen Psychoanalyse setzt Fromm sich polemisch und in desillusionierender Weise auseinander: „Die Freudsche Analyse ist zu einem Ritual verkommen. Sie nehmen fünf Termine wahr, liegen auf der Couch eines Analytikers, eines Priesters der Psychoanalyse. Er weiß die Wahrheit. Und wenn Sie nicht vorwärts kommen, die Analyse Ihnen nichts bringt, ist es einfach zu schlimm für Sie, einen solchen üblen Widerstand zu haben. Wenn ich das auch so kraß formuliere, glaube ich doch nicht ernstlich, daß dies für jede Freudsche Analyse gilt und die Menschen nicht gesund werden. Allerdings meine ich, daß der Freudschen Analyse eine Gefahr innewohnt, nämlich die der Ritualisierung, Priesterschaft und Erstarrung zu einem bloßen Ritual" (ebd., S. 31; eigene Übersetzung).

Auch kommt Fromm auf die Veränderungen im Krankheitsbild, in der Symptomatik psychischen Leidens, zu sprechen, mit dem die Psychoanalytiker bei ihren Patienten oder Klienten konfrontiert sind. Vor 50 Jahren hatten die Menschen wenig Symptome dieser neuen Art. „Heute ist ein Kranksein verbreitet, das gegenüber früher ganz andersartig ist: das Gefühl von Leere. Es ist das Gefühl zu leben, aber nicht lebendig, sondern innerlich erstorben zu sein. Das ist genau das, was viele Menschen heute fühlen" (1957d, S. 37f.; eigene Übersetzung; vgl. 1990a, S. 105).

Fromm stellt fest, daß sich mit den Symptomen auch die Ziele der Psychoanalyse geändert haben: „Wenn Psychoanalyse sich nicht in der Heilung von Symptomen erschöpft, sondern der Auseinandersetzung mit den Grundproblemen menschlicher Existenz dient, dann ist sie im wesentlichen mit genau denselben Fragen befaßt, die in allen großen Geisteswissenschaften, besonders der Philosophie und der Religion, behandelt wurden und die darauf abzielen, der Person zu helfen, lebendig zu werden. ..." (1957d, S. 39f.; eigene Übersetzung).

Insgesamt hat Fromm mit seinen Ausführungen zur Psychoanalyse als Therapie einen Ansatz vorgestellt, der in seiner Funktion eindeutig nicht auf die Erzeugung von Konformität bezogen ist. Zwar mag es übertrieben sein, die Kranken als die eigentlich Gesunden zu bezeichnen, wie es Fromm in der ihm eigenen Überspitzung gelegentlich getan hat (vgl. Interview: Lämmle/Lodemann, 1980), in der Neurose mag jedoch tatsächlich ein Kern von Wahrheitsbereitschaft vorhanden sein, der einen neurotischen Menschen von der Masse der psychisch normal erscheinenden, aber mit einem „sozialen Defekt" lebenden Menschen unterscheidet (vgl. Fromm, 1955a, GA 4, S. 15f.). Erschwerend kommt hinzu, daß psychische Erkrankungen sich heute weniger in klar umgrenzbaren Symptomen ausdrücken, als vielmehr in einer Vielzahl von narzißtischen Störungen sich zeigen, bei denen es um die grundlegende Frage der menschlichen Bezogenheit (Liebe, Destruktivität, Distanz) geht. Fromm hat ja in seinen soziologischen und psychoanalytischen Arbeiten einen Charaktertypus entdeckt und beschrieben, der nach dem Modell einer Maschine funktioniert, sich dem Marktmechanismus („Personalmarkt") anpaßt, seine Identität konfektioniert und Rollen differenziert zu spielen weiß, dabei aber seine Lebendigkeit eingebüßt hat und unter diffuser Langeweile, Selbstwertverlust und Depressivität leidet.

Wenn - nach Fromm - die Psychoanalyse belebend auf eine Person wirken sollte, so meinte er damit nicht das konformistische Leben in der entfremdeten Gesellschaft. In den 70er Jahren hat Fromm sich mehrfach zu den Veränderungen in der Psychoanalyse geäußert, die er für notwendig hielt.

In einem im Wortlaut umstrittenen und offenbar von ihm nicht autorisierten Interview mit Peter Nischk (vgl. Fromm, 1976h) hat Fromm seine Vorstellungen zur „Psychoanalyse", zur „Selbstanalyse" und „transtherapeutischen Therapie" formuliert (in: Nischk, 1976, S. 133-150). Konnte bislang nur schwer eingeschätzt werden, wie authentisch die Frommschen Ausführungen in diesem Interview sind, so wird die inhaltliche Authentizität des Interviews inzwischen durch ein aus seinem Nachlaß veröffentlichtes Manuskript bestätigt, in dem gleichlautende Ausführungen zu finden sind (Fromm, u1975; deutsch: 1989a, S. 13-113). Trotz aller Vorbehalte, dieses Manuskript - es war ursprünglich als dritter Teil von

Haben oder Sein gedacht - zu veröffentlichen (vgl. Funk, in: Fromm, 1989a, S. 10), zeigt es mit seinen Ausführungen zur Psychoanalyse, daß Fromm von konformistischer Anpassung weit entfernt ist. Erwähnenswert ist, daß Fromm seine Kritik an der psychoanalytischen Therapie radikalisiert hat. Dabei wandte er sich nicht nur gegen das starre orthodox-analytische Vorgehen, sondern auch gegen die „popularistischen" Auswüchse psychoanalytischer Therapie in der amerikanischen Kultur.

Fromm betont die nicht-therapeutische Funktion der Psychoanalyse. Es gehe im Falle der Psychoanalyse (wie auch der anderen Therapieformen) nicht allein um die Behandlung neurotischer Störungen, sondern auch - und darin mag das höchste therapeutische Ziel liegen - um persönliches Wachstum (vgl. Fromm, 1989a, S. 78). Entsprechend stellt er die orthodoxe Psychoanalyse dahingehend in Frage, ob sie lediglich tauglich sei, Neurosen zu heilen, oder ob sie als Methode auch zu einem höheren Seins-Niveau führe. Ist Psychoanalyse eine Hilfe für spirituelles Wachstum? Hat sie eine heilend-belebende transtherapeutische oder nur eine therapeutische Funktion? Kann ein Mensch ein höheres Seins-Niveau nur erreichen, wenn er sich über Jahre von einem Psychoanalytiker analysieren läßt? Ist dieses Ziel auch in weitaus kürzerer Zeit oder sogar durch Selbstanalyse zu erreichen? (vgl. Fromm, u1975, S. 69ff.; 1989a, S. 78, 85f.; 1990a, S. 105-111; 1991a, S. 220-224; 1992a, S. 199f.).

Diese Fragen Fromms stehen im Kontext des Problems, ob der gesellschaftliche Zusammenhang von Neurose und Anpassung mittels therapeutischer Bemühungen überhaupt aufgebrochen werden kann. Fromm scheint dies eindeutig zu verneinen; Therapie kann nur individuelle Hilfen geben und im Idealfall die Autonomie des Individuums stärken. Wie letzteres im Zusammenhang mit den Strebungen des Individuums nach Ganzheit und persönlichem Wachstum geschehen kann, meint Fromm damit beantworten zu können, daß er eine neue Dimension von Psychoanalyse einfordert: die Unterstützung des Menschen bei seiner Suche nach einer seinsorientierten Lebensweise und Spiritualität. Insofern diese Suche nicht auf eine bloße Verbesserung der individuellen Situation beschränkt bleibt, kann sie im Zusammenhang mit sozialstrukturellen Veränderungen ein wichtiger Faktor gesellschaftlicher Umwälzungen sein.

Ob mit oder ohne Neurose, der Mensch heute schafft sich oftmals einen Ersatz für berechtigtes Leiden oder betäubt seine Gefühle durch Geschäftigkeit und Konsumismus. Das uneigentliche oder verdrängte Leiden jedoch ist unproduktiv, denn es bedeutet versäumtes Leben und bewirkt im Menschen keine Veränderung. Solange ein Mensch sich die Fähigkeit zu leiden - die sich von Masochismus oder Hypochondrie unterscheidet - bewahrt hat und in seinem Leben nicht völlig dem Haben ergeben ist, sich also noch nicht von einem Menschen in ein Ding, ein lebloses mechanisches Rädchen im Getriebe, verwandelt hat, wird die Analyse ihm das Leiden nicht wegtherapieren können. Eigentlich kann der „Ersatz für berechtigtes Leiden" sich nur in nichtneurotisches, ursprüngliches oder unmittelbares Leiden zurückverwandeln. Der neurotische Leidensdruck, etwa das Leiden an einem Symptom, mag in der Therapie verschwinden, aber gleichzeitig wird der Mensch empfindsamer und verletzlicher werden, er wird lernen sich besser zu schützen, wird produktive Fähigkeiten und Unabhängigkeit entwickeln. Das Leiden, das eine kranke Gesellschaft induziert, wird durch Therapie nicht verschwinden. Genausowenig wird dem Menschen ein Glück in den Schoß fallen, das nicht durch eigene Anstrengung, durch Wachstum der Person, errungen ist.

Fromm kritisiert den im Zusammenhang mit der vorherrschenden Ideologie des bequemen, anstrengungslosen Lebens weit verbreiteten Glauben, das Leben sollte keinerlei Konflikte mit sich bringen und den Menschen nicht vor schmerzhafte Entscheidungen stellen. Der heutige Mensch versuche, konflikthafte Situationen, die eine Entscheidung erforderlich machen, zu vermeiden: „Solche Situationen werden mehr oder weniger als abnorm oder pathologisch und nicht als notwendiger Bestandteil des gewöhnlichen Lebens betrachtet. Es stimmt, Maschinen haben keine Konflikte; warum sollten lebende Automaten Konflikte haben, es sei denn aufgrund eines Konstruktions- oder Funktionsfehlers" (1989a, S. 78).

Heute wollen die Leute ihre Probleme loswerden, sie wollen anstrengungslos glücklich sein, wie es die Konsumgesellschaft ihnen suggeriert. Fromm macht diese Haltung am Beispiel einer Scheidung deutlich. Fromm weiß, daß eine Scheidung zumeist eine sehr schmerzhafte Entscheidung ist, die unumgänglich sein kann. Da die Entscheidung so schwer falle, meinen viele, sie hätten einen Komplex und müßten sich therapieren lassen. Das komme - nach Fromm - oftmals einer Flucht gleich. Der Klient hofft, der Analytiker nehme ihm die Entscheidung ab. Oder aber die Klienten hätten eine weitere illusionäre Erwartung: „Sie glauben, daß die Psychoanalyse zu einer solchen inneren Klarheit verhilft, daß sie sich ohne Schwierigkeiten und ohne Schmerz entscheiden können" (1989a, S. 79).

Fromm nennt eine Reihe von Gründen, die dagegen sprechen, eine Psychoanalyse zu beginnen (1989a, S. 78 f). So kann der Weg in die Therapie einer Selbstentmündigung gleichkommen, die mit dem Ideal des anstrengungslos Glücklichseinwollens zusammenhängt und dem Motto folgt: Ja keine Entscheidung tragen! Der Therapeut soll die Problemlösung entwickeln (ebd., S. 79). Es kann auch geschehen, daß, je länger eine Psychoanalyse dauert, umso länger eine schmerzhafte Entscheidung aufgeschoben werden kann (ebd.). Die orthodox-freudianischen Analytiker beurteilt Fromm sehr skeptisch, „weil ihnen die Libido-Theorie und die einseitige Betonung der Kindheitserfahrungen im Wege stehen" (ebd., S. 90).

Zudem ist eine große Sorgfalt bei der Auswahl des Analytikers nötig, um nicht einem in bürgerlichen Konventionen verstrickten Therapeuten in die Hände zu fallen, der durchaus normalen Lebensschwierigkeiten, die das Ringen nach Selbständigkeit beinhalten, mit analytischen Deutungsmustern begegnet und etwa begierig nach einem „ödipalen Konflikt" sucht. In vielen Fällen mag eine Kurztherapie möglich sein, die den Patienten lediglich auf den Weg bringt, für sich selbst zu sorgen, ohne ihm die eigene Zuständigkeit für seine Probleme durch ein falsch verstandenes Professionalitätsideal zu nehmen und die eigene Integrität zu verletzen.

Fromm sieht in den Motiven, die Menschen dazu bewegen, eine Analyse zu beginnen, oft Fluchtversuche vor den eigenen Entscheidungen und den normalen Schwierigkeiten des Lebens. Die Durchführung dieser Analysen kann daran kranken, daß die Patienten im Analytiker eine Autoritätsperson oder eine Art „magischen Helfer" sehen, der als Steuermann die Richtung angibt und die Verantwortung übernimmt. Solche Analysen dauern oft jahrelang, weil die Patienten in der zeitlichen und sozialen Struktur ihrer Analyse nicht die Verantwortung für sich übernehmen können. Allenfalls taugt die Analyse dann hier und da für Gespräche (etwa auf Cocktailparties), in denen das Prestigemerkmal, einen Therapeuten und einen Ödipuskomplex zu haben, aufmerksamkeitsheischend mitgeteilt werden kann. Insgesamt bewege sich die Analyse zu oft auf der Ebene vorgefertigter Interpretationen, die dem Patienten übergestülpt werden, und lasse ihm zu wenig Raum für die eigene Verantwortung.

Fromm entwickelt den Vorschlag, die psychoanalytische Therapie sowohl zeitlich zu begrenzen als auch durch Selbstanalyse zu intensivieren. Die Therapie soll nicht dem Ziel dienen, dem Menschen irgendein Symptom wegzunehmen oder eine Entscheidung abzunehmen, sondern ihn damit vertraut machen, daß sein Leiden ein gesellschaftlich bedingtes Leiden ist, daß es eine Illusion ist zu glauben, es könnte ein Leben ohne Leid, ohne Entscheidung und ohne Anstrengung geben. Wesentliches Ziel der Therapie sei, die Bereitschaft zum inneren Wachstum, zur inneren Befreiung, zu fördern. Das ginge am besten, wenn die Therapie den einzelnen in die Lage versetzte, den beim Analytiker erfahrenen Therapieprozeß in der *Selbstanalyse* fortzusetzen. Fromm nennt diese Fortsetzung die „transtherapeutische Analyse".

Unter dieser *transtherapeutischen Analyse* versteht Fromm eine neue Dimension der Psychoanalyse, die über die Neurosen- und Symptomtherapie hinausreicht. Sie kann

> „als therapeutische Analyse beginnen, hört aber mit der Befreiung von den Symptomen nicht auf, sondern setzt sich neue Ziele, die eine Therapie überschreiten. Müssen keine schwierigen psychopathologischen Probleme gelöst werden, kann die Psychoanalyse aber auch gleich mit Blick auf die transtherapeutischen Ziele beginnen. Der entscheidende Unterschied besteht darin, daß bei der transtherapeutischen Psychoanalyse die Ziele weiter gesteckt sind. Sie will mehr, als den Patienten wieder an die Normalität anzupassen. ... Die Ziele einer transtherapeutischen Psychoanalyse lauten: Befreiung des Menschen zu sich selbst durch ein größtmögliches Gewahrwerden seiner selbst; Erreichen von Wohl-Sein (*well-being*), Unabhängigkeit und Liebesfähigkeit; Stärkung seines kritischen, des-illusionierenden Denkens und seines 'Seins'" (1989a, S. 86).

Fromm sieht die transtherapeutische Analyse als zeitlich unbegrenzt; sie könne bis zum Ende des Lebens den Alltag begleiten. Fromm selbst hat in der zweiten Lebenshälfte täglich Selbstanalyse praktiziert. So habe er immer wieder Neues bei sich entdeckt (1989a, S. 91).

Entscheidend in der Selbstanalyse ist die *Konfrontation des bewußten Lebens mit dem Unbewußten*; darin unterscheidet sich die Analyse nicht von der Selbstanalyse. Die der transtherapeutischen Analyse zugrunde liegenden Ziele entsprechen somit denen der klassischen Psychoanalyse: „das Aufdecken unbewußter Strebungen, das Erkennen des Widerstands, der Übertragung und der Rationalisierung sowie das Verständnis des Unbewußten mit Hilfe der Traumdeutung als *via regia* [königlicher Weg]" (1989a, S. 87f.).

Obwohl Freud Selbstanalyse betrieben hat, ist die Selbstanalyse als transtherapeutische Möglichkeit stets vernachlässigt worden. Den Hauptgrund dafür sieht Fromm darin, daß die Beziehung zwischen dem Analytiker und dem Patienten durch das herkömmliche Rollenverständnis geradezu bürokratisch entstellt worden ist und der Analytiker sich für unentbehrlich hält, wenn es um die Widerstände und Rationalisierungen des Patienten geht. Dahinter steht ein Perfektionsideal. Fromm plädiert dafür, nicht auf Perfektion, sondern auf Bewußtheit zu setzen.

Fromm macht auch deutlich, daß seine Selbstanalyse nicht moralistisch mißverstanden werden sollte (1989a, S. 109). Auch solle der Patient nicht in seiner Egozentrik bestärkt werden. Das Ziel sei Freiheit und Bewußtheit, erreichbar durch Bezogenheit auf andere Menschen, Selbstachtung und durch viele kleine Schritte der Selbstanalyse und Selbstbefreiung im täglichen Leben.

7.6 Nachbemerkung – Offene Fragen

Die vorangehenden Ausführungen haben deutlich gezeigt, daß die Psychoanalyse ein so differenziertes und entwicklungsfähiges Gebilde ist, daß der Streit zwischen Marcuse und Fromm nicht im Sinne eines Entweder-Oder zugunsten eines Kontrahenten entschieden werden kann. Dies gilt auch für die Psychoanalyse als Therapie, die sich nicht notwendigerweise dem Ziel der unbedingten Anpassung unterordnen muß. Sicherlich muß die Kritik Marcuses an der Funktion der Psychoanalyse als Therapie relativiert werden. Problem in der Therapie bleibt jedoch, daß die gesellschaftlichen Strukturen, die das Individuum deformiert haben, außerhalb der therapeutischen Situation verbleiben. Soziale Wirklichkeit ist nach Fromm zwar immer nur in Gestalt des Individuums bearbeitbar, doch ist die Heilung einer Neurose nicht zugleich die Veränderung einer krankmachenden sozialen Struktur. Deshalb bleibt die gesellschaftskritisch verändernde Funktion der psychoanalytischen Therapie immer beschränkt. Die psychoanalytische Theorie hingegen kann die gesellschaftlichen Strukturen auf ihre deformierenden Wirkungen befragen, ohne um therapeutische Effekte bemüht zu sein. Diese kritische Funktion kann die Psychoanalyse als Theorie jedoch nur erfüllen, wenn sie die gesellschaftlichen Tabus hinterfragt und Gesellschaft als einen gewaltförmigen Zusammenhang zu interpretieren vermag. Hier stellt sich die Frage, inwieweit die triebtheoretische Version der Psychoanalyse die gesellschaftliche Unterdrückung zu erfassen erlaubt. Wie mir scheint, haben Adorno und Marcuse da, wo sie die gesellschaftliche Gewaltförmigkeit und Repression untersucht haben, sich gar nicht primär an der Triebtheorie orientiert, sondern sind - mehr implizit - auf die frühe, von Freud weitgehend verworfene Trauma- und Verführungstheorie rekurriert.

So läßt sich im Kulturismus-Streit ein Bezug zu der neuerlichen Wiederentdeckung und Bestätigung der Freudschen Verführungs- und Traumatheorie rekonstruieren.[40] Im folgenden will ich die These plausibilisieren, daß der Verführungstheorie/Traumatheorie (die weder bei Adorno noch bei Marcuse explizit erwähnt wurde) innerhalb der Auseinandersetzung um die Revision der Psychoanalyse ein wichtiger Stellenwert zukommt.

Adorno und Marcuse gingen von der Gewaltförmigkeit des gesellschaftlichen Zusammenhangs aus, der sich in Traumata oder seelischen Verletzungen, die bis in die Tiefenschichten der Person, bis in ihre Triebe hineinreichen, niederschlägt. Weder Adorno noch Marcuse wären bereit gewesen, diese Verletzungen als lediglich phantasierte und nicht real geschehene hinzustellen. Auf klinisches Material haben sie nicht zurückgegriffen - sie waren keine Psychoanalytiker -, denn es ging ihnen um die Entschleierung und Kritik der repressiven Verhältnisse und nicht um die Therapie von Menschen. Sie haben zwar den Freudschen Triebbegriff für sich reklamiert, doch ohne die klinischen Erfahrungen und die Freudsche Verarbeitung dieser Erfahrungen (letztlich seine Abkehr von der Verführungstheorie) nachzuvollziehen.

Insofern Adorno und Marcuse das triebtheoretische Konzept gebrauchen und gleichzeitig nicht die Verführungs- und Traumatheorie verwerfen, beziehen sie eine revidierte Position. Zwar findet sich bei ihnen nicht die ausdrückliche Anerkennung dieser Theorie, doch ist es vom Eingeständnis realer traumatischer Ereignisse zur Trauma- und Verführungstheorie nicht allzu weit. Aber auch die Trauma- und Verführungstheorie ist keine umfassende Theorie der gesellschaftlichen Gewaltförmigkeit, indem sie begrenzt einen - gleichwohl sehr wichtigen - Ort und Modus der Gewalt im Sozialisationsprozeß identifiziert. Als sensibilisierendes Konzept enthält sie die Aufforderung, die in der Familie, in den Beziehungen zwischen Kindern und Eltern, anzutreffende Gewaltförmigkeit aufzudecken. Die Frage nach der Entstehung von Gewalt ist damit zunächst nur hinsichtlich des lebensgeschichtlichen Erfahrungskontextes beantwortet. Die weitergehende Frage bleibt offen, wie Gewalterfahrungen nicht nur in den interaktionellen lebensweltlichen Strukturen, sondern auch in den systemischen Makrostrukturen kodiert sind.

Die Versuche, die Psychoanalyse soziologisch fruchtbar zu machen, nahmen ihren Ausgang zwar an der Triebtheorie, doch wurden dabei von Freud in der Abkehr von der Trauma- und Verführungstheorie entworfene Konzepte stillschweigend modifiziert und in eine neue Konstruktion eingebaut. Der gesellschaftskritische Gehalt der Freudschen Triebtheorie, die etwa die in den Familien - in sexuellen und anderen gewalttätigen Übergriffen - erfahrbare gesellschaftliche Gewaltförmigkeit ausblendet, erscheint vergleichsweise gering, so daß es eher erstaunlich ist, daß die soziologischen Versuche von Adorno und Marcuse sich zentral auf die Freudsche Triebtheorie berufen. Diese war in ihrer Entstehung und Ausformulierung so an die Ablehnung der Verführungstheorie gebunden, daß sie ohne Modifikationen weder als Instanz für radikale Gesellschaftskritik noch als ein Ansatz für eine konfrontative Therapie fungieren konnte.

Das heißt nicht, daß die Triebheuristik, so wie sie von Adorno und Marcuse entwickelt worden ist, einfach verworfen werden sollte, sondern zunächst nur, daß sie aus der Perspektive der Trauma- und Verführungstheorie in Frage gestellt und korrigiert werden muß. Dabei ist zu berücksichtigen, daß Freud tendenziell die gesellschaftliche Gewaltförmigkeit, die ehedem in der Verführungstheorie noch Thema war, in seiner Triebtheorie verharmloste. Statt dessen sprach er von dem erzwungenen Triebverzicht, der kulturnotwendig sei, und verlieh in seinem kulturpessimistischen Konzept des Todestriebes den Beschädigungen der Menschen einen ontologischen Status. Wenn Marcuse oder Adorno die gesellschaftliche Gewaltförmigkeit wahrzunehmen in der Lage gewesen sind, dann nicht dank der Freudschen Triebtheorie, sondern aufgrund ihrer Erkenntnis der traumatisierenden Bedingungen im Sozialisationsschicksal der meisten Menschen, einer Erkenntnis, die sie nicht auf die Ebene der Phantasien abschieben konnten. So läßt sich die These formulieren, daß bei Adorno und Marcuse der Triebbegriff als gesellschaftskritische Kategorie nur bewahrt werden konnte, indem ihm implizit das Theorem von der traumatischen Beschädigung an die Seite gestellt wurde.

Mit den vorangehenden Überlegungen ist die von Adorno und Marcuse bewußt vertretene triebtheoretische Sichtweise hinterfragt. Berücksichtigt man, daß die Triebtheorie bei Freud in der Abkehr von der Trauma- und Verführungstheorie entstand, so wird die Frage virulent, wie kritisch oder gar revolutionär die Triebtheorie überhaupt sein kann. Haben sich Adorno und Marcuse wirklich mit der Freudschen Triebtheorie identifiziert? Oder haben sie an dieser eigene Revisionen vorgenommen, deren Prämissen erst jetzt erkennbar werden? Man kann mit guten Gründen behaupten, daß Adorno und Marcuse ihre Kritik der revidierten Psychoanalyse weniger auf der Freudschen Triebtheorie begründeten, sondern unter der Hand die psychoanalytische Theorie einer in soziologischer Hinsicht bedeutsamen traumatheoretischen Revision unterzogen, die der Frommschen Revision der Psychoanalyse nicht notwendigerweise diametral entgegengesetzt sein muß. Insgesamt bleiben hinsichtlich des Kulturismus-Streits Fragen nach der Bewertung der Gemeinsamkeiten und Unterschiede in den Arbeiten von Adorno, Marcuse und Fromm offen. Wenn die Einschätzung zutreffend ist, daß Adorno und Marcuse eine triebtheoretische Position vertreten haben, die nicht mehr mit der von Freud identisch war, können sie Fromm nicht vorhalten, er habe - im Gegensatz zu ihnen - die Freudsche Position verlassen. Insoweit Adorno und Marcuse nicht mehr auf der Grundlage der Freudschen Triebtheorie argumentieren, wird der gegen Fromm gerichtete Vorwurf gegenstandslos, schon das Verlassen der Linie Freuds, besonders der Triebtheorie, komme einem Verrat des kritischen Erkenntnispotentials der Psychoanalyse gleich. So ist von vornherein nicht auszuschließen, daß zwei unterschiedlich ansetzende Revisionen einer soziologisch unzureichenden Theorie, nämlich der Freudschen Psychoanalyse, gleichermaßen die Funktion radikaler Kritik erfüllen können.

8. Nachwirkungen des Kulturismus-Revisionismus-Streits

Der Streit zwischen Fromm und Marcuse, der eigentlich ein Streit um das Erbe Freuds in der Kritischen Theorie gewesen ist, hat etliche Nachwirkungen erbracht, die über die Kritische Theorie hinausreichten. Oben ist bereits die These vertreten worden, die Rezeptionsweise des Frommschen Werkes sei zentral durch die Kritische Theorie bedingt, deren Sichtweise - von Horkheimer, Adorno und Marcuse bestimmt - eine einseitige Interpretation beinhaltete. In der Tat scheint diese Sichtweise in der Rezeption des Frommschen Werkes wirksam zu sein, was selbst die Ansätze betrifft, die sich lediglich im weiteren Sinne auf die Kritische Theorie berufen.

Um diese These plausibel zu machen, will ich ein Beispiel präsentieren, wie Fromm innerhalb der deutschen Soziologie und Sozialisationstheorie aufgenommen wird, und an dem ersichtlich wird, daß Fromm nur sehr am Rande rezipiert wird. Dies selbst bei Ansätzen, die von der Fragestellung her eine gewisse Nähe zu Fromm aufweisen (etwa die Arbeiten von Klaus Ottomeyer, 1977, 1982). Als Beispiel dient zunächst das *Handbuch der Sozialisationsforschung* (1982), in dem Fromm mehrmals aufgeführt wird. Bezeichnenderweise ist er hier mit einer sehr eingeschränkten Literaturauswahl repräsentiert,[41] die allerdings insofern typisch erscheint, als einige wenige ältere (d.h. aus der Schaffensperiode der frühen Kritischen Theorie stammende) Veröffentlichungen Fromms genannt, seine anderen Veröffentlichungen, insbesondere der 50er, 60er und 70er Jahre aber bis auf eine Ausnahme nicht angeführt werden, obwohl mehrere dieser Arbeiten charakterologische Studien zu den Ausprägungen des „Sozialcharakters" (social character) enthalten.

Der Begriff des „Sozialcharakters" (in neueren Übersetzungen: „Gesellschafts-Charakter") hat in die Sozialisationsforschung und soziologische Theorie Eingang gefunden. Selten aber wird Fromm als Urheber dieses Begriffs genannt. Eine viel größere Popularität hat David Riesman (Riesman u.a. 1967) gewonnen, dessen sozialcharakterologische Theorie des außengeleiteten Menschen auf Fromm zurückgeht. Ihm wird des öfteren der Begriff zugeschrieben. Doch gibt es auch Ausnahmen, wenn etwa Dieter Geulen den „Begriff des gesellschaftsspezifischen Sozialcharakters" (Geulen, 1982, S. 36) Fromm zuordnet oder Klaus Ottomeyer Fromm als Gewährsmann anführt, allerdings ohne das Theorem des Sozialcharakters im Kontext Frommscher Theorie zu rezipieren (vgl. Ottomeyer, 1982, S. 165). Der Einfluß von Adorno, Marcuse und deren Gefolgsleuten zeigt sich, wenn Ottomeyer die Frankfurter Schule unter dem Aspekt des Verhältnisses von Individuum und Gesellschaft untersucht: Gelobt wird Jacoby (1978) wegen seiner „sehr präzise(n) und verständliche(n) Zusammenfassung und Verteidigung der Frankfurter Position" (Ottomeyer, 1982, S. 168); die Freudsche Triebtheorie wird unter dem Aspekt des „Widerspruchspotentials" hervorgehoben: „Das Triebleben des Individuums, seine 'innere Natur' bleibt jedoch gegenüber der 'zweiten', gesellschaftlichen Natur auch immer ein selbständiges und unsozialisiertes, ein Widerspruchspotential, das - z.B. in der Neurose - rebelliert. ..." (ebd., S. 168).[42]

Ohne diese Anmerkungen explizit gegen Fromm zu richten, gibt Ottomeyer hier eine triebtheoretische Position wieder, die mit der von Fromm seit Mitte der 30er Jahre formulierten nicht mehr vereinbar ist. Zwar hält er den „positiv-anthropologischen" Ansatz Fromms für bedenkenswert, er unterläßt es jedoch, eine differenziertere Auseinandersetzung mit den entsprechenden Werken Fromms zu beginnen oder gar die triebtheoretische Position in Frage zu stellen. So faßt Ottomeyer zusammen:

„Fromm war vor dem Zweiten Weltkrieg maßgeblich mitbeteiligt an der gesellschaftskritischen Charakterlehre der Frankfurter Schule (...). Während aber bei ihm, insbesondere im Spätwerk, Charakter als unverzichtbare, entlastende Struktur der Orientierung und Vereinheitlichung des Verhaltens und als Ersatz für die tierischen Instinktregulationen durchaus auch einen positiv-anthropologischen Sinn hat, ist Charakter bei Adorno und Horkheimer als ein ausschließlich gesellschaftskritischer Begriff gefaßt. Ähnlich wie bei Reich (1933) ist für sie der Charakter von Individuen und sozialen Gruppen ('Sozialcharakter') ein System von Abwehrmechanismen und Widerständen im psychoanalytischen Sinn, ein System von seelischen Panzern und Vernarbungen. ..." (ebd., S. 169).

Die folgenden Ausführungen Ottomeyers erscheinen mir sehr treffend, auch wie er das Verdienst und die Grenzen der Frankfurter Schule (Adorno, Horkheimer und Marcuse) bewertet. Interessanterweise argumentiert Ottomeyer hier eher im Sinne der Frommschen Position als der von Adorno und Horkheimer:

„Doch wirft das Verfahren einer rein negativen Bestimmung von Subjektivität über die Rekonstruktion ihrer gesellschaftlichen Deformation auch grundlegende Probleme auf. Der Gegenstand, auf den die Negation und Deformation sich richtet, bleibt in ein gewisses raunendes Dunkel und Tabu gehüllt, in welchem sich der bekämpfte 'Kult der Subjektivität' zu wiederholen droht, weil jeder Versuch einer positiven Benennung und Charakterisierung menschlicher Züge sogleich unter den Verdacht der ideologischen Anthropologisierung historisch-besonderer, entfremdeter Charakteristika der Menschen gestellt wird. ..." (ebd., S. 170).

So präferiert Ottomeyer gegenüber dem „Anthropologie-Verdikt" der Frankfurter Schule „die Suche nach positiven Momenten identitätsbildender Praxis der Subjekte" (ebd., S. 170) und kommt dabei Fromm näher als Adorno und Horkheimer.

Wenn Fromm auch nie eine explizite Theorie der Sozialisation entwickeln wollte, so sind in seiner Analytischen Sozialpsychologie doch etliche Anregungen für eine solche Theorie enthalten. Dies gilt insbesondere für sein Theorem des Gesellschafts-Charakters und die These von der „Familie als Agentur der Gesellschaft". Nimmt man die von Fromm vollzogene gesellschaftliche Neubestimmung der Psychoanalyse hinzu, so erscheint besonders sein sozialcharakterologischer Ansatz für eine neu überdachte psychoanalytische Position als unverzichtbar. Auf seiner Grundlage - im Gegensatz zu der Freuds oder Marcuses - wird eine Theorie der Sozialisation möglich, die die Psychoanalyse auch im Sinne einer „Theorie zwischenmenschlicher Beziehungen und Bezogenheiten" aufnimmt und weiterführt. Allerdings sind die Frommschen Ausführungen im Bereich der Sozialisationsforschung und soziologischen Theorie bislang weitgehend unbekannt geblieben, und die „Sozialisationstheorie als Gesellschaftstheorie" - wie sich das Frommsche Anliegen beschreiben ließe - ist nur wenig vorangetrieben worden. Selbst in der Psychoanalyse werden Fromms Beiträge nur am Rande rezipiert.[43] Deshalb ist es nicht überraschend, daß in der *Einführung in die Sozialisationstheorie* von Klaus Hurrelmann (1986) mit dem Untertitel „Über den Zusammenhang von Sozialstruktur und Persönlichkeit" zwar unter psychologischen Theorien der Sozialisation die Psychoanalyse angeführt wird, der Frommsche Beitrag jedoch ungenannt bleibt. Interessanterweise weist dennoch auch hier die Kritik am psychoanalytischen Ansatz in eine Richtung, die als eine unbeabsichtigte Würdigung auch des Frommschen Ansatzes gelesen werden kann. So schreibt Hurrelmann:

„In wesentlichen Zügen ist die psychoanalytische Theorie *der Versuch, die Entstehung und den Aufbau der Persönlichkeit aus der sinnlich-unmittelbaren Beziehung eines Menschen zu emotional wichtigen anderen Menschen als Bezugspersonen zu erklären, wobei als ein wesentlicher Impuls der menschlichen Entwicklung das einfühlende Eingehen und Ausrichten an einem anderen Menschen gesehen wird.* Dieses Potential der Theorie wird allerdings durch die starke triebtheoretische Akzentuierung (durch die mächtige psychische Instanz des 'Es' vertreten) konzeptionell nicht entfaltet. ..." (Hurrelmann, 1986, S. 28).

In neueren psychoanalytischen Konzepten (vor allem bei Lorenzer) sieht Hurrelmann hingegen das „biologistische und gesellschaftsblinde Triebkonzept von Freud endgültig überwunden und eine differenzierte Sozialisationskonzeption entwickelt, in der die Spannung zwischen Sinnlichkeit und - vor allem sprachlich vermittelten - gesellschaftlichen Normen zum Zentrum der Analyse wird" (ebd., S. 29). Inwieweit Autoren wie Fromm, Horney und Sullivan zur konzeptionellen Begründung und Entfaltung dieses Potentials der psychoanalytischen Theorie herangezogen werden können, wird von Hurrelmann nicht beantwortet.

Schließlich hat sich Bernard Görlich mehrfach mit Fromms Ansatz und dem Kulturismus-Revisionismus-Streit auseinandergesetzt (Görlich, 1979, 1988; Görlich u.a., 1980). Er geht von entscheidenden Differenzen zwischen Marcuse und Fromm bzw. den Vertretern einer 'kritischen' Psychoanalyse und den 'konformistischen' Revisionisten aus und kehrt auch immer wieder in neuen Varianten der alten bereits bei Marcuse und Adorno vorfindbaren Argumentationsfiguren zu eben diesen Differenzen zurück. Dabei scheinen sich mit zunehmender Beschäftigung die Differenzen jedoch zu verkleinern, was m.E. insbesondere auch das Gespräch zwischen Alfred Lorenzer und Bernard Görlich zeigt. Am Ende haben Lorenzer und Görlich Freud nicht weniger revidiert als Fromm und Marcuse (vgl. Görlich u.a., 1980, S. 306, 359, 369).

Auf der Linie von Marcuse sich bewegend, plädiert Görlich gegen eine voreilige Kritik der triebtheoretischen Sichtweise Freuds. „Sie bestreitet nämlich mit der Abweisung der Freudschen Begrifflichkeit, wie sie etwa in der Triebtheorie vorliegt, die Berechtigung, den psychoanalytischen Gegenstand als Naturgegenstand zu bezeichnen und gibt damit gleichzeitig die Einsicht preis, daß bereits in den basalen Strukturen, den Triebprozessen, die Auseinandersetzung zwischen Gesellschaft und innerer Natur stattfindet" (ebd., S. 283).

An diesen Ausführungen ist zu erkennen, daß in den Begriff des Triebes die „Auseinandersetzung zwischen Gesellschaft und innerer Natur" hineingenommen und damit der Triebbegriff aus seiner biologistischen Verengung herausgeführt wird. Damit scheint die von Lorenzer entwickelte Position - trotz aller Unterschiede in den verwendeten Begriffen - nicht allzu weit von der Fromms entfernt. Allerdings wird, trotz partiell zutreffender Kritik, auch bei Lorenzer und Görlich die Frommsche Position überwiegend mißverstanden. Die Positionen verbleiben in Distanz zueinander, so daß die Frage nach einem Ergänzungsverhältnis gar nicht erst aufkommt.

Sicherlich ist es ein Defizit bei Fromm, keine psychoanalytische Theorie der Charakter*entwicklung* vorgelegt zu haben, aber diese erscheint prinzipiell auch als Theorie der gesellschaftlich gestifteten Bezogenheiten möglich zu sein, die von der Mutter-Kind-Dyade ausgehen. So greift z.B. die Art des Stillverhaltens als Bezogenheit zwischen Mutter und Kind tief in die Organisation der ersten weltöffnenden und -strukturierenden Objektbeziehungen ein. Das ist bei Fromm kein strittiges Thema. Wenn man so will, hat Fromm sich lediglich gegen einen biologistischen Gebrauch des Triebbegriffes gewandt und, insofern Biologismus und Triebbegriff für ihn identisch waren, auch den Triebbegriff abgelehnt. Gegen eine historisierte und soziologisierte Variante des Triebbegriffs („Sozialität des Triebes") hätte Fromm keine Einwände gehabt, bis auf den, daß der Triebbegriff letztlich mißverständlich bliebe und man konsequent auf ihn verzichten sollte.

Mit Fromm ist eine eigenständige Entwicklungslinie psychoanalytisch-materialistischen Denkens und eine eigene Revision der Psychoanalyse entstanden, die in ihrer spezifischen Ausprägung oft verkannt worden ist. So gelingt es auch Görlich kaum, dieser Besonderheit gerecht zu werden. In seiner Zusammenfassung der Frommschen Position behauptet er: „An die Stelle der Triebtheorie und der Sexualtheorie, die als biologistisch borniert kritisiert werden, tritt die soziologische Charaktertheorie" (ebd., S. 77). Diese Kennzeichnung ist nicht völlig zutreffend, da Fromm die Triebtheorie durch eine anthropologisch begründete Theorie der Bezogenheit ersetzt, auf der dann auch seine Sozialcharakterologie gründet. Des weiteren behauptet Görlich: „In der therapeutischen Praxis tritt die Untersuchung manifest gewordener zwischenmenschlicher Beziehungen in ihrer aktuellen Konfliktdramatik an die Stelle der Analyse unbewußt triebhafter frühkindlicher Prozesse. Neurosen werden als Störungen in der Anpassung der Individuen an die soziale Umwelt aufgefaßt" (ebd.). Diese Behauptung läßt - zumindest im ersten Teil - eine ganz untherapeutische Sichtweise erkennen. „Unbewußt triebhafte frühkindliche Prozesse" können als solche nicht

Gegenstand der Therapie sein, sie müssen erst durch spurensichernde Annäherungen, die vom aktuellen Erleben ausgehen, nacherlebbar und nachbearbeitbar werden. Daher kann der psychoanalytische Prozeß nicht direkt auf die Kindheit oder das Unbewußte zugreifen. Hinzu kommt, daß Fromm ein solches Neurosenverständnis, wie Görlich ihm unterschieben will, nie formuliert hat, vielmehr die Neurose eher als einen Ersatz für berechtigtes Leiden und als Bereitschaft zur Wahrheit aufgefaßt hat, wie dies in der überzogen wirkenden These: „Die Kranken sind die eigentlich Gesunden" zum Ausdruck kommt.[44] Fromm hat sehr genau zwischen Neurose und sozialem Defekt unterschieden und zudem Neurosen nie als eine bloße Anpassungsstörung des einzelnen an die Anforderungen seiner gesellschaftlichen Umwelt mißverstanden.

Weiterhin muß festgehalten werden, daß Fromm nicht einseitig die Triebtheorie und Sexualtheorie abgelehnt, sondern mit der frühen Traumatheorie Freuds sympathisiert hat. Schließlich liegen dem Frommschen Konzept der „psychischen Gesundheit" nicht in erster Linie „anthropologische Grundannahmen und normativ-ethische Wertsetzungen zugrunde" (Görlich u.a., 1980, S. 77), sondern diese angeblichen Grundannahmen sind prospektive Folgerungen aus den an das Ende der menschlichen Gattungsgeschichte projizierten „entwickelten menschlichen Möglichkeiten".

Dieser besondere anthropologische Ansatz ist aus der Auseinandersetzung mit den Schwächen der Freudschen Theorie erwachsen. Dieser verdankte Fromm zunächst grundlegende Einsichten, die aber nicht notwendigerweise mit der Triebtheorie verbunden bleiben müssen. Ursprünglich akzeptierte Fromm die Triebtheorie, das Libidokonzept und die Charaktertheorie Freuds. Zusätzlich nahm er in seine Analytische Sozialpsychologie als konstitutives Element das Marxsche Basis-Überbau-Theorem hinein. Den gesellschaftlichen Zusammenhalt erklärte Fromm mit Überbau-Phänomenen und Über-Ich-Bildung und bezeichnete die Wirkung des Gesellschafts-Charakters als sozialen Kitt der Gesellschaft.

Als Fromm später die Triebtheorie aufgab, setzte er an ihre Stelle eine anthropologische Theorie der Bezogenheit und ein Widerspruchsmodell des Menschen, mit denen er beanspruchte, die „existentielle menschliche Situation" angemessen zu beschreiben. Die Charaktertheorie wurde unter Einschluß klinisch-therapeutischer Erkenntnisse und im Zusammenhang mit dem Theorem des Gesellschafts-Charakters zu einer neuen Charaktertypologie weiterentwickelt. So bilden in der Charaktertheorie Fromms anthropologische und soziologische Ansätze zusammen mit therapeutischen Erfahrungen eine Einheit und erlauben, die Entstehung und Ausprägung des Charakters als einen interaktiven Prozeß von „innerer Natur" und „gesellschaftliche Praxis" zu beschreiben (vgl. Lorenzer, in: Görlich u.a., 1980, S. 331f.).

Ein grundsätzlicher Einwand scheint mir für ein besseres Verständnis des Kulturismus-Streits unabdingbar zu sein: daß nämlich in diesem Streit der theoretische Status des Triebbegriffs völlig unbestimmt geblieben ist. Hierfür ist die Unterscheidung zwischen einem Sprachgebrauch im realistischen und einem im konzeptualistischen Sinne wichtig. Der Triebbegriff kann in einem metaphorischen, aber auch in einem physiologisch-mechanistischen Sinne gebraucht werden, es kann sich um einen historisierten und soziologisierten Triebbegriff handeln, aber auch um einen ontologisierten. Bedeutsam erscheint mir, daß das Verhältnis von Begriff und Wirklichkeit im Kulturismus-Streit nicht näher bestimmt wird. Wenn von „Trieb" oder „Trieben" gesprochen wird, scheint vergessen zu werden, daß es sich hierbei um ein Konstrukt handelt. Deshalb ist beim Gebrauch von Begriffen wie „Trieb" und „Triebstruktur" vorab zu klären, inwiefern es sich um einen realistischen oder einen konzeptualistischen Begriffsgebrauch handelt. Wenn zugestanden wird, daß ein Sachverhalt in der Sprache zweier unterschiedlichen Theorien, die ihren Gegenstandsbereich ähnlich, wenn auch mit anderen Begriffen und Bedeutungen, aufgliedern, gleichermaßen zutreffend beschrieben werden kann, ist es möglich, sich in der „Sache" anzunähern und scheinbar divergente Positionen aufzulösen.

Lorenzer nähert sich in einigen - wie ich meine zentralen - Punkten dem Frommschen „Revisionismus" ungewollt an. So beispielsweise, wenn er den Todestrieb soziologisiert: „Der Kampf zwischen Lebens-und Destruktionstrieb ... muß durchsichtig gemacht werden als Resultat gesellschaftlicher Prozesse ..." (ebd., S. 312), oder wenn er den psychoanalytischen Irrtum bezüglich der Universalität des Ödipuskomplexes relativiert (ebd., S. 318). So ist konsequenterweise auch kein Bekenntnis zur Freudschen Metapsychologie zu finden, wenn Lorenzer feststellt: „In Wirklichkeit sind Eros und Thanatos *Grundspannungen in der Subjektivität*" (ebd., S. 313). Der Frommschen Freudkritik stimmt Lorenzer ausdrücklich zu und betont: „Die Psychoanalyse war nicht in der Lage, zu erkennen, daß Natur immer schon als sozial geformte *in Erscheinung* tritt. Freud hat Natur als außergeschichtlich, vorgeschichtlich und vorgesellschaftlich angesehen" (ebd., S. 323). Allerdings zieht Lorenzer daraus - anders als Fromm - nicht die Konsequenz, den Triebbegriff aufzugeben, sondern will ihn als sozialen Sachverhalt begriffen wissen. Dabei wiederholt er die stereotype Kritik an Fromm, wie sie bereits Marcuse ähnlich geäußert hatte: „Aber Fromm selbst, anstatt nun darauf zu dringen, daß der Trieb selber als ein sozialer Sachverhalt begriffen wird und die Sozialität der Natur deutlich herauszuarbeiten ist, trennt die Problematik der Sinnlichkeit kurzerhand ab und gerät so auf die Ebene eines von Sinnlichkeit gereinigten Interaktionismus, um dann Erziehung und die hehren Werte des Abendlandes - da hat Marcuses Polemik ihre Berechtigung - wieder neu auf den Plan zu rufen" (ebd., S. 323). Auch bewegt er sich auf der Linie Fromms, was die Kritik an der Vermarktung der Sexualität anbetrifft (ebd., S. 326). Schließlich findet auch der Begriff des Gesellschafts-Charakters bei Lorenzer sein Gegenstück (vgl. ebd., S. 304). Die These von der Familie als gesellschaftlicher Agentur (ebd., S. 300) wird modifiziert und erweitert, auch mit Überlegungen zur Kindheit (Mutter-Kind-Dyade). Was bleibt, ist die Kritik, Fromm habe die „Erkenntnis der Leiblichkeit der Erlebnisinhalte" preisgeben (ebd., S. 314f.), er habe versäumt nachzuzeichnen, wie in der Familie „konkret gesellschaftliche Vorgänge in das Individuum übertragen werden" (ebd., S. 316f.); Fromm habe die gesellschaftliche Prägung des Menschen auf der „Ebene der

Normen und der Bewußtseinsauseinandersetzungen" angesiedelt, „so daß das Physiologisch-Sinnliche aus der geschichtlichen Determinierung herausfallen mußte" (ebd., S. 328). Lorenzer wirft Fromm vor, dieser habe mit dem Aufgeben des Triebbegriffs „den realen und den analytischen Vermittlungsprozeß von vornherein entwertet" (ebd., S. 329), er selbst betreibt aber eine totale Historisierung und Soziologisierung des Triebbegriffs, wenn er darauf insistiert, Persönlichkeitsstrukturen und Triebe seien nur als miteinander vermittelt zu begreifen, letztlich aber den Trieb als *sozialisatorisch hergestellt* auffaßt, damit aber zugleich endgültig und vollständig soziologisiert (vgl. ebd.).[45]

Wird man so wieder auf Gemeinsamkeiten und Ähnlichkeiten in den Konstruktionen und Argumentationen der Kontrahenten verwiesen, scheinen sich die Streitfronten aufzuweichen. Worin letztlich nun die tatsächlichen Unterschiede zwischen den Kontrahenten liegen, die sich den Lagern von Marcuse und Fromm zurechnen, wird schwieriger zu bestimmen, läßt sich letztgültig und für beide Parteien verbindlich kaum mehr feststellen. Meine These ist, daß der Streit zwischen Marcuse und Fromm auch Ausdruck einer Rezeptionsstörung ist und es sich letztlich bei dem Streitanlaß um ein wissenschaftliches Scheinproblem handeln könnte. Denn sobald man sich näher auf den Bezugsrahmen der jeweiligen Autoren einläßt und die einzelnen Argumente genauer betrachtet, werden die Unterschiede erkennbar geringer. Daher möchte ich behaupten, daß die Theorien der Kontrahenten funktional äquivalent sind, d.h. für den Entwurf einer Alternative zur repressiven Vergesellschaftung unterschiedliche, einander zwar ausschließende, aber doch in wissenschaftlicher Hinsicht gleichwertige, kongeniale Möglichkeiten und Wege aufzeigen.

Bernard Görlich kommt neuerdings einer solchen Deutung entgegen: „Irrationale Momente mögen in der Kontroverse auf beiden Seiten eine Rolle gespielt haben, hält man sich nur vor Augen, daß zwischen beiden Positionen auch eine untergründige Verbindung aufweisbar war; wir erinnern uns, Marcuse konnte an Inhalten der frühen Frommschen Position anknüpfen. Er radikalisierte das Programm, das Fromm selber in den dreißiger Jahren begründet hat; wobei sich die Intentionen beider nicht nur im Bestreben der Historisierung und sozialpsychologischen Erweiterung Freudscher Theoreme trafen, sondern auch im Versuch, sozial-revolutionäre Entwürfe im Rekurs auf sinnliche Potentiale zu begründen. (Die Fromm-Idee einer *matrizentrischen* Gegenkultur lebt fort im Marcuseschen Entwurf *einer mütterlichen libidinösen Moral.*)" (Görlich, 1988, S. 53). Görlich vermutet, „daß beide Kontrahenten in den Argumenten des Gegners den Restbestand einer Problematik verspüren, die im je eigenen Ansatz noch ungelöst und unaufgearbeitet stehengeblieben ist" (ebd.). Sicherlich bleibt es wichtig, die Nachwirkungen dieses Streits aufzuspüren (vgl. ebd., S. 53ff.), m.E. sollte der Akzent aber darauf liegen, die Aktualität der kulturalistischen Psychoanalyse-Kritik aufzuweisen.

Diese Kritik bezieht ihre zentralen Argumente aus der Frommschen Anthropologie und dem Theorem des Gesellschafts-Charakters. Wie schon angemerkt, wies Fromm im Streit mit Marcuse darauf hin, sein Kontrahent habe relevante

Teile seiner Theorie nicht zur Kenntnis genommen und insbesondere das Konzept des Gesellschafts-Charakters ignoriert: „Marcuse erwähnt einen meiner wichtigsten Begriffe überhaupt nicht, obwohl er seit den frühen Aufsätzen aus den dreißiger Jahren bis zu meinen gegenwärtigen Veröffentlichungen immer ein Schlüsselbegriff war. ..." (1955b, GA 8, S. 118). In der Tat ist Marcuse auf den „Gesellschafts-Charakter" nicht eingegangen, und indem der Streit diesen Begriff praktisch nicht berührt hat, ist ein wesentlicher Streitpunkt in der Debatte zwischen Marcuse und Fromm ausgespart worden.

In der neueren Sozialisations- und Erziehungstheorie hat die im Kulturismus-Streit diskutierte Problematik zunehmend Aufmerksamkeit gefunden, wenn auch hier die Rezeption der Arbeiten von Fromm und Marcuse derzeit eher am Rande erfolgt. Gerade für die Weiterentwicklung sozialisations- und erziehungssoziologischer Perspektiven - hier sei an Arbeiten von Geulen, Hurrelmann und Ottomeyer (in: Handbuch der Sozialisationsforschung, 1982; Hurrelmann, 1983, 1986) sowie von Bourdieu (1970) erinnert - sind aus dem Kulturismus-Streit wesentliche Impulse zu gewinnen.

III. Erziehungssoziologische Implikationen des Frommschen Kulturalismus

1. Einleitung

Fromm ist in der neueren Kritischen Theorie und Erziehungswissenschaft, im Vergleich zu anderen Theoretikern wie Adorno, Horkheimer und Habermas, bislang nur wenig rezipiert worden. Das mag daran liegen, daß er seine geistige Heimat weder in der vom Kulturpessimismus infizierten Kritischen Theorie noch in der von Positivismen durchdrungenen Praxis des etablierten Wissenschaftsbetriebs finden konnte und folglich in der für die akademische Wissensrezeption indifferenten Randzone verblieb. Sein Werk enthält jedoch, wie in diesem Kapitel gezeigt werden soll, fruchtbare Ansätze für eine kritische und praktische Erziehungstheorie, die über die „Negative Pädagogik" (vgl. Gruschka, 1988, S. 32ff.), wie sie von Ausführungen Adornos und Horkheimers angeregt wurde, weit hinausgeht.

Dem Denken Fromms sind genuin erziehungssoziologische Perspektiven inhärent, wie sie bereits in den 20er und 30er Jahren vertreten wurden. So steht der Frommsche Ansatz, von seiner normativen Ausrichtung und erkenntniskritischen Haltung her gesehen, in Verwandtschaft zu den erziehungssoziologischen Ansätzen von Karl Mannheim und Theodor Geiger. Bezüglich der soziologischen Funktionsbestimmung von Erziehung finden sich Gemeinsamkeiten mit Emile Durkheim. Hingegen ist er weit entfernt von den empirisch orientierten „positivistischen" Ansätzen derjenigen Erziehungssoziologen, die sich von Erziehungskritik und erziehungspraktischer Orientierung distanzieren und disziplinäres Schubladendenken betreiben (zu den Merkmalen und Folgen dieses Denkens vgl. etwa: Brinkmann, 1986, S. 25ff.).

Die Entwürfe einer Soziologie der Erziehung von Theodor Geiger und insbesondere Karl Mannheim - mögen sie auch heute außerhalb des durch den deduktiven Empirismus etablierten Wissenschaftsbegriffs stehen - erweisen sich als unvermindert fruchtbar für eine Zusammenführung von pädagogischen und soziologischen Fragestellungen und Denkleistungen, wie sie auch der Auffassung von Erich Fromm entspricht.

Die in diesem Band vertretene erziehungssoziologische Position bewegt sich - darin dem Ansatz Mannheims vergleichbar - über ein restriktives, positivistisch verengtes Wissenschaftsverständnis hinaus. In diesem Sinne versteht sich die hier vorgelegte spezielle Studie zur Erziehungssoziologie implizit auch als Beitrag zur Wiederbelebung der frühen Erziehungssoziologie, für die Theodor Geiger und Karl Mannheim stehen. Es liegt jedoch außerhalb der Intention des Verfassers, eine diesbezügliche historisch-erziehungssoziologische Kontextualisierung zu leisten oder die Bedeutung von Geiger und Mannheim in der aktuellen erziehungssoziologischen Diskussion neu zu gewichten (vgl. aber: Brinkmann, 1986; Klassiker der Erziehungssoziologie, 1987). Vielmehr ist die Studie in strenger thematischer Eingrenzung dem Denken Fromms gewidmet, und dieses wird auf sein soziologisch-erziehungstheoretisches Potential hin befragt. Da die Entstehung der Frommschen Position mit der Kritischen Theorie der Frankfurter Schule untrennbar verbunden ist, werden andere theoretische Bezüge nicht ausdrücklich angesprochen - auch wenn die Affinität zwischen Mannheim und Fromm hinsichtlich der Richtung erziehungssoziologischer Bemühungen erkennbar größer ist als zwischen Horkheimer und Fromm.[1] Des weiteren muß der sozialisations- und erziehungssoziologische Ansatz von Klaus Hurrelmann Erwähnung finden, der in Abgrenzung zu biologistischen, mechanistischen und objektivistischen Konzeptionen eine revidierte subjekttheoretische Perspektive entfaltet, die mit der Fromms vereinbar erscheint.[2]

Die erziehungssoziologischen Implikationen des Frommschen Werkes betreffen mehrere Problemdimensionen: (1) den Nachweis des in Erziehungs- und Sozialisationsprozessen entstehenden gesellschaftsdeterminierten „Charakters"; (2) die humanistische Alternative der „produktiven Persönlichkeit"; (3) die gesellschaftliche Verhinderung von menschlicher „Produktivität".[3]

Da Fromm keinen expliziten Beitrag zu einer - wie sie sich bezeichnen ließe - „Analytischen Erziehungstheorie" geleistet hat, ist vom Fromm-Rezipienten selbst die in seinem Werk angelegte Spannung von Gesellschafts-Charakter und Produktivität für pädagogisches und erziehungssoziologisches Denken fruchtbar zu machen.

Diesbezüglich finden sich im Frommschen Werk drei relevante Begründungszusammenhänge, die für entsprechende erziehungssoziologische Diskussionen ausgewertet werden können: (1) ein analytisch-erziehungssoziologischer Ansatz, der auf dem Theorem des Gesellschafts-Charakters gründet und das durch Erziehung vermittelte Zusammenbestehen von Mensch und Gesellschaft untersucht, (2) ein visionärer (kontrafaktisch orientierter) Ansatz, der als anthropologisch orientiert beschrieben werden kann und eine Theorie der (menschlichen) Produktivität einschließt, sowie (3) ein kultur- und erziehungskritischer Ansatz, der die traumatisierende Dimension des Erziehungsgeschehens aufdeckt.

Unter analytisch-erziehungssoziologischem Aspekt liegt die Fruchtbarkeit des Frommschen Ansatzes in seinen Ausführungen zum *Gesellschafts-Charakter*, mit dem er bekannte Probleme in eine konzeptuelle Struktur bringt, dabei allerdings über die Leistungen anderer Begriffsbildungen hinausgeht. Sein Theorem des Gesellschafts-Charakters erweist sich als umfassender als andere Begriffsbildungen (wie z.B. „Habitus" oder „Rollenstruktur"). Doch ist mit dem „Gesellschafts-Charakter" nur der eine Bezugspunkt gegeben. Der andere liegt in dem von Fromm postulierten „produktiven Ideal", das in der anthropologischen Dimension verortet ist und den normativ-praktischen Aspekt repräsentiert. Dieser ist oft ideologiebelastet; insofern Fromm jedoch hinsichtlich seiner Hypothesen über die Natur des Menschen keinem Substanzdenken und auch nicht psychologischen Verkürzungen verfällt, ist sein Ansatz vom Ideologieverdacht entlastet. Zudem wird die Natur des Menschen nicht als unveränderliche anthropologische Grundstruktur thematisiert, auch nicht in der Variante der „unveränderlichen Grundlagen menschlicher Veränderung" (vgl. Leo Kofler, 1973, S. 21f., 99), sondern als ein spezifischer Widerspruch. Wie bereits im zweiten Kapitel aufgezeigt, stellt Fromm einen im historischen Prozeß immer wieder neu zu hinterfragenden grundlegenden „existentiellen Widerspruch" fest (vgl. 1964a, GA 2, S. 241ff.), der regressiv (vgl. Verfallssyndrom) oder produktiv (vgl. Wachstumssyndrom) im Kontext und den Möglichkeiten einer Gesellschaft entsprechend gelöst werden kann (vgl. ebd., S. 161, 168, 236ff.).

Insoweit in der derzeitigen Fromm-Rezeption hinsichtlich des „produktiven Ideals" - und damit zusammenhängend auch hinsichtlich des „Gesellschafts-Charakters" - keine einhellige Position zu verzeichnen ist, erscheint es sinnvoll, einige erläuternde Bemerkungen hierzu voranzustellen. Bei aller Schwierigkeit der endgültigen Beurteilung des „produktiven Ideals" und des „Gesellschafts-Charakters" kann der diesbezügliche Stand der Fromm-Interpretation derzeit wie folgt dargestellt werden:

Während Rainer Funk eher dazu neigt, die Produktivität des Menschen an die formende Kraft des Gesellschafts-Charakters zu binden und - ähnlich wie Michael Maccoby - von *produktiven* Gesellschafts-Charakterorientierungen spricht, geht meine Interpretation dahin, bei Fromm zwei Konzepte der Produktivität zu konstatieren, die miteinander verschränkt sind.[4] Funk betrachtet offenbar Produktivität als ein ausschließlich oder überwiegend gesellschafts*immanentes* Geschehen und scheint sich auf den Frommschen Hinweis, der Gesellschafts-Charakter habe auch eine kreative Funktion (vgl. 1941a, GA 1, S. 224), zu beziehen. Mir hingegen erscheint eine Position plausibler, derzufolge die produktiven Kräfte des Menschen nicht soziologisch im Sinne einer gesellschaftsimmanenten Produktivität vereinnahmt, sondern im Sinne einer die bestehende Gesellschaft *transzendierenden* Produktivität („produktives Tätigsein") verstanden werden (vgl. Fromm, 1976a, GA 2, S. 335). Ein solches Verständnis impliziert, daß die produktive Tätigkeit des Menschen nicht aus dem Gesellschafts-Charakter mit seinen immanent produktiven Orientierungen resultiert. Vielmehr sind die produktiven menschlichen Kräfte, die sich auch gegen Formen repressiver Vergesellschaftung richten, an die Natur des Menschen gebunden, wie sie Fromm in ihrer Widersprüchlichkeit begreift. Er selbst macht deutlich, daß der produktive Charakter heute eine Seltenheit ist (vgl. 1955b, GA 8, S. 119), also keine Struktur darstellt, die von den Mitgliedern einer Klasse, Schicht, Bezugsgruppe etc. geteilt wird. Deshalb kann er m.E. nicht als *Gesellschafts*-Charakter beschrieben werden. Es ist jedoch nicht auszuschließen, daß in Zukunft eine Gesellschaftsform existiert, die produktive Charakterstrukturen im Sinne des Frommschen Seinsmodus unterstützt; dann erst könnte es sinnvoll sein, von einem produktiven Gesellschafts-Charakter zu sprechen, der weniger als Schablone oder Prägestempel fungieren, sondern die Individualität des Menschen abseits bloßer gesellschaftlicher Funktionserfordernisse fördern würde. Aber auch dann würde es gesellschaftlich nicht festlegbare Reaktionen und kreative Aktionen von Menschen geben, die jedes soziologische Modell, jede soziologische Prognose übersteigen. Im Zusammenhang mit sozialen Bewegungen etwa konnten auch in der Vergangenheit immer wieder überraschende Veränderungen in der Verhaltensstruktur und den Charakterorientierungen festgestellt werden. So etwa, als die Sozialwissenschaftler von den Jugendprotesten der 60er Jahre überrascht wurden oder von Veränderungen im Bewußtsein von kleineren oder größeren Teilen der Bevölkerung (Bürgerinitiativen, Ökologiebewegung), die nicht prognostizierbar waren. Der Frommsche Ansatz vermag eben diese Unberechenbarkeit anzuerkennen, weil er - statt von einem starren Konzept des Menschen auszugehen - mit dem Widerspruchsmodell der menschlichen Natur arbeitet.

Ohne ein abschließendes Urteil über den „Gesellschafts-Charakter" und das „produktive Ideal" fällen zu wollen - voraussichtlich wird die Fromm-Rezeption das Problem differenziert weiter thematisieren -, scheint mir bis auf weiteres die folgende Sichtweise stichhaltig und zudem für die erziehungstheoretische Diskussion neu und fruchtbringend zu sein: Es gibt im Frommschen Werk das erziehungssoziologisch relevante Theorem des Gesellschafts-Charakters *und* das pädagogisch, anthropologisch und normativ-praktisch bedeutsame „produktive Ideal". Damit sind zwei Bezugspunkte für die erziehungssoziologische Diskussion und Auswertung des Frommschen Ansatzes gegeben, die nicht in widersprüchlicher Argumentation zueinander verbleiben, sondern zusammengenommen den Prozeßcharakter von Gesellschaft und Erziehung zu erfassen erlauben.

Ein dritter Bezugspunkt ist mit der von Fromm an der Überwältigungs- und Instruktionspädagogik geübten Kritik gegeben, wie er sie, teils im Rückgriff auf die frühe Trauma- und Verführungstheorie Freuds, entwickelt hat. Fromm behauptet, daß die Entfaltung menschlicher Produktivität durch die Gesellschaft behindert wird; mithin geht es also um die Frage nach den Barrieren, die die Entwicklung eines produktiven Charakters verhindern, ihn zum seltenen Fall werden lassen. Anhand der Frommschen Ausführungen zur Trieb- und Traumatheorie läßt sich die Frage nach dem Menschenbild und der anthropologischen Basis der Erziehungstheorie neu akzentuieren. Der Frommsche Ansatz erlaubt es zudem, die über weite Strecken berechtigte Kritik der Antipädagogik auf ein gesellschaftskritisches Fundament zu stellen.

Diese Ausführungen seien vorangeschickt, um das in erziehungstheoretischer Hinsicht nutzbare Potential des Frommschen Werkes zu verdeutlichen. Schon hier wird erkennbar, daß die Bemühungen um eine an der Kritischen Theorie orientierte Erziehungswissenschaft von Fromm hätten profitieren können. Nun war aber Fromm als Mitbegründer der frühen Kritischen Theorie in der Wirkungsgeschichte der Frankfurter Schule verschwiegen worden; hinzu kam, daß Horkheimer und Adorno den interdisziplinären Materialismus der dreißiger Jahre als theoretisches Leitkonzept aufgegeben hatten. So wundert es nicht, daß die meisten Versuche einer kritischen Erziehungswissenschaft ihren Ausgang von der Kritischen Theorie seit etwa 1937 nahmen, in der Fromm keine maßgebende Rolle mehr spielte, und sich auf die seit Erscheinen des Aufsatzes *Traditionelle und kritische Theorie* (1937) veröffentlichten Schriften von Horkheimer und Adorno bezogen und schließlich auch die Habermassche Variante einer kritischen Theoriebildung verarbeiteten. So waren für einen längeren Zeitraum die Bemühungen, einer kritischen Pädagogik den Weg zu bereiten, von den genannten Autoren bestimmt. Das Programm des „interdisziplinären Materialismus" aus der Zeit vor 1937 hingegen, an dem Fromm maßgeblich beteiligt war, wurde nie für eine Erziehungstheorie herangezogen, obwohl in ihm eine solche angelegt ist.[5]

Der Stand der Literatur zum Verhältnis von Pädagogik und Kritischer Theorie belegt, daß fast ausschließlich auf Theoretiker wie Adorno, Horkheimer, Habermas zurückgegriffen wird, um das Reflexionsniveau der pädagogischen Theorie mit Hilfe kritischer Theoreme abzusichern. Oft wird nur das spezifische Erkenntnisinteresse der neueren Kritischen Theorie für die Untersuchung von Erziehungsprozessen übernommen. Dieses Erkenntnisinteresse zeichnet sich dadurch aus, daß die technische und die praktisch-normative Dimension in der übergeordneten emanzipatorischen Dimension aufgehoben werden (vgl. Habermas, 1965). Da die kritische Erziehungswissenschaft in weiten Teilen jedoch lediglich Programm geblieben ist, hat sie ihren kritisch-praktischen Gehalt noch nicht unter Beweis gestellt.

Zwar haben Kritische Theorie und Psychoanalyse stets angeregt, über die gesellschaftlichen Determinanten, die Funktion und die Folgen der Erziehung nachzudenken, doch sind kritische Theoreme in die Pädagogik der Familie, der Schule und der außerschulischen Bildungsbereiche nur sehr rudimentär eingegangen. Gelegentlich sind pädagogische Implikationen der Arbeiten von Horkheimer, Adorno, Marcuse und anderen diskutiert worden, das Verhältnis von Kritischer Theorie und Pädagogik ist jedoch nur selten systematisch und umfassend entfaltet worden.[6] Erschwert werden Überlegungen zum Verhältnis von Kritischer Theorie und Pädagogik auch dadurch, daß sich kritische Theoreme zumeist nicht direkt auf Erziehungsphänomene beziehen und sich zudem eher durch die ideologiekritische Haltung als durch einen festen Katalog von systematisierten Fragestellungen auszeichnen.

So zeigt sich die Bedeutung Kritischer Theorie für erziehungswissenschaftliche Fragestellungen einerseits darin, daß ein Beschreibungs- und Deutungskonzept für real ablaufende Erziehungsprozesse bereitgestellt wird, das die bestehende Erziehungsrealität auf den Begriff zu bringen erlaubt. Andererseits liegt ihre Bedeutung darin, daß in ihren Ausführungen auch Verweise auf die „anderen", „besseren" Möglichkeiten von Erziehung und Gesellschaft enthalten sind - wenn auch in ganz unterschiedlichem Maße bei Adorno, Horkheimer, Marcuse und Fromm - und somit neben realanalytischen Elementen auch utopische, visionäre oder konstruktive Elemente vorzufinden sind.

Die erziehungswissenschaftliche Rezeption der von Horkheimer, Adorno und Habermas formulierten Theoriepositionen hat etliche Studien zum Verhältnis von

Kritischer Theorie und Pädagogik hervorgebracht. Demgegenüber ist der Ansatz von Erich Fromm als Beitrag zu einer kritischen Erziehungstheorie erst in den letzten Jahren in der Erziehungswissenschaft beachtet worden. Zuvor wurde - abgesehen von der Studie von Friesenhahn (1985) - der von Fromm geleistete Beitrag zur frühen Kritischen Theorie aus der Diskussion ausgeklammert. Inzwischen liegen mehrere Arbeiten vor, die sich mit dem pädagogischen Gehalt des Frommschen Werkes auseinandersetzen (Bierhoff, 1985; Bierhoff, 1987a; Erich Fromm und die Pädagogik, 1987; Huygen, 1987; Wehr, 1989; Erich Fromm und die kritische Pädagogik, 1991). Einschlägige Diskussionen wie die um den „antipädagogischen Ansatz" von A. Miller haben sich mit der Frommschen Kritik der Pädagogik nicht befaßt, obwohl die Argumentationen teilweise in ähnliche Richtungen verlaufen (vgl. Bierhoff/Bierhoff, 1991).

Auffällig ist, daß - obwohl Fromm mit der frühen Kritischen Theorie so eng verbunden war - weder sein Ansatz noch die pädagogischen Implikationen seiner Theorie beachtet worden sind. Wie in den vorangehenden Kapiteln dargelegt, hat Fromm einen kritischen Ansatz entwickelt, der, auf der Psychoanalyse und dem Historischen Materialismus gründend, insbesondere die Verflechtung von Individuum und Gesellschaft sowie die gesellschaftliche Funktion der Erziehung betont, und sich bereits damit für die erziehungswissenschaftliche Rezeption anbietet. Hinzu kommt, daß gerade auch die von ihm akzentuierte anthropologische Dimension für pädagogisches und erziehungssoziologisches Denken in hohem Maße relevant ist.

Als materialistischer Denker und Psychoanalytiker hat Fromm im besonderen anthropologische Fragestellungen in das analytische Konzept einbezogen. Darin befindet er sich im übrigen in Übereinstimmung mit der Pädagogik, in der es ein „Anthropologie-Verdikt" wie in der Kritischen Theorie der Frankfurter Schule (vgl. Ottomeyer, 1982, S. 170) nie gegeben hat. Auch wenn die Ansätze pädagogischer Anthropologie nicht selten unter Ideologieverdacht geraten sind, ist doch nicht zu verkennen, daß in der anthropologischen Dimension eine wichtige theoretische Grundlage einer Pädagogik liegt, die es als notwendig erachtet, ihr Menschenbild explizit zu machen und einer ideologiekritischen Selbstthematisierung zu unterziehen - dies insbesondere hinsichtlich der Differenz zwischen dem besonderen Wesen des Menschen als Ausdruck der gesellschaftlichen Verhältnisse und dem, was mit dem frühen Marx als allgemeine Menschennatur bezeichnet werden kann.[7]

Die folgenden Erörterungen (Kap. 2) nehmen ihren Ausgang an dem von Fromm in der frühen Kritischen Theorie bearbeiteten Basis-Überbau-Theorem. Dieses Theorem hatte Fromm ja unter Berücksichtigung psychoanalytischer Annahmen reformuliert, dabei auch auf die Erziehungs- und Sozialisationsprozesse ausgedehnt, die in der Familie als „Agentur der Gesellschaft" stattfinden. Die hier zum Tragen kommende sozialcharakterologischer Perspektive schloß das Problem der Vermittlung von Individuum und Gesellschaft ein, das Fromm mit Hilfe seiner Konzeption des sozialen Menschen, dabei insbesondere mit dem Theorem des Gesellschafts-Charakters bearbeitete. Diese Konzeption wird ausführlich

(Kap. 3-6) dargestellt, zumal sie nicht nur für das Frommsche Werk zentral, sondern auch für die Erziehungstheorie unverzichtbar ist. Während Fromm hier den menschlichen Charakter vorrangig unter dem Blickwinkel betrachtet, wie das Individuum in die Lage versetzt wird, aufgrund der Ausbildung eines „Gesellschafts-Charakters“ die gesellschaftlichen Verhaltenserwartungen zu befolgen, wechselt er in seinem späteren Ansatz den Akzent auf das „produktive Charakterideal“ (Kap. 7). Dieses stellt eine Explikationsbasis für Überlegungen dar, wie sich das in der Natur des Menschen angelegte Potential von Möglichkeiten in einer zukünftigen „freien“ Gesellschaft realisieren könnte. Für die Erziehungstheorie läßt sich das produktive Ideal als allgemeines Erziehungsziel fruchtbar machen und mit der Erziehungsrealität bzw. dem vorherrschenden Gesellschafts-Charakter in Beziehung setzen (Kap. 8). Dabei ist nicht nur die Reflexion der Erziehungsziele wichtig, sondern auch die Reflexion der das produktive Ideal verhindernden Barrieren, die in der realen Erziehung liegen. Anhand eines Vergleichs der Ansätze von Alice Miller und Erich Fromm erfolgt die Darstellung und Kritik der „überwältigenden Erziehung“ (Kap. 9). Der in der Psychoanalyse verankerte Gegensatz von Traumatheorie und Triebtheorie wird für das Anliegen einer kritischen Erziehungstheorie fruchtbar gemacht, indem die pädagogischen Implikationen dieser beiden Theorien aufgezeigt werden. Abschließend wird eine Skizze präsentiert, die die Grundlinien einer kritisch-humanistischen Erziehungstheorie verdeutlicht (Kap. 10).

2. Erziehungssoziologische Fragestellungen – Analytische Erziehungstheorie nach Fromm

Obwohl sich Fromm im wesentlichen mit dem Vermittlungsgeschehen zwischen Basis und Überbau, zu dem auch Erziehungs- und Sozialisationsprozesse gehören, beschäftigt hatte, enthielt seine Analytische Sozialpsychologie und Sozialcharakterologie keine explizite Erziehungssoziologie und Sozialisationstheorie. Das erscheint insofern konsequent, als Fromm die Frage der Erziehung nie von der Beschreibung der Gesellschaft und des Gesellschafts-Charakters losgelöst hat, also die Analyse und Kritik von Erziehung als soziales Phänomen immer im Zusammenhang seiner soziologisch-psychoanalytischen Untersuchungen betrieb. Weder wären für ihn Fragen der Erziehung in einer eigenständigen Bindestrich-Soziologie separierbar gewesen, noch kannte Fromm die weiterführenden erziehungssoziologischen und sozialisationstheoretischen Ansätze der 70er Jahre. Sofern man überhaupt einen spezifischen erziehungssoziologischen Beitrag Fromms herausarbeiten will, ließe sich dieser noch am ehesten als *Analytische Erziehungstheorie* bezeichnen (zur Auswertung des sozialisationstheoretischen Ansatzes von Fromm vgl. auch Johach, 1987). Diese - mehr implizite - Erziehungstheorie hatte ihren Ort in dem unter Einschluß der Psychoanalyse begründeten interdisziplinären Materialismus, der - wie in Kapitel I dargelegt - auf einem intensiven Wechselverhältnis zwischen der Philosophie als integrativem

Konzept und den fachwissenschaftlichen Beiträgen theoretischer und empirischer Art beruhte. Obwohl der Begriff der Erziehungssoziologie in den dreißiger Jahren noch nicht gebräuchlich war, schloß das interdisziplinäre Forschungsprogramm mit den *Studien über Autorität und Familie* (1936) Fragestellungen ein, die heute als erziehungssoziologische und sozialisationstheoretische gelten. Die gesellschaftliche Funktion der Erziehung wurde insbesondere im Rahmen des Basis-Überbau-Modells untersucht. Erziehung wurde als ein Phänomen verstanden, das sowohl die im Überbau kodierten gesellschaftlichen Werte, Normen und Ideale in Psychisches übersetzt als auch die Funktionserfordernisse der ökonomischen Basis in die Charakterstruktur der Menschen hinein überträgt.

Um die Frage nach der Determiniertheit und Funktion von Erziehung zu beantworten, hatte Fromm in das klassische Basis-Überbau-Modell eine Vermittlungsebene eingebracht, zu der wesentlich das Konzept des Gesellschafts-Charakters gehörte. Es ging darum, die Verhinderungen von Klassenbewußtsein und klassenbewußtem Handeln mit Hilfe psychoanalytischer Hilfstheoreme im Kontext einer Theorie der historischen Entwicklung zu untersuchen. Dabei ist die Feststellung, die erwartete Revolution sei ausgeblieben, weil sich das Bewußtsein von der objektiven Klassenlage nicht zureichend in klassenbewußtes Handeln hatte transformieren können, nicht weit von der Fragestellung entfernt, ob didaktisch organisierte Erziehungsprozesse zur Rekonstruktion von Klassenbewußtsein beitragen können (vgl. Negt, 1975[5]). Allerdings spielte eine solche Fragestellung in der frühen Kritischen Theorie noch keine Rolle; erst bei Habermas, der die „Organisation von Aufklärungsprozessen" als explizite Dimension in sein kritisch-praktisches Wissenschaftsprogramm aufnahm (Habermas, 1971[4], S. 37), erhielt sie - im Gegensatz zu den Arbeiten von Horkheimer und Adorno - einen systematischen Stellenwert, jedoch ohne die von Fromm betonte subjekttheoretische Ebene einzubeziehen. So wurden Fromms Ansätze einer kritischen Subjekttheorie weder von Negt und Habermas noch von anderen berücksichtigt.

Mehr noch als seine Kollegen im Institut für Sozialforschung konnte Fromm bereits in den 30er Jahren zur Aufklärung der Frage beitragen, wie sich die allgemeinen ökonomischen Bedingungen einer Epoche so in das Bewußtsein übersetzen, daß der Klassenkonflikt stillgestellt und die Kraft des Subjekts gebrochen wird. Mit seinem charakterologischen Konzept, in dessen Mittelpunkt zunächst der autoritäre Charaktertypus stand, wies Fromm nach, daß die gesellschaftlichen Funktionsnotwendigkeiten zu einer Organisation des Charakters führten, die von der irrationalen Bindung an eine Autorität geprägt sei und sich ausweise durch die (a) masochistische Unterwerfung unter die Autorität eines Menschen oder einer Institution und die Verehrung ihrer Macht oder (b) rebellische Auflehnung gegen die Autorität unter Beibehaltung der autoritären Charakterstruktur (vgl. Fromm, 1936a, S. 184f.). Als Gegenstück zum autoritären Charakter formulierte Fromm später den von ihm so genannten „revolutionären Charakter", der kein Rebell gegen die Autorität ist, um nach bestandenem Kampf gegen diese sich selbst in den Rang einer solchen zu erheben, sondern ein Mensch, der sich von jedweder irrationalen Autoritätsbindung gelöst hat (vgl. Fromm, 1963b).

Für die Weiterentwicklungen der Kritischen Theorie durch Horkheimer, Adorno und Marcuse seit den späten dreißiger Jahren ist charakteristisch, daß sie kein revolutionäres Subjekt mehr dingfest machen konnten und sich damit gleichermaßen vom orthodoxen Marxismus wie von ihrem frühen Ansatz entfernt haben. Allerdings hat auch Fromm seine Charaktertheorie in klassenspezifischer Richtung nicht weiterentwickelt. Zwar hielt er an dem marxistischen Modell von Basis und Überbau fest, doch ohne seine Gesellschaftsanalyse klassenspezifisch zu begründen. Das Konzept des Gesellschafts-Charakters war in seiner ursprünglichen Form zwar geeignet, die Charakterstrukturen einer sozialen Gruppe, Schicht oder Klasse sowie einer Nation zu erfassen, doch tendierte Fromm zunehmend dazu, charakterbedingte Fluchtmechanismen (1941a, GA 1, S. 297ff.) gesellschaftsspezifisch (statt klassenspezifisch) zu beschreiben und die in allen Gesellschaftsschichten in unterschiedlichen Varianten vorkommenden oral-rezeptiven, hortend-ausbeuterischen, autoritär-sadomasochistischen, narzißtischen, marktorientierten und nekrophilen Charakterorientierungen zu untersuchen. Von daher ist in seiner Gesellschaftsanalyse wie in seiner Pädagogik kaum ein expliziter klassen- oder schichtenspezifischer Bezug gegeben. Auch als er in seinem Alterswerk schließlich zwei konträre Sozialisationsstrukturen herausarbeitete, die er als vom „Haben“ bzw. vom „Sein“ geprägt erkannte (vgl. Bierhoff, 1987), wurde als ein Charakteristikum seines Denkens erneut deutlich, daß seine Kritik der Pädagogik weitgehend einer schicht- oder klassenspezifischen Orientierung entbehrt. Vielmehr gründet sie auf dem Ideal kritischer Vernunft und liebender Bezogenheit und proklamiert eine allgemein-menschliche Wachstums-Orientierung als Maßstab humanistischer Kritik. Gleichwohl gelingt es Fromm, die gesellschaftliche Krise mit ihren psychosozialen Auswirkungen auf den Menschen („Pathologie der Normalität“) kritisch zu untersuchen. Dabei interessiert er sich offenbar nicht für klassen- oder schichtenspezifische Varianten des Charakters, sondern geht von den epochalen Grundorientierungen des Charakters aus. In dem Maße jedoch, in dem man den Frommschen Ansatz re-empirisieren würde, wäre es notwendig, schichten-oder klassenspezifische Kriterien herauszuarbeiten. Die von M. Maccoby im Anschluß an Fromm praktizierte Methode der Gesellschafts-Charakter-Forschung (vgl. Maccoby u.a., 1985) zeigt in der Tat eine schichtenspezifische Ausrichtung. Mit dem bereits in der frühen Untersuchung von Fromm („Arbeiter-/Angestellten-Enquete“) bewährten psychoanalytisch-charakterologischen Zugang zum Forschungsgegenstand ließen sich auch empirische erziehungswissenschaftliche Studien begründen, die zudem schichtenspezifisch differenziert sein könnten.

Den Beiträgen Fromms zur frühen Kritischen Theorie kam zwar - wie in Kapitel I dargelegt - eine hohe Bedeutung zu, doch wurden sie nach seinem Ausscheiden aus dem Horkheimer-Kreis (1939) dort nicht mehr gewürdigt. Die empirische Konkretisierung des frühen Forschungsprogramms unter Fromm als Forschungsdirektor mag aufgrund von Emigration und beschränkter Methodologie unzureichend geblieben sein. Dennoch lieferten die beiden Studien (*Arbeiter-/Angestellten-Enquete*; *Studien über Autorität und Familie*) eine Vielzahl theoretisch gehaltvoller und zudem empirisch erhärteter Thesen zu den vorherrschenden Charakterstrukturen im Nazideutschland, die auch ein Bild der Familie als „Agentur der Gesellschaft" mit den in ihr üblichen Erziehungsmethoden und -praktiken zeichneten. Im Blickpunkt der erziehungssoziologischen und sozialisationstheoretischen Aufmerksamkeit standen zwar später eher die im von Adorno redaktionell betreuten Sammelband (*The Authoritarian Personality*) vereinigten Beiträge, doch liegt mit den unter Fromm als Forschungsdirektor betreuten Studien der Anfang einer von philosophischen und fachwissenschaftlich-theoretischen Interessen durchdrungenen Empirie in kritischer Absicht vor, die auch heute noch als wissenschaftsgeschichtlich beispielhafte Forschungsleistung mit zudem erziehungssoziologisch-sozialisationstheoretischen Implikationen (autoritärer Charakter, Familie als „Agentur der Gesellschaft") gelten kann, an der sich auch die heutige Erziehungsempirie re-orientieren könnte.

Erich Fromms Beitrag zur pädagogischen und soziologischen Erziehungstheorie läßt sich am ehesten den kritisch-emanzipatorischen Ansätzen zuordnen. Diese liefern sich nicht dem Bestehenden aus, sondern tragen die Vision einer humanen Gesellschaft in sich. Erziehung wird als der soziale Mechanismus identifiziert, der den Zusammenhang von Individuum und Gesellschaft in seiner Kontinuität sichert und folglich auch für den Aufbau einer humanen Gesellschaftsform sich als zentral erweist. Das ideologiekritische und visionäre Denken von Erich Fromm richtet sich konsequent gegen technokratische und bürokratische Verregelungen und orientiert sich an einem Ideal produktiver menschlicher Bezogenheit. Sein emanzipatorisches Leitziel ist der Mensch, der zu seiner Individualität, seinen Möglichkeiten, gefunden hat und dabei auch - im Gegensatz zum narzißtisch-individualistischen Kult - solidarisches und sozialbewußtes Individuum sein kann. Fromm versuchte, dieses Leitziel als gesellschaftlich notwendig zu legitimieren. In erster Linie hat er keine praktisch-normative pädagogische Theorie vertreten, sondern die soziale Determination und Funktion von Erziehung aufweisen wollen.

Eine ideologiekritisch ansetzende Erziehungssoziologie hat gleichermaßen die geschichtlichen Hintergründe wie auch die strukturellen Bedingungen von Erziehungs- und Sozialisationsprozessen zu untersuchen. In sozialpsychologischer Perspektive lassen sich Bewußtseinsphänomene kultur- und ideologiekritisch in ihrer Abhängigkeit von den materiellen Prozessen der Gesellschaft thematisieren. Die Idee eines möglichst weitgehend entideologisierten Bewußtseins kann - im Sinne der Initiierung von Aufklärungsprozessen - von einer politischen Bildung unterstützt werden, die auf einem Konzept soziologischer Phantasie, soziologischen Denkens und exemplarischen Lernens gründet. Die an Kultur- und Bewußtseinsphänomenen zu übende Kritik läßt sich etwa exemplarisch am Freizeitverhalten und an der Freizeitpädagogik entwickeln.

Pädagogik heute erscheint nur legitimierbar als Suche nach nicht-repressiven pädagogischen Handlungskonzepten. In strikter Abgrenzung von der traditionellen Überwältigungspädagogik präferiert sie einen subjektorientierten Ansatz. Welche Grundzüge die subjektorientierte analytische Erziehungstheorie als „Pädagogik nach Fromm“ aufweist, ist in ersten Annäherungen bereits gezeigt worden (Bierhoff, 1985; Erich Fromm und die Pädagogik, 1987; Wehr, 1989).

Seine Fundierung findet der subjektorientierte Ansatz der analytische Erziehungstheorie bereits im Frommschen Beitrag zur kritischen Theorie der dreißiger Jahre und in dem mit Marcuse geführten Streit um die Revision der Psychoanalyse. Gerade dieser Streit eröffnet einen vertieften Zugang zu der Frage, wie Erziehung als kulturelles Phänomen soziologisch erfaßt werden kann, ohne in eine normative, konformistische Anpassung fordernde Erziehungslehre abzugleiten. Das Phänomen der Erziehung kann auf der Grundlage einer kulturalistischen, aber auch auf der einer triebtheoretischen Position untersucht werden. Betrachtet man mit Lorenzer und anderen die Psychoanalyse als Sozialwissenschaft (Lorenzer, Dahmer, Horn, Brede, Schwanenberg, 1971), so lassen sich die psychoanalytischen Beiträge zur Erziehung daraufhin befragen, inwieweit sie (1) Erziehung als *gesellschaftliches* Phänomen thematisieren, (2) die Grundlage von Erziehung biologistisch verkürzen (Triebtheorie), (3) Erziehungsphänomene kulturalistisch verflachen und einer Anpassungspädagogik das Wort reden.

Die Frommschen Vorarbeiten zu einer analytischen Erziehungssoziologie zeichnen sich dadurch aus, daß sie Erziehung in gesellschaftlicher Perspektive untersuchen - ohne einseitige biologistische oder konformistische Tendenzen. Im wesentlichen sind es sein Theorem des Gesellschafts-Charakters, die These von der Familie als „Agentur der Gesellschaft“, die Studien zu Autorität und Familie, die Fluchtmechanismen aus „Furcht vor der Freiheit“, die Unterscheidung von „Haben“ und „Sein“ sowie die sozialcharakterologischen Ausführungen zum Zusammenhang von Gesellschaft, Erziehung und Charakter, die seinen Ansatz als erziehungssoziologischen qualifizieren. Hinzu kommt, daß Erich Fromm in Auseinandersetzung mit Freud und Marx ein anthropologisches Konzept entwickelte, das nicht nur Hypothesen zur „Natur des Menschen“ und Beschreibungen der existentiellen Bedürfnisse enthält, sondern gleichzeitig einen visionären Vorgriff auf das Bild des universalen Menschen beinhaltet.

So eröffnet der Frommsche Beitrag mehrere Möglichkeiten, den Zusammenhang von Erziehung und Gesellschaft zu strukturieren. Zum einen läßt sich mit seinem Theorem des Gesellschafts-Charakters ein Zugang zu sozialisatorisch und pädagogisch relevanten Fragestellungen gewinnen, zum anderen geben seine anthropologischen Hypothesen zur „Natur“ des Menschen (sein Menschenbild also) bedenkenswerte Impulse für die pädagogische Anthropologie. Schließlich sind mit der Unterscheidung von „Haben“ und „Sein“, die Fromm in seinem Spätwerk vornahm, Anregungen für die Untersuchung zweier sich auch sozialcharakterologisch unterscheidender Sozialisationsstrukturen gegeben, die idealtypisch die polaren Alternativen der Lebensweise und Erziehung heute benennen.

Der von Fromm erarbeitete Bezugsrahmen offeriert nicht nur eine normative oder visionäre Perspektive, die in der anthropologischen Theorie verankert ist und von den anthropologischen Prämissen her legitimiert wird, sondern auch eine ideologie- und gesellschaftskritische Perspektive, die auf die Untersuchung des Zusammenhangs von Individuum und Gesellschaft gerichtet ist. Pädagogik heute, sofern sie mehr sein will als ein blinder Reflex auf gesellschaftliche Verhältnisse und damit auf die Notwendigkeiten und Funktionserfordernisse des Gesellschaftssystems, konstituiert sich als gesellschaftsbezogene, selbstreflexive Wissenschaft, das heißt, sie beschränkt sich weder auf die normative Dimension des Wünschenswerten oder bloße Appelle noch auf die technisch-methodische Ebene der pädagogischen Mittel. Gleichwohl ist im Sinne Fromms jede richtungsweisende Pädagogik, die mehr sein will als eine Affirmation des Bestehenden, nur als *visionäre Pädagogik* vorstellbar. Eine solche Pädagogik vermag zu untersuchen, welche neuen Tendenzen und Bedürfnisorientierungen sich in der gegenwärtigen Gesellschaft artikulieren, die der allseitigen Entfaltung der Produktivkraft „Mensch" förderlich sind. Die von der Psychoanalyse erschlossene Dimension des Unbewußten erweist sich für diese Untersuchung als unverzichtbar. Eine Pädagogik, die auf dem Theorem des Unbewußten fußt, gewinnt einen Zugang zur charakterologischen Dynamik und kann unbewußte Barrieren, Beschädigungen, Trübungen und Verhinderungen der freien Persönlichkeit aufdekken. Hinsichtlich des Menschenbildes, der pädagogischen Handlungsmöglichkeiten und -notwendigkeiten versieht das Aufdecken unbewußter Faktoren die ideologie- und gesellschaftskritische Dimension im pädagogischen Denken und Handeln mit wichtigen Impulsen. So erscheint die auch soziopsychoanalytisch begründete Pädagogik geeignet, für das Kind Partei zu ergreifen und sich gegen die Implikationen der Freudschen Triebtheorie zu stellen. Wie die im Kulturismus-Streit gegen die Triebtheorie vorgebrachten Argumente, aber auch die von Fromm anderenorts geleistete Kritik an der Psychoanalyse deutlich gemacht haben, droht das Menschenbild der orthodoxen Psychoanalyse hinsichtlich der Erziehung in einen Fatalismus und Kulturpessimismus abzugleiten. Zum einen wurde von Freud mit der Abkehr von der Trauma- und Verführungstheorie die reale Gewaltförmigkeit der Eltern-Kind-Beziehung beschönigt, zum anderen wurde aufgrund des mechanistisch-biologistischen Triebkonzepts der Mensch als ein asoziales Triebbündel beschrieben, das gesellschaftlich erst zu domestizieren ist, damit Kultur möglich wird. Damit werden die repressiven Einwirkungen der Kultur als zwangsläufig und naturgegeben legitimiert, und es wird fälschlicherweise eine Asozialität in die Triebe hineinprojiziert, die Ausfluß inhumaner gesellschaftlicher (Erziehungs-)Praktiken ist.

Sich von dieser Freudschen Position abgrenzend, ersetzt Fromm die Triebtheorie durch seine humanistische Anthropologie, die für die Erziehung eine optimistische Vorstellung über die „Natur" des Menschen und die Einflußmöglichkeiten von Erziehung bereitstellt, ohne in gesellschaftsblinde Menschenschwärmerei oder ein Substanzdenken abzugleiten. Im Denken Fromms wird der Mensch als ein soziales Wesen bestimmt, das gleichsam unfertig geboren wird und auf die Entfaltung seiner Individualität hin angelegt ist.[8] Mit Individualität ist hier die allgemein-menschliche Individualität gemeint und nicht der sozial geschaffene Individualismus oder das historisch-gesellschaftlich produzierte Individualitätserleben des „Individuums".

Für die Pädagogik ist hierbei die Haltung relevant, die mit dem Frommschen - recht eigentlich „visionären" - Menschenbild verbunden ist. Die auf Humanisierung des Menschen und seiner Lebensumstände gerichtete Haltung betont die im Menschen angelegten produktiven Kräfte, die ein Potential sich entfaltender Möglichkeiten bilden. Dieses Potential - zum Maßstab jedweder sozialen und menschlichen Entwicklung genommen - gibt die Kriterien für die Kritik regressiver, destruktiver und narzißtischer Charakterorientierungen vor und ermöglicht die Auseinandersetzung mit der „Pathologie der Normalität".

Die Pädagogik hat jedoch einen undifferenzierten Bezug auf den anthropologischen Begründungszusammenhang ebenso zu vermeiden wie eine oberflächliche Psychologisierung oder Soziologisierung des Erziehungsgeschehens, die den Zusammenhang von Natur, Psyche und Gesellschaft, von Erziehung und Sozialstruktur, von Schichtzugehörigkeit und Charakter übersähe. Fromms Analytische Erziehungstheorie erweist sich als ein Ansatz, der aufgrund seiner soziologischen, psychoanalytischen und anthropologischen Orientierungen das Spektrum vorliegender Erziehungssoziologien zu bereichern vermag, indem er es um die humanistische Perspektive erweitert.

3. Individuum und Gesellschaft - strukturelle Vermittlungskonzeptionen

Ein zentrales Problem soziologischen Denkens ist mit der Frage gegeben, wie Individuum und Gesellschaft durch Prozesse der Erziehung, Sozialisation und Enkulturation so in Übereinstimmung gebracht werden, daß beide wohlintegriert sind. Innerhalb der Soziologie und ihrer Grenzbereiche (insb. der Kulturanthropologie) gibt es eine Reihe von Konzepten, die sich dieser Frage widmen. Im folgenden werde ich einige von ihnen skizzieren, die sich von dem Frommschen Lösungsversuch („Gesellschafts-Charakter") nur wenig unterscheiden, sieht man einmal von der charakterologischen Ausrichtung ab, die Fromm nicht mit den anderen Ansätzen (außer Riesman) teilt. Zu nennen sind die Konzepte von Abram Kardiner (1939; [1945] 1948), Ralph Linton (1974), David Riesman u.a. (1967), Hans Gerth und Charles Wright Mills (1970) sowie von Pierre Bourdieu und Jean-Claude Passeron (1973). In der Erziehungssoziologie sind diese weitgehend unrezipiert geblieben, mit Ausnahme der von Riesman und Bourdieu vertretenen.

Ihr gemeinsamer Nenner liegt darin, daß dem Verhältnis von Individuum und Gesellschaft eine strukturelle Ebene unterlegt wird, die der Beschreibung und Erklärung von interindividuellen Gleichförmigkeiten dient; m.a.W., es wird immer davon ausgegangen, daß in jeder Gesellschaft ein spezifischer Persönlichkeitstyp entsteht, der zu dieser Gesellschaft paßt. Mit dieser Grundtatsache befaßt sich eine jede Einführung in soziologisches Denken, meist im Zusammenhang mit Sozialisation oder Erziehung.[9] So bemerken Stromberger/Teichert (1978) in ihrer Einführung, Sozialisation als „globaler Begriff" bezeichne den

Prozeß der „Herausbildung eines kulturspezifischen Persönlichkeitstyps im Individuum" (S. 131). Die Sozialisationstheorie untersuche, „wie es zu rollengemäßem und situationsspezifischem Verhalten kommt" (ebd., S. 132), aber auch zu völlig unterschiedlichen Reaktionen auf soziale Anforderungen. Ferner konzentriere sich die Soziologie auf die „gesellschaftlichen Einflüsse, denen der Einzelne bei der Sozialisation unterliegt, insbesondere auf das familiäre Milieu des heranwachsenden Kindes. Als wichtig werden vor allem die Familienstruktur und die im häuslichen Milieu vorherrschenden Verhaltensgewohnheiten betrachtet" (ebd., S. 132). Solche einführenden problemidentifizierenden Ausführungen finden sich fast in jedem soziologischen Lehrbuch. Teils wird ein Blick auf die historische Entwicklung der Soziologie geworfen und auf Ansätze Bezug genommen, wie etwa den des „Gesellschaftsvertrages" (Thomas Hobbes) oder den der Gesellschaft als Realität *sui generis* (Emile Durkheim) (vgl. Kiss, 1972, S. 19f.; 1973, S. 38ff.). Wie G.C. Homans ausführt, stellte Durkheim sich vor, „daß die Gesellschaft den Individuen ihren Stempel aufdrückte, wie eine auf ein heißes Stück Metall aufgedrückte Form" (Homans, 1970, S. 302). Durkheim neige dazu - im Gegensatz etwa zu Rousseau und Hobbes - das Individuum als Resultante der Gesellschaft zu begreifen (ebd.). Wie der gesellschaftliche Prägestempel[10] aussieht, darüber gibt es im Detail unterschiedliche Auffassungen. Übereinstimmend werden jedoch kulturelle oder institutionelle Muster angenommen, die die Persönlichkeit prägen. So heißt es in einem anderen Einführungsbuch: „Die normativen kulturellen Sinngebungen, die die erwünschten Muster sozialer Interaktion definieren, werden ... als die Maßstäbe angesehen, durch die Handlungen von Einheiten des sozialen Systems bewertet werden" (Reimann u.a., 1979, S. 49). In Enkulturationsprozessen werden diese Muster auf das Individuum übertragen. „Der Begriff der *Enkulturation* ist stets auf Individuen bezogen und bezeichnet den Prozeß, vermittels dessen ein Individuum die Standards und Maßstäbe seiner Gesellschaft oder einer Gruppe derselben erlernt ..." (ebd., S. 52). Zum Teil gibt es Differenzen, wo diese Muster zu verorten sind, ob in der Persönlichkeit, in der Kultur oder der Rollenstruktur des sozialen Systems (vgl. Reinhold, 1982, S. 107ff.). Wenn man unter *Kultur* jedoch „eine für heuristische Zwecke geschaffene gedankliche Konstruktion" versteht und diesen Begriff nicht als der Anschauung entnommen betrachtet (vgl. Francis, 1965, S. 39), lassen sich diese Differenzen kaum als erheblich vermerken, da sie dem jeweiligen Begriffsapparat entspringen, nach dessen Maßgabe die Realität im theoretischen Modell rekonstruiert wird. Gemeinsam ist all diesen Ansätzen und Rekonstruktionsversuchen zum Verhältnis von Individuum und Gesellschaft, daß eine falsche „unsoziologische" Gegenüberstellung von Individuum und Gesellschaft vermieden wird (vgl. ebd., S. 32ff.).

Dies gilt auch für den Frommschen Begriff des „Gesellschafts-Charakters", mit dem das Gegenteil einer unfruchtbaren Abgrenzung von psychologischen und soziologischen Fragen intendiert ist: „Die These, die Psychologie habe es nur mit dem einzelnen, die Soziologie mit *der* Gesellschaft zu tun, ist falsch. Denn sosehr es die Psychologie immer mit dem vergesellschafteten Individuum zu tun hat, sosehr hat es die Soziologie mit einer Vielfalt von einzelnen zu tun, deren seelische Struktur und Mechanismen von der Soziologie berücksichtigt werden müssen" (1932a, GA 1, S. 40). Mit solchen Ausführungen rückt Fromm in eine gewisse Nähe zu Soziologen wie C.H. Cooley und G.H. Mead. Cooley verstand Gesellschaft und Individuum als zusammenbestehend und lehnte eine isolierte Sicht des Individuums oder der Gesellschaft ab; Mead brachte die Unterscheidung von *I* und *me* ein, die es erlaubt, sowohl die Dimension der Sozialität, in der sich der *generalisierte Andere* als Maßstab der sozialen Normung des Individuums niederschlägt, zu berücksichtigen als auch der Dimension der unverwechselbaren *Individualität* und *Impulsivität* des Selbst einen Stellenwert zuzubilligen.

Was Klaus Hurrelmann (1986) für die Sozialisationstheorie forderte, nämlich die Entwicklung der Persönlichkeit aus den zwischenmenschlichen Beziehungen heraus zu erklären und die mit der gesellschaftsfernen triebtheoretisch-biologistischen Sichtweise einhergehenden Beschränkungen zu überwinden, läßt sich - zumindest teilweise - vom Kulturalismus Fromms (aber auch Sullivans und Horneys) leisten. Derzeit ist der neo-psychoanalytische Ansatz der kulturalistischen Schule in der deutschen Erziehungssoziologie und Sozialisationstheorie noch nicht fruchtbar gemacht worden. In der Erziehungs- und Sozialisationstheorie sind jedoch ähnliche Positionen (D.W. Winnicott, 1974; 1978; A. Miller, 1979) zunehmend aktuell geworden. Die Theorie von Winnicott ist zudem in der Sozialisationsforschung anerkannt; ebenso werden Arbeiten von M. Mahler u.a. (1978), R. Spitz (1967; 1976), O.F. Kernberg (1981; 1988), R.D. Laing (1976; 1977) rezipiert (vgl. etwa: Handbuch der Sozialisationsforschung, 1982²).

Alles in allem: Es gibt eine Vielzahl von Positionen zu dem klassischen soziologischen Problem des Verhältnisses von Individuum und Gesellschaft, zu denen auch der Frommsche Begriff des Gesellschafts-Charakters gehört. Gesellschaftstheoretisch halte ich ihn nach wie vor für einen Schlüsselbegriff, der Ähnliches leistet wie etwa der Begriff der Rollen- und Erwartungsstruktur, doch insofern darüber hinausgeht, als Fromm soziopsychoanalytisch an den hinter den Verhaltensweisen und Handlungen stehenden Charakterstrukturen ansetzt, diese in ihrer gesellschaftsspezifischen Typik analysiert und zudem die anthropologische Vorstellung des gattungsgeschichtlich sich realisierenden menschlichen Möglichkeitspotentials einbezieht. Diesbezüglich erweisen sich die Konzepte von Linton, Kardiner, Bourdieu und anderen als weniger tauglich, das klassische Problem des Verhältnisses von Individuum und Gesellschaft, das seine theoretische Brisanz bis in die heutige Erziehungssoziologie hinein bewahrt hat, zu erfassen. Im folgenden sollen zur Verdeutlichung dieser Unterschiede, aber auch der Gemeinsamkeiten - bevor das Frommsche Konzept des Gesellschafts-Charakters zur Darstellung kommt -, einige dieser Ansätze skizziert werden.

So haben Gerth/Mills (1970) eine Theorie formuliert, die zwar mit der Fromms vergleichbar ist, doch ohne sich charakterologischer Einsichten und Begriffe zu bedienen (bei ihnen findet sich jedoch das Konzept der „psychischen Struktur", das eine gewisse Ähnlichkeit mit charakterologischen Konzepten hat). Die beiden

Autoren berufen sich häufig auf George H. Mead und Sigmund Freud, die Beiträge zur Vermittlung zweier Perspektiven geleistet haben: der Persönlichkeit und der Sozialstruktur (vgl. ebd. S. 12).

„Meads Begriff vom 'generalisierten Anderen' und Freuds 'Über-Ich' - ihr engster Berührungspunkt - ermöglichen es uns, das Private und das Öffentliche zu verbinden und das innerste Geschehen im Individuum mit den ausgedehntesten sozialen Phänomenen zu verknüpfen. Von einem logischen, aber ungeschichtlichen Blickpunkt aus kann Freuds Werk als Klarlegung des sozialen und individualgeschichtlichen Standorts des 'generalisierten Anderen' erscheinen. Denn er hat gezeigt, wie bedeutsam die Familie im Frühstadium der Entwicklung für die soziale Verankerung des Gewissens ist, und hat somit die grundlegende Verschränkung von Liebe und Autorität aufgedeckt.

Verschiedene philosophische Annahmen, die sich in Freuds Werk eingeschlichen hatten, wurden unter geringem oder überhaupt keinem Schaden für das, was als brauchbares Erbe übrig blieb, entfernt. Von größerer Bedeutung ist es, daß Freuds Vorstellungen durch die Arbeiten eines Bronislaw Malinowski, Abram Kardiner, Karen Horney und Erich Fromm einen sozialen Bezug erhielten. Sie faßten die Instinkte formal als 'Energie' auf, um besser verstehen zu können, wie verschiedene Verhaltensziele unter sozialen Einflüssen fixiert und verändert werden. Eben deshalb glauben wir, daß Kardiners und Fromms Arbeiten ebenso gut wie die von Harry Stack Sullivan über den 'signifikanten und den autoritativen Anderen' im vielversprechendsten Fahrwasser innerhalb der heutigen Sozialpsychologie liegen. In der Tat sind es gerade die Werke über das 'Über-Ich' oder den 'generalisierten Anderen', die uns jetzt an einem fortgeschrittenen Punkt unserer Studien dazu befähigen, Eigenschaften tief im Innern des Individuums mit Fakten zu verbinden, die in einer weitgefaßten soziologischen Perspektive liegen. G.H. Mead hatte keine angemessene Vorstellung von den Emotionen und Motivationen, keine dynamische Theorie des menschlichen Gefühlslebens. Auf der anderen Seite neigen Freuds Ansichten über die menschliche Persönlichkeit sicher dazu, sozial inflexibel zu sein. Weder Freud noch Mead bieten eine Theorie der Sozialstruktur, die einen inhärenten unmittelbaren Bezug zu psychologischen Problemen hat" (Gerth/Mills, 1970, S. 14).

Gerth und Mills haben es sich als Aufgabe gestellt, „ein allgemeines Modell von Sozialstruktur" zu entwickeln (ebd., S. 16). Sie schreiben:

„Wir benötigen eine Untersuchung des Menschen in seinem Rollenverhalten in politischen, ökonomischen und religiösen Institutionen in verschiedenen Gesellschaften; Theorien über die verschiedene Verankerung der Persönlichkeitstypen in jeder dieser institutionellen Ordnungen auf der einen Seite, auf der andern über die verschiedenartigen Kombinationen dieser institutionellen Ordnungen selbst, wie sie sich zu historischen Typen von Sozialstrukturen zusammenfügen" (ebd., S. 16).

Dieses Modell der Sozialstruktur kommt dem Frommschen relativ nahe, mit dem Unterschied, daß es Fromm weniger um die Verankerung von Persönlichkeitstypen in den institutionellen Ordnungen (der Sozialstruktur) geht, als vielmehr um die Verankerung der institutionellen Ordnungen (der Sozialstruktur) in den gesellschaftsspezifischen Charakterstrukturen, im „Gesellschafts-Charakter", den er ja von seiner Funktion her vorrangig als „Zement, der der Gesellschaftsordnung zusätzliche Stabilität verleiht", bestimmt (1976a, GA 2, S. 364).[11]

Ein Konzept, das dem des „Gesellschafts-Charakters" vergleichbar ist, wird mit der „Habitus-Theorie" vertreten. Zu dieser führt von der Rollentheorie, die durch die interaktionistische Perspektive revidiert und erweitert wurde, eine theoretische Entwicklungslinie, die eine „übersozialisierte" Sicht des Individuums gleichermaßen wie eine objektivistische Sicht der Gesellschaft zu vermeiden sucht. Bourdieu bestimmt, sich auf Chomsky beziehend, den Habitus als ein „System verinnerlichter Muster"[12], mittels derer „alle typischen Gedanken, Wahrnehmungen und Handlungen einer Kultur ... - und nur diese" erzeugt werden können (Bourdieu, 1974, S. 143). Als generative Muster, die strukturbildend wirken, müssen sie dem Individuum nicht bewußt sein. „Habitus" läßt sich als „eine generative Grammatik der Handlungsmuster" begreifen (Bourdieu 1970, S. 150; zit. n. Mollenhauer, 1972, S. 151).

Nach Bourdieu/Passeron lassen sich zwei „Einprägungsweisen" unterscheiden, die im wesentlichen dem Unterschied von funktionaler und intentionaler Erziehung entsprechen: eine Einprägungsweise, „die einen Habitus durch die unbewußte Einprägung von Prinzipien produziert, die sich in der durchgesetzten Praxis nur im praktischen Zustand äußern (implizite Pädagogik)", und eine weitere, „die den Habitus durch die methodisch organisierte Einprägung als solche von formulierten und sogar formalisierten Prinzipien produziert (explizite Pädagogik)" (1973, S. 62f.).

Bei den verinnerlichten Mustern handelt es sich um sprachlich eingebundene Grundmuster für die Erzeugung von Handlungen, die gesellschaftlich-kulturell typisch sind und Individuum und Gesellschaft als einen Integrations- und Reproduktionszusammenhang ausmachen. Im Unterschied zu Bourdieu kann es aus Frommscher Sicht nicht allein um die Typik der *Handlungen* gehen - das wäre eine eher sozialbehavioristische oder handlungstheoretische Perspektive -, sondern vielmehr um die Formen der menschlichen Bezogenheit, in die die menschliche Energie in Prozessen der Sozialisation und Assimilation eingebunden wird, d.h. um die gesellschaftsspezifischen Charakterstrukturen und die aus ihnen resultierenden Handlungen. Bourdieu/Passeron (1973) weisen der Soziologie der Erziehung die Aufgabe zu, die Reproduktion der Strukturen zu untersuchen, „die verstanden werden als ein System der objektiven Beziehungen, die den Individuen, vor und nach denen sie existieren, ihre relationellen Eigenschaften verleihen" (S. 91), und machen deutlich, daß sie dabei mehr und anderes wollen als lediglich die Beziehungen (von Indikatoren) empirisch-analytisch zu registrieren; ihnen geht es um ein ähnliches Problem wie Fromm, wenn dieser den Zusammenhang zwischen Basis und Überbau aufzuschlüsseln trachtete, nämlich darum, die Beziehungen zwischen der kulturellen Reproduktion und der sozialen Reproduktion zu eruieren.[13]

Verschiedentlich wird der Habitus-Begriff auch bei anderen Autoren verwendet, so bei Ulrich K. Preuß (1975), der die Kategorie des Habitus für den Vermittlungszusammenhang zwischen Individuum und Klassenstruktur, zwischen

Bildung und Herrschaft verwenden will. Dabei gewinnt die Kategorie des Habitus einen dem Frommschen Begriff des Gesellschafts-Charakters vergleichbaren Status als theoretischer Brückenbegriff zwischen Subjektivität und Praxis, zwischen Individuum und Gesellschaftsstruktur:

„Die Vermittlungskategorie zwischen den Strukturen des Bildungssystems und der sozialen Praxis der Agenten des Bildungssystems ist der Habitus; das Relationssystem zwischen dem Bildungssystem und der Struktur der Klassenbeziehungen 'verbindet die Strukturen mit der Praxis durch Vermittlung des Habitus als Produkt der Strukturen, welche Praxis produzieren und Strukturen reproduzieren' (Bourdieu/Passeron, 1971, S. 220)" (Preuß, 1975, S. 45).

Praxis wird produziert und Strukturen werden reproduziert mittels symbolischer Gewalt, die in der lebensgeschichtlichen Praxis der Individuen - in ihrem Habitus - sich ablagert. Im entstehenden Habitus werden Individuum und Gesellschaftsstruktur sozialisatorisch so aufeinander bezogen, daß die gesellschaftlichen Notwendigkeiten und Imperative in den Individuen sich durchsetzen:

„Die symbolische Gewalt vermittelt sich also über den Sozialisationsprozeß des Individuums. Sie kann daher nur in Strukturen produziert werden, die den Strukturen der Persönlichkeit korrespondieren. Sie müssen in der Lage sein, die Subjektivität der Persönlichkeiten aufzunehmen und in Funktionselemente der Durchsetzung von Bedeutungen umzuwandeln. Die Kategorie des Habitus bezeichnet möglicherweise diesen Vermittlungszusammenhang. Denn in ihr wird die Persönlichkeit weder als rein psycho-biologisches Faktum noch als rein interessengeleitetes Wesen aufgefaßt, sondern als praktischer Lebensprozeß. ...

Wenn Habitus als persönliche lebensgeschichtliche Praxis begriffen wird, dann scheint er in der Tat geeignet, als Vermittlungskategorie zwischen dem Individuum und der Struktur der Klassenbeziehungen zu fungieren. ..." (Preuß, 1975, S. 46).

Die „institutionelle Basis" des Habitus ist, nach Preuß, mit den *Verkehrsformen* gegeben, unter denen er die Formen versteht, „in denen die Mitglieder der Gesellschaft als Individuen mit der vorherrschenden Struktur der Vergesellschaftung vermittelt sind. ..." (ebd., S. 54). Die gesellschaftlich typischen und damit wichtigsten Verkehrsformen sind für ihn die tauschförmigen (ebd.). Offenbar kommt dem Begriff des Habitus über weite Strecken ein dem Frommschen Begriff des Gesellschafts-Charakters analoger Beschreibungs- und Erklärungswert zu. Statt von Verkehrsformen spricht Fromm von charakterologisch kodierten Bezogenheitsmuster. Die lebensgeschichtliche Praxis der Individuen ist in den individuellen und gesellschaftsspezifischen Charakterstrukturen gleichsam geronnen. In bezug auf das gesellschaftliche Individuum wird jedoch die Kategorie des Habitus weder bei Bourdieu/Passeron noch bei Preuß weitergehend entfaltet. Sie wird zwar als ein generatives System verinnerlichter Muster bestimmt, doch bleibt unklar, wie diese Muster erworben werden, inwieweit sie sprachlich und charakterologisch kodiert sind. Offenbar ist mit der Kategorie des Habitus die Aufmerksamkeit auf die (äußerlich) erkennbaren Merkmale, also die äußere Erscheinung und das Verhalten, gelenkt, und die (innere) Haltung - die bei Fromm Ausdruck des Charaktersystems ist - wird nicht thematisiert (zur Differenz von Verhalten und Charakter sowie zum dynamischen Charakterbegriff vgl. etwa: Fromm, 1962a, GA 9, S. 85ff.).

Schließlich existieren noch weitere Modelle, die mit dem „Gesellschafts-Charakter" und dem „Habitus" vergleichbar sind, die hier jedoch nur kurz genannt sein sollen: Beispielsweise gibt es „soziale Topoi" als Deutungsmodelle (vgl. Mollenhauer, 1972, S. 148), Ralph Linton (1974) spricht von „status personality", Abram Kardiner (1939) von „basic personality structure".

Alle diese Konstrukte weisen untereinander Ähnlichkeiten auf. Das gilt in besonderem Maße für Fromm, Riesman und Linton. Während Fromm deutlich macht, sein Ansatz stimme mit dem von Linton „weitgehend überein" (Fromm, 1949c, GA 1, S. 210), läßt Riesman offen, worin eventuelle Unterschiede seines Konzepts gegenüber Fromm, Kardiner u.a. bestehen. M.E. sind die Übereinstimmungen mit Fromm jedoch wesentlich; bei Riesman handelt es sich teils um eine Interpretation und Explikation des Frommschen Begriffes, teils um eine Modifikation (innen-geleitet; außen-geleitet). Schließlich gibt es noch Ähnlichkeiten mit der symbolisch-interaktionistischen Tradition (z.B. Cooley, Mead, Blumer); allerdings verfügt keiner der zuletzt Genannten über einen *dynamischen Charakterbegriff*.

Wie bereits dargelegt, ist Fromms Begriff des „social character" (deutsch: „Gesellschafts-Charakter"; in älteren Übersetzungen: „Sozialcharakter") in der Sozialisationstheorie häufiger rezipiert worden, ohne allerdings immer Fromm zugerechnet worden zu sein. Wie H.-G. Rolff (1973^6) ausführt, hat sich der Begriff des „Sozialcharakters" in der amerikanischen Soziologie eingebürgert und wird von zahlreichen Autoren gebraucht (S. 41f.). Rolff orientiert sich an der Definition nach Riesman, die dieser von Fromm übernommen hat, wandelt sie aber für die Zwecke seiner sozialisationstheoretischen Fragestellungen ab und präzisiert: „Unter Sozialcharakter wird also eine generalisierende Kategorie verstanden, die empirisch aufgefundene regelmäßige Verhaltensweisen und Einstellungen bestimmter Gruppen vereinheitlichend zusammenfaßt. Bei der Verwendung des Begriffs Sozialcharakter ist die Frage nach der Entstehung bestimmter Sozialcharaktere von der Frage nach der Übermittlung bereits ausgeformter Charaktere auf die Kinder zu unterscheiden" (ebd., S. 42). Von Fromm übernimmt er im wesentlichen nur die Differenz von Inhalt und Methode der Erzeugung des Sozialcharakters und die These von der Familie als Agentur der Gesellschaft.[14]

Der Sozialcharakter ist in seiner Entstehung weder aus der individuellen Entwicklung des Menschen noch aus dem Sozialisationsprozeß heraus zu erklären, sondern nur aus der Sozialstruktur einer Gesellschaft (vgl. Rolff, 1973^6, S. 60). Ausgehend von einem Schichtungsmodell zieht Rolff es vor, vom Sozialcharakter der Mittelschicht, der Arbeiterschaft etc. zu sprechen. Dabei werden jedoch nicht charakterologische Kategorien zur Beschreibung von Sozialcharakteren herangezogen, sondern sozialisationstheoretische, wie im Fall der Kinder aus der Mittelschicht: „die Zukunftsorientierung, das intensive Leistungsstreben und der elaborierte Sprachgebrauch“ (ebd., S. 111) oder bei Hauptschülern: „'passivistische', 'familistische' und 'Gegenwarts'-Orientierung sowie ... geringes Leistungsstreben“ (ebd., S. 174), die wiederum im Zusammenhang mit der Arbeitsplatzsituation und den Mechanismen schichtenspezifischer Sozialisation, namentlich in der Familie, gesehen werden. Rolff bezeichnet diese Kategorien jedoch - und in seinem Konzept des Sozialcharakters folgerichtig - als „Züge des Sozialcharakters“, obwohl ich sie, aufgrund des fehlenden dynamischen Charakterbegriffs, eher dem heute gängigen „Habitus-Modell“ zuordnen würde.

So läßt sich zusammenfassend anmerken, daß es eine Reihe von theoretischen Ansätzen gibt, die mit dem Frommschen vergleichbar sind, allerdings unter charakterologischem Aspekt sich deutlich von diesem unterscheiden. Worin der mit dem Konzept des „Gesellschafts-Charakters“ verbundene Erkenntnisgewinn im einzelnen liegt, soll weiter unten (Kap. 5) erarbeitet werden.

4. Gesellschaft und Individuum bei Erich Fromm

Wenn man Erich Fromms Werk unter soziologischen Gesichtspunkten betrachtet, muß man sich zwangsläufig mit seinem Gesellschaftsverständnis auseinandersetzen. Für Fromm gibt es keine von den lebendigen Individuen losgetrennte Gesellschaft; Individuum und Gesellschaft betrachtet er als zusammengehörig. Dabei geht er von der Annahme aus, „daß die Beziehung zwischen Individuum und Gesellschaft keine statische ist“ (1941a, GA 1, S. 224). „Es ist nicht so, als ob es da einerseits einen Einzelmenschen gäbe, der von der Natur mit bestimmten Trieben ausgestattet wurde, und andererseits die Gesellschaft als etwas, das außerhalb von ihm existiert und diese angeborenen Strebungen entweder befriedigt oder unbefriedigt läßt“ (ebd., S. 224). Fromm vertritt die Auffassung, Gesellschaft setze sich aus konkreten Individuen zusammen, die nur als gesellschaftliche Individuen zu beschreiben sind; in seiner Analytischen Sozialpsychologie, die sich um die Synthese von Historischem Materialismus und Psychoanalyse bemüht, will er die als Sozialwissenschaft verstandene Psychoanalyse mit den von ihr entdeckten „psychologischen Gesetzen“ für die Analyse des Zusammenhangs der „psychischen Tatbestände“ mit den „gesellschaftlichen Erscheinungen“ fruchtbar machen (vgl. 1932a, GA 1, S. 40).

Gesellschaft wird von Fromm offenbar nicht als Realität *sui generis* begriffen; von daher betreibt er keine objektivistische Theorie. Mit seinem Konzept des vergesellschafteten Individuums verfällt er jedoch auch nicht einer subjektivistischen Sichtweise. Auch läßt er sich nicht der überkommenen psychologischen oder philosophischen Bewußtseinstheorie zuordnen. Gleichermaßen vermeidet er also psychologische und soziologische Verkürzungen. Als Vertreter eines radikalen humanistischen Ansatzes ist der generalistisch und überdisziplinär denkende Erich Fromm kaum einer der bekannten soziologischen und philosophischen Strömungen zuzurechnen.

Doch wie läßt sich ein humanistisches Verständnis von Gesellschaft formulieren, und welche Bedeutung kommt hier dem Frommschen Beitrag zu? Die folgende Argumentationsskizze geht von den zentralen Bemerkungen Fromms aus, in denen er zum Verhältnis von Individuum und Gesellschaft darlegt: „Denn auch die 'Gesellschaft' besteht aus einzelnen lebendigen Individuen, die keinen anderen psychologischen Gesetzen unterliegen können als denen, die die Psychoanalyse im Individuum entdeckt hat" (1932a, GA 1, S. 40).

Mit diesen und anderen Ausführungen hat Fromm nicht die Frage beantwortet, ob es für ihn neben den *psychologischen* Gesetzen auch *soziologische* gibt. Genausowenig hat er klargestellt, ob Gesellschaft vollständig auf die lebendigen Individuen und ihre Beziehungen reduzierbar ist oder - wie in der Soziologie weitverbreitet - im Sinne Durkheims auch als eine Realität *sui generis* aufzufassen ist.[15]

Gegen Durkheim und seine Schule hat Fromm Einwände erhoben (vgl. 1941a, GA 1, S. 225) und insbesondere die Psychologiefeindlichkeit dieser Schule kritisiert. Doch hat Fromm selbst nicht in Begriffen eines von der Gesellschaft getrennt existierenden Individuums gedacht, war also darin - was eine bestimmte Auffassung von Psychologie betrifft - antipsychologisch, wie er zuvor schon - wiederum gegen eine bestimmte Auffassung von Soziologie („abstrakte Gesellschaft") gerichtet - antisoziologisch war (oder wie immer man das ausdrücken will); vielleicht läßt es sich besser positiv dahingehend formulieren, daß Fromm einen ganzheitlichen Denkansatz vertreten hat. Das hat aber auch Durkheim - in gewisser, wenn auch sicherlich eingeschränkter Weise - getan. In *Die Regeln der soziologischen Methode* (1961) stellte er - wie Homans darlegt - fest, „daß wann immer sich eine Anzahl von Individuen in einer Gruppe zusammenfinden, etwas Neues entsteht, dessen Natur nicht nur von den Individuen, sondern auch von der Tatsache ihrer gegenseitigen Beziehungen abhängig ist" (Homans, 1972, S. 302f.). Als Beleg zitiert Homans Durkheim, der geschrieben hatte: „Jedesmal, wenn irgendwelche Elemente - gleich welcher Art - indem sie sich zusammenschließen durch die Tatsache ihrer Vereinigung neue Phänomene auslösen, muß man sich diese Phänomene nicht als in den Elementen, sondern in dem durch ihre Verbindung geschaffenen Ganzen liegend vorstellen" (Durkheim, zit. n. Homans, 1972, S. 303; Durkheim, 1961, S. 93; vgl. ebd., S. 185ff.).

Ist „Gesellschaft" ein solches Phänomen, das aus den miteinander verschränkten Handlungen etc. der Menschen fortlaufend hervorgeht, von diesen verschieden ist und gleichzeitig diesen Handlungen zugrunde liegt? Läßt sich Gesellschaft - mit Fromm oder doch zumindest nicht gegen ihn - als soziales Beziehungsnetz, als Netz von sinnhaft aufeinander bezogenen interdependenten Handlungen beschreiben? Oder als „systemisch stabilisierte Handlungszusammenhänge sozial integrierter Gruppen" (Habermas, 1981, S. 528f.)? Oder als der Prozeß des integrierten Zusammenwirkens von vergesellschafteten Individuen und als das Produkt dieses integrierten Zusammenwirkens?

Fromm scheint zunächst nicht ausdrücklich in systemischen Zusammenhängen gedacht zu haben (das war erst später so, etwa ab 1969/1970 [vgl. u1969b,

1970e]) und hat zunächst einer auf den konkreten Menschen gerichteten Perspektive den Vorzug gegeben. Das ist auch an der von ihm gewählten Bezeichnung *Analytische Sozialpsychologie* ablesbar.

Sosehr ich dem Frommschen Gesellschaftsverständnis zustimmen kann, so habe ich doch Zweifel, ob seine sozialpsychologische Perspektive für eine Gesellschaftsanalyse ausreicht. Wie steht es etwa mit der m.E. sehr fruchtbaren Unterscheidung von System und Lebenswelt (vgl. Habermas, 1981, S. 230)? Gelten die „psychologischen Gesetze" (vgl. 1932a, GA 1, S. 40) auch bezüglich des „Systems", das ja nicht in der Reichweite meiner lebensweltlichen Handlungen liegt? Wie läßt sich erklären, daß ich in der eigenen lebensweltlichen Praxis relativ wirkmächtig bin, hinsichtlich systemischer Strukturen und Prozesse jedoch ohnmächtig? Diese Ohnmacht ist ja keine, die im Individual-Charakter kodiert ist. Es ist eine Ohnmacht der Vielen, die sich nicht durch die Wirkmächtigkeit von Wenigen überwinden läßt. Läßt sich die gesellschaftliche Mega-Maschine auf dem gegebenen Niveau ihrer Differenzierung noch produktiv rückgängig machen und in die lebensweltliche Wirkmächtigkeit der Menschen überleiten? Läßt sich die Mega-Maschine in Kategorien der analytischen Sozialpsychologie/Charakterologie beschreiben und erklären, oder ist sie als Prozeß sozialstruktureller Differenzierung mit evolutionärer Eigendynamik zu erfassen?

Diese Fragen beziehen sich darauf, ob Fromm mit seinem Gesellschaftsverständnis ein entschiedener Vertreter des methodologischen Individualismus gewesen ist oder gesellschaftlichen Strukturen und Prozessen eine überindividuelle Gesetzmäßigkeit zugebilligt hat. Meine Vermutung ist, daß er in der Frühphase seines Werkes entschieden eine Variante des methodologischen Individualismus vertreten hat, in den folgenden Jahren dann - spätestens als er die Systemheuristik gebrauchte (vgl. 1970e, GA 9) - alternativisch das Gesellschaftssystem als eine eigenständige Realitätsebene mit überindividueller Geltung und überindividuellen Gesetzmäßigkeiten betrachtete. Die Einschätzung des Frommschen Standortes wird jedoch dadurch erheblich erschwert, daß - wenn Fromm nun eine Variante des methodologischen Individualismus vertreten hat - diese erhebliche Besonderheiten aufweist, da sie nämlich aufgrund der psychoanalytischen Ausrichtung weder in lerntheoretischen noch in bewußtseinstheoretischen Prämissen aufgeht, sondern psychoanalytische Theoreme gesellschaftsbezogen weiterentwickelt hat (vom Individual-Charakter zum Gesellschafts-Charakter, vom persönlichen Unbewußten zum gesellschaftlichen Unbewußten). Hinzu kommt, daß auch Marx, auf dessen historischen Materialismus Fromm sich bezieht, mit seinem ökonomischen Ansatz den Menschen nicht außer acht ließ, wenn er etwa die sozialen Verhältnisse auf das Verhalten der Menschen zurückführte (vgl. Marx/Engels, 1973, MEW, Bd. 3, S. 423f.) und eine Entfremdung von den Produkten des menschlichen Zusammenwirkens konstatierte (vgl. ebd., S. 34; vgl. Marx, 1974, S. 75).

Das Frommsche Gesellschaftsverständnis läßt sich - trotz einiger interpretativer Unsicherheiten bzw. Unklarheiten im Frommschen Werk selbst - wie folgt charakterisieren. Zunächst ist das Verhältnis von *Individuum und Gesell-*

schaft nach Fromm so zu beschreiben: Beide bilden eine Einheit bzw. bestehen in tiefer Wechselwirkung zusammen. Weder ist es sinnvoll, das Individuum als isoliertes zu denken, noch über die Gesellschaft zu sprechen, als sei diese ein menschenleeres Gebilde, das unabhängig von den sich verhaltenden Menschen bestünde.

Auch ist mit dem Frommschen Gesellschaftsverständnis eine besondere Auffassung von der *„Natur" des Menschen* verbunden. Diese wird von Fromm nicht als eine vor- oder ungeschichtliche Größe aufgefaßt. So wie die Psyche nur als gesellschaftliche existiert, läßt sich auch die Natur des Menschen nur als gesellschaftliche beschreiben. Aber es besteht eine Spannung zwischen dieser Natur und der real existierenden Gesellschaft (vgl. 1941a, GA 1, S. 225f, 230, 385; 1968a, GA 4, S. 306); der Mensch ist durch gesellschaftliche Einflüsse nicht unbegrenzt formbar.

Insgesamt läßt sich zum Konzept von *Gesellschaft* anmerken: Fromm hat von Anfang die Auffassung vertreten, daß die Gesellschaft aus lebendigen, sozial bezogenen Menschen besteht (nicht aus Verhaltensmustern o.ä.), und betont, der einzelne Mensch könne nur als vergesellschafteter Mensch begriffen werden (1929a, GA 1, S. 4). In diesem Sinne ist die bereits oben zitierte Textstelle zu verstehen: „Denn auch die 'Gesellschaft' besteht aus einzelnen lebendigen Individuen, die keinen anderen psychologischen Gesetzen unterliegen als denen, die die Psychoanalyse im Individuum entdeckt hat" (1932a, GA 1, S. 40). Wenn Fromm hier vom Individuum spricht, meint er immer den Menschen als vergesellschafteten Menschen. Abgesehen von dem oben formulierten Einwand bezüglich der systemischen Gesetzmäßigkeiten stimme ich dieser Sichtweise von Gesellschaft zu.

Diese Position Fromms wird oft nur mangelhaft rezipiert. Dabei wird häufig übersehen, daß Fromm kein Anhänger einer reduktionistischen individualistischen Soziologie, sondern eines ganzheitlichen Wissenschaftskonzepts ist. Daß Gesellschaft beschrieben werden kann, als ob sie eine Realität *sui generis* wäre, wird damit ja nicht geleugnet, allerdings wird in Frage gestellt, ob ein solches Vorgehen nicht in falscher Manier vom Menschen abstrahiert. Die Besonderheit des Frommschen Gesellschaftsverständnisses liegt darin, daß er Gesellschaft von den dynamischen Kräften der Menschen her versteht, die mittels der Kategorie des gesellschaftlichen Unbewußten beschrieben werden.

Das gesellschaftliche Unbewußte ordnet Fromm nicht gesellschaftlichen Strukturen zu, sondern er beschreibt damit den psychischen Bereich, der den meisten Mitgliedern einer Gesellschaft unbewußt ist und bei dem es sich um eine Art gesellschaftlich bedingten blinden Fleck im persönlichen Unbewußten der meisten Menschen handelt. Den Menschen einer Gesellschaft kann so Bestimmtes nicht bewußt sein, weil in der „gesellschaftlichen Konstruktion der Wirklichkeit" (Berger/Luckmann) weder Begriffe vorgesehen sind noch Regeln existieren, mit deren Hilfe man Bestimmtes (wie z.B. die eigene Ohnmacht oder das eigene Verhalten als Konsum-Marionette) wahrnehmen kann. M.E. umschließt das gesellschaftliche Unbewußte auch das, was mit Lukács als die „gespenstige

Gegenständlichkeit" bezeichnet werden kann, nämlich das Phänomen, daß die Menschen aufgrund ihrer Psycho- und Interaktionsdynamik ihre eigenen Produkte wie auch die Wirkungen ihrer Handlungen nicht als Eigenes erkennen können (vgl. Lukács, 1970, S. 170f.).

Indem Fromm das „Unbewußte" zur soziologischen Kategorie erweitert, kann er den Fehler des individuumzentrierten Reduktionismus vermeiden, der Gesellschaft in die miteinander verschränkten Handlungen der Menschen auflösen will. Mit dem gesellschaftlichen Unbewußten ist eine Art Restkategorie verbunden, die das als Platzhalter repräsentiert, was über die bewußte Verfügung der Menschen hinausgeht. Gesellschaftliche Gesetzmäßigkeiten, die z.B. als unvermeidbare Sachzwänge erscheinen, können dann mittels des Theorems des gesellschaftlichen Unbewußten als Trübungen im Bewußtsein der Menschen und in der Wahrnehmung ihrer Selbstverfügung identifiziert werden. Diese Trübungen sind durch gesellschaftliche Praxis bedingt.

Bei der soziologischen Analyse bemüht Fromm sich darum, den Zusammenhang von Mensch und Gesellschaftssystem zu erfassen. Er vertritt keine „übersozialisierte" Sicht des Menschen, sondern versteht den Menschen als einen eigenständigen Faktor im Gesellschaftsprozeß. Er sieht ihn als ein Wesen, das mit einer gattungsgeschichtlich erworbenen Dynamik ausgestattet ist, die ihn keineswegs als beliebig formbares und manipulierbares Grundmaterial für Systemprozesse zur Disposition stellt (vgl. 1968a, GA 4, S. 263, 330).

Eine Analyse des Menschen ohne seine gesellschaftliche Lebenspraxis ist für Fromm schlechterdings unmöglich; denn eine den Menschen isolierende Analyse würde den gesellschaftlich produzierten Schleier von illusionären Mustern in Wahrnehmung, Fühlen und Denken nicht erhellen können, ja diesen als unaufdeckbare Bedingung der Analyse festschreiben.

Wichtiges Kriterium für den soziologischen Ansatz Fromms ist es - und hier zeigt sich der von Marx herkommende Einfluß des Historischen Materialismus -, den Zusammenhang zu der jeweils vorliegenden Lebenspraxis explizit zu machen. So dürfe - schreibt Fromm - „auch die rein psychologische Untersuchung niemals den Zusammenhang mit der spezifischen Lebenspraxis verlieren, welche die zu untersuchenden seelischen Tendenzen erzeugt und ständig reproduziert" (1936a, GA 1, S. 143). Denn in der Lebenspraxis fällt die Entscheidung darüber, wie die zum Lebensprozeß gehörende Bezogenheit des Menschen zu seiner Umwelt in Charakterstrukturen organisiert wird und wie sich diese Bezogenheit in den zwischenmenschlichen Beziehungen zeigt.

Trotz dieser richtungsweisenden Interpretationen, die insbesondere geeignet sind zu verdeutlichen, wie komplex das Problem ist, erscheint es mir nicht möglich, das Frommsche Gesellschaftsverständnis abschließend zu identifizieren. Hier sind nochmals folgende Fragen zu stellen: Berücksichtigt Fromm soziologische oder historische Gesetze, die nicht auf psychologische (bzw. psychoanalytische) reduziert werden können?[16] Und: Löst Fromm „Gesellschaft" in den Beziehungen und dem wechselseitigen Handeln der Menschen auf (deren Beweggründe unbewußt sein können)? Dies sind die beiden Fragen, die m.E. hier offen bleiben müssen. Ich bin mir nicht einmal sicher, ob sie sich eindeutig beantworten lassen. Vielleicht muß man die Möglichkeit in Betracht ziehen, daß es sich - auf dem Hintergrund des verwendeten Begriffssystems, das immer an die Rolle eines Beobachters gebunden ist - um ein Scheinproblem handelt (denn Gesellschaft hat eine andere zeitliche Dauer als das Leben eines Menschen; Gesellschaft ist etwas Überdauerndes, was unabhängig vom Einzelnen existiert, aber nicht ohne die vielen Einzelnen; und schließlich: der Beobachter verhält sich immer dualistisch, d.h. er tut so, als ob er nicht dazugehören würde, und konstituiert auf der Grundlage der Subjekt-Objekt-Haltung die von ihm getrennt erscheinende gegenständliche Wirklichkeit als Realität *sui generis*).

5. Struktur und Funktion des Gesellschafts-Charakters

Für die Reflexion und bewußte Gestaltung des Erziehungsprozesses ist es unumgänglich, den Prozeß der Charakterbildung zu erforschen. Fromm tut dies sowohl im Zusammenhang mit seinem anthropologischen Ansatz als auch seinem Theorem des Gesellschafts-Charakters. Damit leistet Fromm einen wichtigen und grundlegenden Beitrag zu einer Wissenschaft vom Menschen (vgl. sein Exposé zu einem diesbezüglichen Forschungsprogramm: u1957a; deutsch in: Fromm, 1991b, S. 133-143).

Bei den Darlegungen zum Frommschen Gesellschaftsverständnis wurde bereits seine an der „Natur" des Menschen ansetzende Anthropologie erwähnt. Diese „Natur" ist, so Fromm, durch ein System von menschlichen Grundbedürfnissen gekennzeichnet (vgl. Fromm, 1973a, GA 7, S. 207ff.). Zu diesen Bedürfnissen gehört auch ein gleichsam übergeordnetes, das Fromm als „Bedürfnis nach einer Charakterstruktur" bezeichnet. Dieses in der menschlichen Existenz wurzelnde Bedürfnis hängt mit „der ständig abnehmenden Bedeutung der Instinktausrüstung im Menschen" (ebd., S. 227) zusammen. Die fehlenden Instinkte werden durch den Charakter ersetzt (vgl. auch: 1947a, GA 2, S. 42). Daß der Mensch im Erziehungsprozeß überwältigt und domestiziert werden kann, liegt an eben diesem Bedürfnis, auf dessen Grundlage die sozio-historische Ausprägung der individuellen Charakterstrukturen geschieht. Unter Charakter bzw. Charaktersystem versteht Fromm folgendes:

> „Das Charaktersystem stellt die relativ beständige Form dar, in der menschliche Energie im Prozeß der Bezogenheit auf andere und der Assimilierung mit der Natur Gestalt angenommen hat" (1970b, GA 3, S. 250; im Original kursiv).

Dem Charakter kommt im wesentlichen die Funktion zu, die Energien von Menschen so auszurichten, daß beständige Orientierungen möglich werden. So gesehen, betont die charaktertheoretische Perspektive den Individual-Charakter des Menschen, der sich den Notwendigkeiten und Funktionserfordernissen der Gesellschaftsstruktur fügt. Insofern es neben den individuellen Besonderheiten des

Charakters bei den Mitgliedern einer Gesellschaft auch interindividuelle Gemeinsamkeiten und charakterologische Übereinstimmungen gibt, ist es soziologisch sinnvoll, die individuelle Perspektive zu verlassen, nach den gesellschaftsspezifischen Gemeinsamkeiten charakterologischer Art zu fragen und die gesellschaftlich generalisierten Charakterstrukturen, den „Gesellschafts-Charakter", als Charakteristikum der jeweiligen Gesellschaft (d.h. nach Fromm: der zu einer Gesellschaft gehörenden Menschen) zu untersuchen.

Während Fromm also - auf den konkreten Menschen bezogen - von der individuellen Charakterstruktur oder vom „Individual-Charakter" spricht und diesen definiert „als die (relativ) gleichbleibende Form, in der die menschliche Energie im Prozeß der Assimilation und Sozialisation kanalisiert wird" (1947a, GA 2, S. 42; im Original kursiv), versteht er unter dem „Gesellschafts-Charakter" (*social character*) die gesellschaftliche Vermittlungsstruktur, die die menschlichen Energien nach Maßgabe der gesellschaftlichen Funktionserfordernisse kanalisiert. In den Worten von Fromm: „Der Gesellschafts-Charakter internalisiert äußere Notwendigkeiten und spannt auf diese Weise die menschliche Energie für die Aufgaben eines bestimmten ökonomischen und gesellschaftlichen Systems ein" (1941a, GA 1, S. 383; im Original kursiv).

Verstehen läßt sich der Gesellschafts-Charakter auch als „das Ergebnis der Interaktion zwischen individueller psychischer Struktur und sozio-ökonomischer Struktur" (1976a, GA 2, S. 364). Als Vermittlungsglied zwischen diesen beiden Strukturen erfüllt er die Funktion, die Menschen so zu formen, daß sie in die gegebene Gesellschaft hineinpassen und motiviert sind, so zu handeln, wie die Gesellschaft es von ihnen erwartet. Seine Funktion liegt also darin, den Menschen die gesellschaftlichen Erfordernisse so aufzuerlegen, daß sie diese mit dem Gefühl von Freiheit erfüllen. Fromm bemerkt hierzu: „Die sozio-ökonomische Struktur einer Gesellschaft formt den Gesellschafts-Charakter ihrer Mitglieder dergestalt, daß sie tun *wollen*, was sie tun *sollen*. ..." (ebd., S. 364).

Mit dieser begrifflichen Fassung des Problems, wie gesellschaftliche Ordnung zustandekommt, setzt Fromm nicht - wie in der Soziologie üblich - an einer vorrangig den Verhaltensaspekt betonenden Rollen- oder Erwartungsstruktur an, sondern am Charakter als dem Prozeß, in dem soziale Wirklichkeit von der objektiven auf die subjektive Seite (und vice versa) übertragen wird. Damit wird es möglich, inneres und äußeres Geschehen in seiner untrennbaren Verwobenheit gleichermaßen zu erfassen. Für Fromm ist der Gesellschafts-Charakter die gesellschaftliche Vermittlungsstruktur zwischen Basis und Überbau, nach deren Maßgabe die menschlichen Energien so kanalisiert werden, daß die Menschen möglichst reibungslos und mit dem Gefühl von Freiheit die gesellschaftlichen Funktionserfordernisse erfüllen. Gesellschaftliche Notwendigkeiten werden in individuelle Charakterzüge überführt. Dies geschieht, vermittelt über Erziehung und Sozialisation, im Prozeß der Charakterbildung.

Um Mißverständnisse zu vermeiden, sei nochmals betont: Der Gesellschafts-Charakter bezeichnet keine Charakterstruktur im personal-psychologischen Sinne, sondern die Prägung der Menschen durch die Einflüsse ihrer Umwelt. Der Gesellschafts-Charakter bezeichnet das, worin sich die Menschen eines Kulturkreises, einer Gesellschaft oder Schicht nicht unterscheiden, was epochal - mehr oder weniger variierend - diesen Menschen gemeinsam ist und sich in den Grundstrukturen ihrer Psyche niedergeschlagen hat: als spezifische Gesellschafts-Charakterorientierungen. Diese Orientierungen sind als das psychische Pendant der sozialen (Arbeits-)Beziehungen, Gesellungs- und Verkehrsformen zu verstehen. Sie bilden eine Struktur, die die Menschen in allen ihren Dimensionen (Fühlen, Denken, Handeln) erfaßt und durchdringt und die Voraussetzung für ihre Personwerdung, ihre sogenannte zweite (gesellschaftliche) Natur, bietet.

In gesellschaftstheoretischer Hinsicht ist der Gesellschafts-Charakter der Begriff, der Produktionsverhältnisse, Gesellungs- und Verkehrsformen, Sozialstruktur einerseits und psychophysische Grundstrukturen andererseits miteinander verbindet; er macht die aufgrund von Sozialisations- und Erziehungsprozessen sich vollziehende „zweite" Menschwerdung in ihren gesellschaftlichen Determinanten und Auswirkungen deutlich. Der Gesellschafts-Charakter betrifft somit die Vermittlungsebene zwischen Individuum und Gesellschaft, die in ihren Ausformungen und Wirkungen Beständigkeit und Beharrlichkeit und damit auch Selbstverständlichkeit gewonnen hat und in die gesellschaftliche Konstruktion der Wirklichkeit eingegangen ist. Insoweit der Gesellschafts-Charakter die Energien der Menschen auf die gesellschaftlich als notwendig definierten Ziele ausrichtet, erfüllt er eine systemerhaltende Funktion. Das heißt, der Gesellschafts-Charakter wirkt „als Zement, der der Gesellschaftsordnung zusätzliche Stabilität verleiht" (1976a, GA 2, S. 364). Fromm sieht allerdings auch eine systemtranszendierende Funktion des Gesellschafts-Charakters, die dieser in besonderen historischen Situationen erfüllen kann: „... unter besonderen Umständen liefert er den Sprengstoff zu ihrem Umbruch" (ebd.). Eine solche besondere Situation liegt vor, wenn - mit Marx gesprochen - die menschlichen Produktivkräfte in ihrer Entwicklung an die Grenzen der Produktionsweise und Produktionsverhältnisse stoßen und diesen als Fessel wirkenden Rahmen sprengen. Die Frage nach der Funktion des Gesellschafts-Charakters soll weiter unten nochmals aufgegriffen werden. Im folgenden möchte ich einige Anmerkungen zur Entwicklung des Frommschen Konzepts des Gesellschafts-Charakters einfügen. Denn offenbar hat Fromm sein Konzept im Laufe der Jahre variiert.

In der Frühphase seines Werks gebrauchte Fromm den Begriff der *libidinösen Struktur*, erst später (ab 1941) sprach er vom *Gesellschafts-Charakter*. Dieser Wechsel im Begriffsgebrauch zeigt einen Wandel im Frommschen Denken, auf den auch Rainer Funk hingewiesen hat (Funk, 1981, S. VIIIf.). Zunächst betrachtet Fromm die Funktion der libidinösen Kräfte, also der Triebkräfte des Menschen (im Freudschen Sinne), als Kitt oder Sprengstoff der gesellschaftlichen und ökonomischen Verhältnisse (vgl. 1932a, GA 1, S. 56f.); später gebraucht er den Begriff des Gesellschafts-Charakters. In diesem sind die theoretischen Ausführungen zur libidinösen Struktur aufgehoben. Die libidinösen Kräfte werden nicht mehr als Triebe, sondern als charakterbedingte Leidenschaften beschrieben. Fromm beginnt, seine Charakterologie auszuarbeiten. Der Begriff des Gesellschafts-Charakters fungiert nicht nur als theoretisches Verbindungsglied zwischen ökonomischer Basis und ideologischem Überbau, sondern gerät zunehmend (etwa ab 1947) zur Beschreibungskategorie, die die für die jeweilige Gesellschaft bestimmenden Charaktertendenzen identifiziert und benennt: Marketing-Charakter etc.

Fromm findet den Begriff des Gesellschafts-Charakters offenbar auf mehr deduktivem Wege, indem er ihn aus dem Strukturmodell von Gesellschaft in Gegenüberstellung zu dem Triebmodell ableitet („... daß jede Gesellschaft, so wie sie eine bestimmte ökonomische und eine soziale, politische und geistige Struktur hat, auch eine ihr ganz spezifische *libidinöse Struktur* hat. ..." [1932a, GA 1, S. 56]); von dieser libidinösen Struktur als einem erkenntnisleitenden Konzept (forsche nach der Formung der libidinösen Kräfte!) gelangt Fromm zu seiner Charakterologie. In dieser analysiert er die gesellschaftlich jeweils vorherrschenden Charakterzüge des Menschen, wobei er den Primat der Ökonomie betont („Eine ausgeführte sozialpsychologische Untersuchung müßte von der Darstellung der ökonomischen Tatsachen ausgehen und zunächst aufzeigen, wie sich die libidinöse Struktur gerade diesen Tatsachen anpaßt" [1932b, GA 1, S. 71]). Später dann nähert er sich erneut - diesmal offenbar mehr induktiv - der Gesellschaftsstruktur („... daß man prinzipiell von der Analyse eines einzelnen auf die Totalität der Gesellschaftsstruktur, in der dieser lebt, schließen kann" [1947a, GA 2, S. 54]) und bestimmt den Gesellschafts-Charakter unter dem Aspekt der vorherrschenden gesellschaftlichen Charakterorientierungen.

Offenbar gibt es zwei Lesarten des Begriffs: einmal auf die Funktion bezogen, zum anderen auf den beschreibenden sozialcharakterologischen Wert des Begriffs. Fromm selbst hat jedoch hervorgehoben, daß die Funktion des Gesellschafts-Charakters im Mittelpunkt stünde. Er weist ausdrücklich auf folgendes hin: „Der Begriff 'Gesellschafts-Charakter' ist nicht statisch zu verstehen, so als ob er die Gesamtsumme der bei der Mehrheit der Menschen in einer bestimmten Kultur anzutreffenden Charakterzüge darstellte. Er wird nur richtig verstanden, wenn er hinsichtlich seiner *Funktion* verstanden wird ..." (1962a, GA 9, S. 89).

Aus soziologischer Perspektive erweist sich genau dieser Aspekt als vorrangig, da er den Kontext der folgenden Fragen betrifft: Wie kommen - vermittelt über den Gesellschafts-Charakter - gesellschaftliche Ordnungen zustande und wie verändern sie sich? Wie wird der Mensch, der nur als vergesellschafteter Mensch denkbar ist, für die Notwendigkeiten und Funktionserfordernisse eines bestimmten Gesellschaftssystems passend gemacht? Wie kann eine gesellschaftliche Ordnung entstehen, die menschen- und lebensdienlich ist?

Zunächst geht Fromm die soziologische Fragestellung streng gesellschaftsdeterminiert an, gebraucht den Gesellschafts-Charakter als Beschreibungskonzept und betont schließlich die - bereits oben aufgezeigte - systemstabilisierende Funktion des Gesellschafts-Charakters. Eine diesbezüglich durchaus typische Stelle für die Frommschen Ausführungen zum Gesellschafts-Charakter ist in der Auseinandersetzung mit Marcuse enthalten. Fromm schreibt:

„Ich habe den Gesellschafts-Charakter als den Kern der Charakterstruktur definiert, die den meisten Mitgliedern der gleichen Kultur gemeinsam ist. Die einzelnen Mitglieder der Gesellschaft und die verschiedenen Klassen oder Statusgruppen in ihr müssen sich so verhalten, daß sie funktionieren, wie dies das Gesellschaftssystem erfordert. Der Gesellschafts-Charakter hat die Aufgabe, die Energien der Mitglieder einer Gesellschaft so zu lenken, daß es keine Angelegenheit einer bewußten Entscheidung ist, ob ihr Verhalten dem gesellschaftlichen Muster folgt oder nicht, sondern daß *sie sich so verhalten wollen, wie sie sich verhalten müssen*, und daß sie gleichzeitig ihre Befriedigung darin finden, daß sie sich den Erfordernissen ihrer Kultur entsprechend verhalten. Es ist also die Funktion des Gesellschafts-Charakters, *die Energie der Menschen so zu formen und in einer gegebenen Gesellschaft derart zu kanalisieren, daß ein weiteres Funktionieren dieser Gesellschaft gewährleistet ist*" (1955b, GA 8, S. 118).

Hier gebraucht Fromm den „Gesellschafts-Charakter" zunächst als Beschreibungskategorie: der Gesellschafts-Charakter repräsentiere den „Kern" der Charakterstruktur, „die den meisten Mitgliedern der gleichen Kultur gemeinsam ist" (ebd., S. 118). Er arbeitet also soziokulturelle Regelmäßigkeiten in der Bildung und Struktur des Charakters heraus. Dann wechselt Fromm unversehens zu einem funktionalistischen Erklärungsmuster über und erklärt die 'Gleichschaltung' in der Ausrichtung der Energien der Gesellschaftsmitglieder mit dem Gesellschafts-Charakter, also von den Folgen her. Hier muß der Begriff des Gesellschafts-Charakters dafür herhalten, als ein der Sozialstruktur, der sozioökonomischen Struktur im Sinne des Basis-Überbau-Modells beigeordneter Begriff (früher: libidinöse Struktur der Gesellschaft) zu erklären, wie gesellschaftliche Ordnung zustandekommt.

Fromm steht nun vor der Schwierigkeit, in Abgrenzung zu einer „übersozialisierten" Sicht des Menschen nicht nur die Ordnungsstrukturen, sondern auch den gesellschaftlichen Wandel in seinem Konzept des Gesellschafts-Charakters zu begründen. Er tut dies, indem er das Marxsche Konzept der Produktivkraftentwicklung aufgreift. Er versieht dieses Konzept mit einem besonderen Akzent, indem er erkennt, daß die Dynamik nicht aus der gesellschaftlich-ökonomischen Entwicklung, genauer: nicht aus der Entwicklung der *materiellen* Produktivkräfte resultiert, sondern „tiefere" Gründe hat, die die menschlichen Kräfte betreffen, wie sie sich im Laufe der menschlichen Artentwicklung als *menschliche* Produktivkräfte herausgebildet haben.

Mit diesem Begriff von Produktivität belegt Fromm auch die systemstabilisierende Funktion des Gesellschafts-Charakters. „Wenn der Charakter der meisten Mitglieder einer bestimmten Gesellschaft - das heißt wenn der Gesellschafts-Charakter derart an die objektiven Aufgaben angepaßt ist, die der einzelne in dieser Gesellschaft zu erfüllen hat, dann werden die Energien dieser Menschen so geformt, daß sie zu produktiven Kräften werden, die für das Funktionieren eben dieser Gesellschaft unentbehrlich sind. ... wird die menschliche Energie durch die dynamische Anpassung des Charakters an die gesellschaftlichen Erfordernisse in solche Formen gebracht, daß sie - anstatt Reibungen zu erzeugen - die Menschen dazu antreibt, sich den besonderen ökonomischen Notwendigkeiten entsprechend zu verhalten" (1941a, GA 1, S. 383). Diese Einpassung des Menschen in das gesellschaftliche System bezeichnet Fromm hier als „produktiv" - und zwar in dem Sinne, daß gesellschaftsimmanent die menschlichen Kräfte entsprechend den Anforderungen der Produktionsverhältnisse genutzt werden können: „... der Gesellschafts-Charakter internalisiert äußere Notwendigkeiten und spannt auf diese Weise die menschliche Energie für die Aufgaben eines bestimmten ökonomischen und gesellschaftlichen Systems ein" (ebd.; im Original kursiv).

Wie ich noch darlegen werde, darf diese Vorstellung von Produktivität nicht mit dem produktiven Ideal verwechselt werden. Fromm selbst betont, daß produktive Charaktere die Minderheit sind (vgl. 1955b, GA 8, S. 119f.); auch ist der revolutionäre Charakter alles andere als vorherrschend (vgl. 1963b, GA 9, S. 353). Es ist auch nicht die gesellschaftliche Funktion der Erziehung - im Sinne des produktiven Ideals -, „produktive" Charakterstrukturen zu fördern. Wie Fromm sagt, besteht die gesellschaftliche Funktion der Erziehung darin, „daß man den einzelnen in die Lage versetzt, die Rolle auszufüllen, die er später in der Gesellschaft spielen soll, d.h. daß man seinen Charakter so formt, daß er dem Gesellschafts-Charakter möglichst nahekommt, daß seine persönlichen Wünsche mit den Erfordernissen seiner gesellschaftlichen Rolle übereinstimmen" (1941a, GA 1, S. 384).

Von daher läßt sich der Gesellschafts-Charakter als eine „Form" oder „Schablone" interpretieren; die Menschen werden gesellschaftlich genormt, sie sollen ihre gesellschaftliche Rolle ausfüllen, funktionieren, sollen berechenbare Untertanen sein. Das hat alles mit der produktiven Persönlichkeit nichts zu tun. Was die Frage betrifft, ob der Gesellschafts-Charakter produktiv sein kann, so scheint mir auf der Hand zu liegen, daß Fromm sie in bezug auf sein produktives Ideal verneinend beantwortet. Vielmehr betont er, daß Gesellschaft den Menschen oft in seiner seelischen Struktur, in seinen Möglichkeiten, verkrüppelt, sich gegen repressive Formen von Vergesellschaftung aber Widerstandskräfte regen würden.[17]

Ich möchte Fromms Aussagen zum Gesellschafts-Charakter in sieben Punkten zusammenfassen (nach: Fromm, 1970d/1977g, GA 8). Insgesamt belegen die dabei verwendeten Textauszüge die Auffassung, Fromm habe den Gesellschafts-Charakter nicht als eine produktive Struktur für die Ausbildung des Individual-Charakters verstanden, sondern als eine Schablone, durch die die Natur des Menschen einseitig geformt wird. Produktives kann nur entstehen aus der *Wechselbeziehung* von ursprünglicher, nicht unterdrückter menschlicher Natur und gesellschaftlicher Ausrichtung der menschlichen Energie durch den Gesellschafts-Charakter und die je individuelle Charakterorganisation.

Nun zu der Beschreibung des „Gesellschafts-Charakters". Insbesondere die folgenden Aussagen Fromms erscheinen mir wesentlich:

1) „der in einem bestimmten gesellschaftlichen System lebende Mensch (entwickelt) einen Charakter ..., der diesem System entspricht" (1970a/1979g, GA 8, S. 250).

2) Ändern sich die „gegebenen sozio-ökonomischen Bedürfnisse und Möglichkeiten", so „entsteht ein Widerspruch zwischen dem Gesellschafts-Charakter und den neuen gesellschaftlichen Faktoren, der in der Geschichte oft produktiv, oft aber auch katastrophal 'gelöst' worden ist" (ebd.).
3) „Jede Gesellschaft bedarf ... für ihr Funktionieren nicht nur der materiellen Produktivkräfte, sondern auch der in der Produktivkraft Mensch enthaltenen Energien. Diese Energien sind aber nicht in ihrer allgemeinen Form verwendbar, sondern nur in spezifischen Formen, eben den Charakterzügen, die den Menschen bestimmen, das tun zu wollen, was er in seiner gesellschaftlichen Funktion tun muß. ..." (ebd.).
4) „Der Gesellschafts-Charakter bewirkt ... die Umformung allgemein menschlicher Energie in gesellschaftlich brauchbare Energie" (ebd.).
5) Es existieren Rückkopplungsprozesse, die den Gesellschafts-Charakter verstärken (vgl. ebd., S. 250f.).
6) „Für das Individuum hat der Gesellschafts-Charakter die wichtige Funktion, ihm das gesellschaftlich Notwendige schmackhaft oder zumindest erträglich zu machen und ihm ein System zu liefern, das konsistentes Verhalten möglich macht, weil es ihm zur 'zweiten Natur', d.h. zum Ersatz für die verlorengegangenen Instinkte wird" (ebd., S. 251).
7) „Der Gesellschafts-Charakter dient also (1) dem Funktionieren der Gesellschaft durch Transformierung der menschlichen Energie, (2) der Einordnung des einzelnen in die Gesellschaft und (3) der Vermittlung zwischen gesellschaftlicher Struktur und Ideologie, zwischen 'Unterbau' und 'ideologischem Überbau' im Sinne von Marx" (ebd., S. 251).

In diesem Text spricht Fromm von der Funktion des Gesellschafts-Charakters, die er anderenorts als „Zement" bezeichnet hatte; die andere Funktion, die der Gesellschafts-Charakter unter bestimmten Bedingungen erfüllen könne, nämlich als „Sprengstoff" bei der Umgestaltung der Gesellschaftsordnung zu wirken, wird hier von Fromm praktisch nicht mehr erwähnt. Es war immer ein Mangel der Funktionsbeschreibung des Gesellschafts-Charakters als „Sprengstoff", daß Fromm hier nur sehr vage diese Funktion behauptet, aber nicht weiter belegt und konkretisiert hat. Später hat er - zusammen mit M. Maccoby (1970b, GA 3) - produktive Varianten der in den untersuchten mexikanischen Dorf vorherrschenden Charaktertypen entdeckt (z.B. produktiv-hortend), die jedoch mit dem Ideal der produktiven Persönlichkeit nicht übereinstimmen, sondern lediglich immanent produktiv sind.

6. Produktivität und Gesellschafts-Charakter

War im vorangehenden Kapitel der Gesellschafts-Charakter als Grundmodell für Erziehung und Sozialisation hinsichtlich seiner den Menschen in ein gegebenes Gesellschaftssystem einpassenden Funktion dargestellt worden, so soll in diesem Kapitel das Thema zum charakterologischen Ideal der „produktiven Persönlichkeit“ hin erweitert werden. Mit diesem Ideal ist der Erziehungstheorie und Pädagogik ein Menschenbild offeriert; die von Fromm anthropologisch begründete „Produktivität“ läßt sich als eine Leitkategorie verstehen, die das pädagogische Handeln normativ zu orientieren vermag. Durch die Kombination von produktivem Ideal und dem Theorem des Gesellschafts-Charakters kann die Erziehungstheorie angeregt werden, Erziehungsprozesse und pädagogisches Handeln sowohl gesellschaftsdeterminiert aufzufassen als auch hinsichtlich ihres Beitrags zur Entstehung der produktiven Persönlichkeit zu reflektieren. Wie sich die Dimension des produktiven Ideals für Fromm erschließt, läßt sich an den Begrenzungen des Gesellschafts-Charakters deutlich machen.

Wenn der Gesellschafts-Charakter die wesentliche Funktion hat, daß die Menschen mit dem Gefühl von Freiheit das tun, was von ihnen verlangt wird (und was aus systemischen Gründen der Integration und Bestandserhaltung auch notwendig ist), dann ist der Gesellschafts-Charakter eine vereinseitigende Struktur, eine „Form“ oder „Schablone“, nach der die Menschen sozialisiert werden. Eine tote Struktur - und als Abstraktion ist der Gesellschafts-Charakter eine solche - kann nicht etwas Produktives sein. Produktivität ist für Fromm mit Lebendigkeit verbunden; für ihn ist der Mensch produktiv, für den der Ursprung seines Handelns und Erlebens in seinen Kräften, in seinem Gestaltungswillen und seiner Liebe zum Lebendigen liegt.

Alles andere wäre mechanistisch gedacht: wir brauchten nur einen produktiven Gesellschafts-Charakter und schon hätten wir den produktiven Neuen Menschen. Dieser Sichtweise gegenüber ist zu betonen: Erst in der Beziehung von

(a) den in der menschlichen Natur gründenden inventiven Wesenskräften,
(b) der sozioökonomischen und soziokulturellen institutionellen Struktur einer Gesellschaft,
(c) dem Gesellschafts-Charakter und der individuell je spezifischen Charakterorganisation

kann *Produktivität* entstehen.

Für konservative Ordnungstheorien ist ein Zusammenfallen von institutioneller Struktur und Natur des Menschen charakteristisch. Das Spannungsverhältnis von Individuum und Gesellschaft wird so eingeebnet und die dialektische Spannung im Sinne eines konservativen Aufklärungs- und Handlungsverständnisses aufgelöst. Den Menschen müssen entsprechend die integrativen, bestandserhaltenden Anpassungsleistungen schmackhaft und einsichtig gemacht werden.

Demgegenüber vertritt Fromm eine Position dynamischer Veränderung, in der konformistische Anpassung, Sicherheitsstreben und Entfaltungsmotivation - im Gegensatz zur konservativen Position - nicht verwechselt werden. Er brauchte keinen Wesenskern im Menschen zu vermuten bzw. an einen solchen zu glauben, wenn er nicht der Überzeugung wäre, daß der Mensch gerade nicht in der gesellschaftlichen Anpassung und Unterwerfung sein Glück fände. Seine Hypothesen über die Natur des Menschen erfüllen gerade die Funktion, Kontrapunkt zur repressiven Vergesellschaftung des Menschen zu sein. Nicht das Individuum wird als asozial gedacht, sondern die unterdrückende Gesellschaft, die verhindert, daß der einzelne zu seinen vielfältigen Möglichkeiten findet und eine authentische Identität ausbildet.

Weiter oben habe ich die Ansicht vertreten, der Gesellschafts-Charakter sei eine Schablone bzw. eine tote Struktur, der kein Moment von Produktivität zukommt. Diese Ansicht gründet darauf, daß Gesellschaft Effizienz, Funktionalität und Konformität braucht und dementsprechend Originalität und Individualität nicht gefragt sind - allenfalls in systemimmanent gestutzten Formen, die sich funktionalen Verwertungsprämissen beugen.

Integrierte man demgegenüber begriffsstrategisch in den Gesellschafts-Charakter auch das inventive oder produktive Moment, so ebnete man die Spannung von Freiheitsidee und faktischer Unfreiheit bzw. dem (trügerischen) Gefühl, frei zu sein, ein. Mit einer solchen Begriffsstrategie dürfte jedoch einer soziologistischen Perspektive mit einer „übersozialisierten" Auffassung vom Menschen Vorschub geleistet werden.

Wenn ich bisher die Interpretation des Gesellschafts-Charakters im Sinne einer Schablone, durch die die Menschen im Prozeß der Erziehung und Sozialisation gepreßt werden, vertreten habe, so bedarf diese Sichtweise einer Ergänzung. Vom Gesellschafts-Charakter als einer „toten" und somit unproduktiven Struktur für Erziehungs- und Sozialisationsprozesse zu sprechen, ist in dieser Zuspitzung nicht ganz zutreffend, weil jede produktive Äußerung des Menschen immer auch eine Äußerung des gesellschaftlichen Menschen ist, der einen vom Gesellschafts-Charakter vermittelten Erziehungs- und Sozialisationsprozeß durchlaufen hat. Sofern hierbei produktive Charakterorientierungen entstanden sind, können diese sich nicht gleichsam „außergesellschaftlich" entwickelt haben. Fromm beharrt in seiner soziologischen Sichtweise darauf, daß der Mensch ein gesellschaftliches Wesen sei. Folglich müssen die produktiven Charakterorientierungen eines Menschen wie auch seine Neigungen, Leidenschaften und Ängste als gesellschaftliche Orientierungen verstanden werden: „Die Gesellschaft hat ... nicht nur die Funktion, etwas zu unterdrücken - obwohl sie auch diese Funktion hat -, sondern auch eine kreative Funktion" (1941a, GA 1, S. 224). Daß sie eine solche kreative Funktion entfalten kann, liegt daran, daß in der menschlichen Natur produktive Energien und Kräfte begründet liegen, die zum Ausdruck drängen und erst in der Interaktion mit äußeren gesellschaftlichen Einflüssen ausgeformt und real werden - dies selbst unter repressiven Bedingungen. So ist der Gesellschafts-Charakter eine notwendige Form, durch die die Gesellschaftlichkeit des Menschen gleichsam garantiert wird; er steht jedoch immer in engster Wechselwirkung mit den in der „Natur" des Menschen beschlossenen Kräften. Wenn nun im Menschen produktive Kräfte angelegt sind, so sind diese Kräfte nur in ihrer gesellschaftlichen Formung erfahrbar. Wenn eine Gesellschaft repressiv und verkrüppelnd ist, so wird ihr Gesellschafts-Charakter eine ebensolche Wirkung zeigen und die Entfaltung des produktiven Ausdrucksvermögens die gesellschaftliche Ausnahme bleiben. Je geringer die Repressivität, desto produktivere Formungen der menschlichen Energie wird der Gesellschafts-Charakter beinhalten, so daß er in zunehmender Weise als eine bloße Schablone überwunden wird. Sich ausdifferenzierend, wird die verfestigende Funktion durch kreative Elemente erweitert. Um zu klären, inwieweit Fromm den Gesellschafts-Charakter auch in seiner kreativen Funktion betont hat, wird es notwendig, neben dem Begriff des Gesellschafts-Charakters auch den Begriff der Produktivität in den verschiedenen bei Fromm vorkommenden Verwendungen genauer zu untersuchen. Mir scheint es jedoch eine zutreffende Interpretation zu sein, das Konzept des Gesellschafts-Charakters nicht mit der Produktivitätsvorstellung Fromms zu vermischen. Für Fromm ist die einzig produktive Kraft der Mensch selbst, in dessen gesellschaftlich nicht verschütteten natürlichen Möglichkeiten die einzige Produktivität zu finden ist, die mit Leben und Lebendigkeit in Beziehung steht. Er betont, daß die produktiven Äußerungsformen menschlicher Energie oftmals trotz gesellschaftlicher Behinderungen und nicht dank gesellschaftlicher Förderung anzutreffen sind, mit anderen Worten, daß die in der Natur des Menschen beschlossenen produktiven Möglichkeiten im Sinne eines dynamischen Potentials zur Entwicklung drängen. Solchermaßen vor die Alternative gestellt, läßt sich die menschliche Produktivität nicht im Gesellschafts-Charakter, sondern in der Natur des Menschen verorten. Doch ist zu bedenken, daß sich produktive Charakterorientierungen nur in der Verschränkung des menschlichen Entwicklungspotentials mit gesellschaftlichen Prozessen ausformen können.

Fromm hat den Begriff der Produktivität mit unterschiedlichen Bedeutungen versehen. Es erscheint deshalb wichtig, die verschiedenen Kontexte zu identifizieren, in denen dieser Begriff verwendet wird:

1) Fromm spricht vom Gesellschafts-Charakter als *Produktivkraft* und als *sprengende Kraft* der Gesellschaftsordnung. Hierbei handelt es sich um eine Produktivität im Verhältnis von Gesellschafts-Charakter und Gesellschaftsstruktur (vgl. 1976a, GA 2, S. 364).
2) Des weiteren gebraucht Fromm den Begriff des Produktiven bezogen auf die Gesellschafts-Charakterorientierungen. Begriffliche Zusammensetzungen wie „produktiv-hortend" oder „produktiv-ausbeuterisch" (vgl. Fromm/Maccoby, 1970b, GA 3, S. 365) machen deutlich, daß es hier um die *gesellschaftsimmanente Produktivität* spezifischer Charakterorientierungen geht, um Wandlungen der sozioökonomischen Struktur und um Wandlungen im Gesellschafts-Charakter. Diese Wandlungen stehen jedoch in einem engen Bezug zum Individual-Charakter (offenbar ist jede relevante - über das rein Individuell-Besondere hinausgehende - Veränderung im Individual-Charakter als Veränderung im Gesellschafts-Charakter zu interpretieren, sofern sie nicht Einzelfall bleibt, sondern gehäuft auftritt).
3) Schließlich spricht Fromm von *Produktivität im Zusammenspiel der verschiedenen Charakterorientierungen* eines Menschen. Diese Begriffsvariante ist der unter (2) genannten ähnlich, bezieht sich jedoch auf den Individual-Charakter, insofern es hier um die überwiegende Tendenz (produktiv vs. nichtproduktiv) in der Mischung der einzelnen Charakterzüge geht.
4) Während die bisher genannten Begriffsversionen realtypische Beschreibungen liefern, läßt sich eine weitere ausgesprochen idealtypische Verwendung des

Begriffs mit stark normativen Zügen feststellen. Wenn Fromm die nichtproduktiven Orientierungen mit einer produktiven Charakterorientierung kontrastiert, so meint er eigentlich eine *gesellschaftstranszendente Produktivität*, die im Verhältnis von Gesellschafts-Charakter und Natur des Menschen begründet liegt, jedenfalls keineswegs als Ausfluß des Gesellschafts-Charakters interpretiert werden kann.

Nachdem Fromm in *Psychoanalyse und Ethik* (1947a, GA 2) die produktive Charakterorientierung erstmals untersucht hat, betont er in der Kontroverse mit Marcuse, daß der produktive Charakter eine Seltenheit sei. Folglich kann die produktive Orientierung nicht aus dem Gesellschafts-Charakter resultieren. Vielmehr ist sie eine Weiterentwicklung, die über den gegebenen Gesellschafts-Charakter hinausführt. Fromm bemerkt hierzu:

„Ich habe in meiner Beschreibung des produktiven Charakters keinen Zweifel daran gelassen, daß er in einer entfremdeten Gesellschaft eine Seltenheit ist und im Gegensatz zur Marketing-Orientierung steht, welche die Regel ist. Ich bestimme die produktive Orientierung dahingehend, daß sie das vorherrschende System transzendiert, und nur ein voreingenommener Leser kann übersehen, daß ich immer wieder betont habe, daß Glück und Liebe, so wie ich sie verstehe, nicht die gleichen Tugenden sind, welche in einer entfremdeten Gesellschaft als Liebe und Glück bezeichnet werden" (1955b, GA 8, S. 119).

Für Fromm ist also die produktive Orientierung systemtranszendierend. Zwar müsse mittels des Gesellschafts-Charakters der Mensch für die jeweilige Gesellschaft passend gemacht werden. Dem komme die große Formbarkeit der „Naturkraft 'Mensch'" entgegen. Doch regten sich in der menschlichen Natur Widerstandskräfte, wenn die Gesellschaft den Menschen verkrüppelte.[18]

So wie Fromm seinen Begriff des Gesellschafts-Charakters faßt, wird m.E. deutlich, daß dieser als eine Art schlechtsitzende „zweite" menschliche, d.h. gesellschaftliche „Natur" angesehen werden kann. Diese Ansicht scheint mir nicht durch einen etwa von Freud übernommenen Kulturpessimismus begründet zu sein, sondern durch den Frommschen Glauben, der sich in seiner Gattungsgeschichte entfaltende Mensch müsse und könne seine natürlichen, produktiven Möglichkeiten realisieren. Kultur wäre dann nicht einfach als repressiv zu beschreiben, sondern sie wäre auf schädliche Repression und überflüssige Vergesellschaftung („zusätzliche Unterdrückung") hin zu befragen (vgl. Marcuse, 1978, S. 44ff.).

In seinem Aufsatz *Freuds Modell des Menschen und seine gesellschaftlichen Determinanten* (1970d und 1977g, GA 8) hat Fromm nochmals seine Vorstellung vom Menschen als offenes bzw. „produktives System" sowie sein Theorem des „Gesellschafts-Charakters" dargelegt. Hier widmet Fromm sein Interesse den produktiven Charakterorientierungen. Er geht davon aus, daß im einzelnen gezeigt werden könne, „daß das produktive System das auch energiemäßig am besten funktionierende System ist. ..." (ebd., S. 250). Dieses „System der produktiven Orientierungen" sei „dem der nicht-produktiven von der Funktion her überlegen; es ermöglicht dem Menschen die optimale Lebensintensität und Fähigkeit zur

Freude, während das nicht-produktive System eine erhebliche Energiemenge verschwendet" (ebd.).[19]

Die Übernahme der Systemheuristik bzw. der systemtheoretischen Sichtweise verleitet Fromm aber nicht dazu, seinen materialistischen und psychoanalytischen Ansatz zu schwächen. Fromm betont, daß in seiner „Theorie des menschlichen Charakters" der Mensch als „gesellschaftlicher Mensch" aufgefaßt würde, der „in einem ganz bestimmten gesellschaftlichen System lebt, charakterisiert durch seine spezifischen Produktionskräfte, Produktionsverhältnisse, Klassenverhältnisse etc. ..." (ebd.).

Solange es jedoch noch nicht dieses „System der produktiven Orientierungen" gibt, läßt sich - im Sinne des produktiven Ideals - weder von produktiven Gesellschafts-Charakterorientierungen sprechen noch von einem Gesellschaftssystem, das den produktiven Charakter fördert. Mein Verständnis von Gesellschafts-Charakter[20] geht deshalb dahin, das produktive, erneuernde Moment nicht in ihm eingebunden zu sehen, weil es „meta-funktional" ist und nicht an die institutionellen Programme für das Verhalten von Menschen, sondern an die inventiven Kräfte des Menschen gebunden ist. So scheint mir der Gesellschafts-Charakter treffend als eine Form oder Schablone beschreibbar, durch die im Prozeß der Sozialisation die Menschen gepreßt werden. Darin liegt nichts Produktives; denn Gesellschaft ist das Mechanische, und lebendig und produktiv sind einzig die Individuen. Das Theorem des Gesellschafts-Charakters ist bei Fromm zwar mit einem Begriff gesellschaftsimmanenter Produktivität verbunden, doch hat diese Produktivität mit dem Frommschen produktiven Ideal (produktiver Charakter) nichts zu tun. Der produktive Charakter kommt nicht aus dem Gesellschafts-Charakter bzw. dem „Wesen" des Menschen[21], sondern aus der „Natur" des Menschen[22]; die Ausrichtungen oder Orientierungen des Gesellschafts-Charakters können jedoch die Ausformung (die Entwicklung) der menschlichen Möglichkeiten anregen und fördern oder aber stören und verhindern. Die Pathologie der Normalität läßt sich kaum an den vorherrschenden Orientierungen des Gesellschafts-Charakters messen, sondern an den „anderen", „besseren" Möglichkeiten, die in der Natur des Menschen als Möglichkeitspotential angelegt sind. Auch die Ausrichtung des Individual-Charakters oder einzelner Charakterzüge nach der produktiven oder der unproduktiven Seite hin läßt sich nicht mehr mit dem Gesellschafts-Charakter erklären, sondern ist individuell mitbedingt (Konstitution) und hängt mit der besonderen sozialen Situation zusammen, die jemand lebensgeschichtlich vorfindet.

Zweifellos gibt es einen Unterschied zwischen „nicht-produktiver und produktiver Charakter-Orientierung" (vgl. Fromm, 1970d/1977g, S. 249), dieser Unterschied ist jedoch auf der personal-psychologischen Ebene angesiedelt. Und hier ist es eher die gesellschaftliche Ausnahme, daß jemand einen produktiven Charakter hat (vgl. 1955b, GA 8, S. 119); deshalb ist der produktive Charakter eines Menschen als Ausdruck der individuellen Umstände und Lösungsmuster zu werten, gegen die Erwartungen der Umwelt zu den eigenen Impulsen und Möglichkeiten zu finden.

Wenn ich die These vertrete, daß es einen produktiven Gesellschafts-Charakter nicht gibt, weil Gesellschaft das Mechanische ist und einzig die Individuen lebendig und produktiv sind, intendiere ich damit - genauso wie Fromm - keine Entgegensetzung von Individuum, das in seinem Kern gut sei, und Gesellschaft, die ihrem Wesen nach schlecht sei. Gesellschaften lassen sich jedoch danach unterscheiden, inwieweit sie lebensdienlich sind, d.h. die biophilen, produktiven Kräfte der Menschen unterstützen. Nach welchem Kriterium können wir entscheiden, ob eine Gesellschaft lebensdienlich ist oder nicht? Können wir dieses Kriterium der bestehenden Gesellschaft entlehnen, etwa dem Kanon ihrer Grundtugenden, hinter dem sich Konformismus, Ritualismus und Doppelmoral verbergen können? Sind die produktiven und destruktiven Kräfte dialektisch miteinander verquickt? Oder können wir das Kriterium in den „besseren" Möglichkeiten finden, die sich im Tun und in den Ideen vieler Menschen bereits zeigen?

Entweder wir sagen, alles ist gesellschaftlich bestimmt, auch die Widerstandskräfte der Menschen, ob sie nun aus der Triebstruktur oder der Natur des Menschen resultieren. Dann ist die aufkeimende Alternative per definitionem eine Alternative innerhalb der Gesellschaft. Oder wir sagen, die Gesellschaft ist ihrer Tendenz nach totalitär und destruktiv, wir müssen die totalitären und destruktiven Grundlagen der Gesellschaft in uns selbst aufsuchen und uns unserer produktiven, lebensdienlichen Impulse bewußt werden. Auch wenn wir uns gegen destruktive gesellschaftliche Strukturen wenden, tun wir dies als gesellschaftliche Menschen, denn Gesellschaft existiert nicht außerhalb von uns, Destruktivität, Marktförmigkeit, Konkurrenz etc. sind nicht ohne die entsprechenden Charakterstrukturen denkbar. Wir können die Alternative nicht nur als eine Alternative im Bestehenden, sondern auch als eine Alternative zum Bestehenden begreifen, die gesellschaftsstrukturell und sozialcharakterologisch zugleich ist.

Nach meiner Interpretation des Frommschen Werkes tut Fromm beides: er verortet die Alternative im Bestehenden und als Alternative zum Bestehenden. Was sein Konzept des Gesellschafts-Charakters betrifft, denkt er „soziologischer" als die meisten Soziologen: er faßt Individuum und Gesellschaft als eine Einheit. Dort hingegen, wo er visionär wird - nämlich in seiner Anthropologie -, kontrastiert er das in der „Natur" des Menschen beschlossene Möglichkeitspotential mit der bestehenden Gesellschaft. Er beschreibt das Individuum nicht als versöhnt mit der bestehenden Gesellschaft, sondern als suchendes Wesen, das sich bemüht, in der Überschreitung bestehender Strukturen und Lebensformen den Widerspruch in seiner Existenz zu lösen.

Wie ich dargelegt habe, spricht Fromm im Zusammenhang mit dem Gesellschafts-Charakter nur von dessen Funktion als Produktivkraft, nicht von produktiven Gesellschafts-Charakterorientierungen. Insistierte man jedoch darauf, von produktiven Gesellschafts-Charakterorientierungen auszugehen, dann nähme man das produktive Moment in den Gesellschafts-Charakter hinein. Läßt sich dann nicht jede Kritik an der Gesellschaft entschärfen mit dem Hinweis, es gebe doch auch produktive Gesellschafts-Charakterorientierungen? Wenn es nun aber so ist, daß die Seele der Menschen gesellschaftlich verkrüppelt wird, dann kann es weder real noch im theoretischen Modell eine Versöhnung von Individuum und Gesellschaft geben.

7. Zur Kritik des Frommschen Konzepts der Produktivität

Michael Maccoby, Schüler und Mitstreiter Fromms, liefert eine kenntnisreiche Darstellung und Kritik des Gesellschafts-Charakters, die Fromms Beitrag würdigt, gleichzeitig aber auch die tatsächlichen oder vermeintlichen Widersprüche in seiner Sicht des Menschen herausschält (Maccoby, 1982, S. 70-83). Seine Kritik kommt meinen Überlegungen entgegen und erlaubt es, einige Aspekte deutlicher zu fassen. Nicht zuletzt habe ich Maccoby ausgewählt, weil er als Koautor von *Social Character in a Mexican Village* (1970b) nicht so einfach in den Verdacht gerät, Fromm mißzuverstehen, sondern als kenntnisreicher Interpret Kompetenz beanspruchen kann.

Nachdem Maccoby den psychoanalytischen Ansatz Fromms im Vergleich zu Freud darlegt (Theorem des Gesellschafts-Charakters, Charaktertheorie) und darauf verweist, daß Fromm keine ausgearbeitete psychoanalytische Entwicklungstheorie hinterlassen habe, kommt er auf Fromms Ideal der „produktiven Persönlichkeit" zu sprechen, mit dem er einen Widerspruch in dessen Theoriegebäude verbunden sieht:

> „Fromms Idealtyp der 'produktiven Person' schließt die Überwindung infantiler Haltungen ein, aber er geht weiter als Freud, wenn er einen idealen Charakter präsentiert, der eine höhere Stufe von Bezogenheit erreicht hat und frei von Narzißmus und realitätsverzerrenden Ideen ist. In der Beschreibung eines solchen Charakters scheint Fromm seine Theorie des Gesellschafts-Charakters zu vergessen. Hier liegt der Widerspruch" (Maccoby, 1982, S. 77; eigene Übersetzung).

Offenbar ist Maccoby der Ansicht, daß Fromm das Ideal der „produktiven Persönlichkeit" recht unvermittelt einführt, ohne detailliert nachzuweisen, wie es mit den gesellschaftlichen Strukturen und Prozessen verbunden ist. Maccoby fährt fort:

> „Anders als die anderen 'Idealtypen', ist Fromms produktiver Charakter freischwebend; ihm fehlt eine klinische oder historische Untermauerung. Überdies ist das Konzept mit der 'produktiven Orientierung' konfundiert, die die positive Version eines 'realen' Gesellschafts-Charakters beschreibt" (ebd., S. 77; eigene Übersetzung).

Entsprechend kommt Maccoby der Argumentation nahe, „Produktivität" enthalte bei Fromm mehrere Bedeutungsdimensionen. Vorsichtiger als Maccoby läßt sich allerdings fragen, worin der „produktive Charakter" gründet, wenn nicht in klinischer oder historischer Erfahrung. Läßt sich hier mit einer prinzipiell produktiven Auffassung der menschlichen Natur weiterargumentieren? Maccoby bleibt indessen bei der Frage stehen, welches Modell Fromm hinsichtlich der produktiven Persönlichkeit verwendet hat (nämlich, wie er meint, das Modell des kreativen Künstlers, des Zen-Meisters und christlichen Mystikers), und kommt zu folgender Einschätzung:

„Heute, in einem Zeitalter antiautoritärer gruppenorientierter Produktion, erscheinen Fromms produktive Modelle als elitär und irreführend. Sie sind weder überzeugend noch inspirierend hinsichtlich der produktiveren Beispiele des modernen Gesellschafts-Charakters, die flexibler und partizipativer sind und sich mehr an der Welt der Wissenschaft und Technologie als an dem mystischen Leben orientieren" (ebd., S. 78; eigene Übersetzung).

Fromms Konzept der produktiven Persönlichkeit hat Auswirkungen auf seinen Zugang zur Psychoanalyse (ebd.). Während nach Freud Ziel der Analyse nicht die produktive Persönlichkeit ist, nähert sich Fromm jedoch bei seinen Überlegungen zu Neurose und Gesundheit diesem Ziel tendenziell an. Maccoby bestätigt:

„Das Ziel der Analyse (im Sinne Freuds; B.B.) ist nicht, eine produktive Person zu werden, sondern von lähmender Neurose befreit zu sein. Freud warnte davor, von einem Neurotiker, der behandelt worden ist, zu viel zu erwarten. Im Gegensatz dazu meint Fromm, viele Neurotiker seien im menschlichen Sinne gesünder als diejenigen mit dem dominanten Gesellschafts-Charakter oder einem sozialen Defekt. In der Anpassung an eine kranke Gesellschaft seien diese Menschen von sich selbst entfremdet. Anders die Neurotiker. Ihre Neurose ist das Ergebnis einer unvollständigen Rebellion gegen einschränkende Autorität und das Ergebnis mangelnden Selbstvertrauens oder Muts, den eigenen Einsichten zu folgen, die eigenen Träume ernstzunehmen" (ebd., S. 79; eigene Übersetzung).

Diese Anmerkungen zum Frommschen Verständnis von Neurose vertieft Maccoby anhand einer grundsätzlichen Kritik des von Fromm vertretenen therapeutischen Ansatzes. Seine Kritik bezieht sich darauf, daß in der Therapie nicht die frühkindlichen Gefühle, Abhängigkeiten und Größenphantasien aufgearbeitet werden, sondern die Person sich dem Therapeuten unterwirft und ihre Konflikte durch Ich-Ideal-Bildung (produktive Persönlichkeit) zu lösen versucht. In zumindest teilweiser Verkennung des Frommschen Therapiemodells kritisiert Maccoby das therapeutische Verhältnis bei Fromm dahingehend, es sei dem Meister-Schüler-Verhältnis, etwa des Zen, nachgebildet, und fragt:

„Warum sieht Fromm den Widerspruch in seiner Theorie nicht? Wir können in zwei Richtungen spekulieren. Zum einen mag Fromm durch den modernen Charakter sich persönlich abgestoßen gefühlt haben, der sich so von seinem eigenen Charakter unterschied. Als eine Person von tiefer Empfindungsfähigkeit und Integrität empörte ihn die Seichtheit und der Eigennutz des marktorientierten Menschen. Obwohl er die positiven Züge von Fairneß und Flexibilität vermerkte, versuchte er nicht einmal, 'produktive' Beispiele des marktorientierten Menschen zu beschreiben" (ebd., S. 80; eigene Übersetzung).[23]

Die andere Richtung, in der Maccoby eine Antwort auf seine Frage sucht, ist mit den religiösen und messianischen Impulsen gegeben, die Fromm lebensgeschichtlich erfahren hat und die der von ihm angestrebten Verbindung von psychoanalytischer und humanistischer Tradition zugrunde liegen. Die Kritik von Maccoby an Fromm kann hier nur angedeutet werden:

„Der Widerspruch in seiner Theorie läßt sich als ein Ausdruck seiner Mißachtung des neuen Charakters und seiner Affirmation der messianischen Tradition begreifen. Fromm bringt einen prophetischen Sinn von Dringlichkeit zum Ausdruck, doch das Versprechen, daß jeder seine Haltung zu ändern vermag, in seiner Wahl Leben und 'Sein' über das 'Haben' stellen könne, entspricht nicht dem Tatsachenmaterial, das die Untersuchung des Gesellschafts-Charakters hervorgebracht hat" (ebd., S. 80; eigene Übersetzung).

Fromm hat jedoch so undifferenziert die These von einer freien, gesellschaftlich nicht determinierten Wahl zwischen „Haben" und „Sein" nie vertreten. Es mag aber sein, daß die zwei Bezugsrahmen, zwischen denen Fromm wechselt (hier soziologisches, dort visionäres Denken), häufig voneinander getrennt bleiben, ohne daß ihre wechselseitig befruchtende und korrektive Wirkung genutzt würde.

Neben seiner Kritik an Fromm wirft Maccoby eine Vielzahl von wichtigen Fragen auf, die hier nicht ausführlicher referiert werden sollen. Die Fragen betreffen u.a. den Zusammenhang von
(1) humanistischem Menschenbild und realen Charakterorientierungen;
(2) dem Ideal der produktiven Persönlichkeit und psychoanalytischer Theoriebildung;
(3) psychoanalytischer Theoriebildung und Gesellschaftsanalyse;
(4) Neurose und Umweltbedingungen.

Sein Verdienst liegt darin, das Theorem des Gesellschafts-Charakters im Zusammenhang mit dem Ideal der „produktiven Persönlichkeit" hinterfragt sowie theoretische und therapeutische Problemdimensionen und Implikationen dargelegt zu haben. Mit diesen Überlegungen zeigt sich Maccoby skeptisch gegenüber dem messianischen Impuls Fromms und gelangt zu einer eher negativen Bewertung des Ideals der Produktivität.[24]

Die Schwierigkeit, bezüglich des Frommschen Ansatzes zu einer einhelligen Einschätzung und Bewertung zu kommen, scheint mir auch daraus zu resultieren, daß bei Fromm das soziologische Denken sich mit messianischen und visionären Impulsen verbindet. Das ist zumindest für den Soziologen ungewohnt. Wenn man so will, gibt es zwei Konzepte bei Fromm: das soziologische vom Charakter als Produktivkraft (Individuum und Gesellschaft als Einheit) und das visionäre vom produktiven Charakterideal (Individuum und Gesellschaft als Widersacher). Beide stehen nicht in einem Widerspruch zueinander, sondern sind miteinander verschränkt und korrigieren einander. Ersteres gründet auf der Ansicht vom Primat des Ökonomischen und das zweite auf der anthropologischen Prämisse, daß der menschlichen Natur eine eigene Dynamik innewohnt, aus der Widerstand gegen repressive Formen von Vergesellschaftung resultieren kann. Von dieser Prämisse ist es nicht weit zum Ideal der produktiven Persönlichkeit. Dieses Ideal wird von Fromm nicht aus der Analyse der gegenwärtigen Gesellschaft abgeleitet, sondern kontrafaktisch postuliert. Dies ist auch der Punkt, der von Michael Maccoby und von Rolf Wiggershaus erkannt und kritisiert worden ist. Im Gegensatz zu diesen halte ich jedoch das Ideal der produktiven Persönlichkeit für unverzichtbar, auch wenn es aus einer funktionalen Analyse des Gesellschafts-Charakters schwerlich abgeleitet werden kann und unter soziologischem Aspekt umstritten ist.[25] Fromm hat zwar ausdrücklich betont, der als Produktivkraft wirkende Gesellschafts-Charakter könne als Sprengstoff für die Veränderung der Gesellschaftsordnung wirken, doch er hat diese These nicht weitgehend genug entfaltet. Deshalb kann er leicht dahingehend mißverstanden werden, er biete mit seinem produktiven Ideal einen jederzeit möglichen Weg aus der Misere des Habens, der Langeweile und Depressivität, der narzißtischen Selbstaufblähung und zwischenmenschlichen Distanz, wenn der Mensch sich nur wirklich für den Seins-Modus entscheide. Trotz der Gefahr, solchermaßen mißverstanden zu werden, halte ich das Frommsche Konzept für richtig, denn der soziologische Ansatz ohne den visionären und messianischen Humanismus würde in der bloßen Verdopplung des Bestehenden steckenbleiben und der visionäre messianische Humanismus ohne soziologisches Denken zu Eskapismus und Selbsttäuschung führen.

Durch seinen Versuch, das Frommsche Konzept zu soziologisieren, drängt Maccoby die humanistisch-visionären Teile des Frommschen Werkes in den Hintergrund ab. Zudem erkennt er nicht, daß ein produktiver Marketing-Charakter ein Widerspruch in sich ist - jedenfalls so wie Fromm ihn bestimmt (vgl. 1947a, GA 2, S. 52f.). Auch die Argumentation von David Riesman unterstützt diese Ansicht, insofern er *Autonomie* nur dem „innen-geleiteten" Typus zuspricht. Und der Marketing-Charakter ist ein außen-geleiteter Typus *par excellence*, der - statt autonom zu sein - von der Meinung der anderen abhängt.

Immanent produktiv - im Sinne der Produktivkraftentwicklung - kann der Marketing-Charakter sicherlich sein, und im Sinne des Wachstums- und Regressionssyndroms werden sich im Zusammenspiel der einzelnen Charakterorientierungen auch produktive Tendenzen finden, die jedoch der Marketing-Orientierung als solcher nicht immanent sind. Die produktive Orientierung scheint mir denn auch bei Fromm doppelt bestimmt zu werden: einmal nach dem Idealbild der produktiven Persönlichkeit, zum anderen nach dem spezifischen Zusammenspiel der Charakterorientierungen im Individual-Charakter. Jedoch entspricht der Marketing-Charakter nicht dem produktiven Ideal, da dieses mit Innengeleitetsein in Verbindung steht. Und es ist auch nicht der traditionsgeleitete und autoritär-innen-geleitete Mensch. Der produktive Mensch bei Fromm scheint auf eine neue Art innen-geleitet zu sein; der Mensch der Marketing-Kultur hingegen ist reaktiv und außen-geleitet, da er sich von den Traditionen teilweise gelöst hat bzw. in der aktuellen Lebensorientierung lösen mußte und seine Sicherheit in der Konformität findet.

Wenn auch die Kritik Maccobys am produktiven Ideal zurückgewiesen werden kann, so hat er doch eine Schwäche des Frommschen Ansatzes aufgedeckt. Fromm hat zwar alternative Lebensorientierungen aufgezeigt: Biophilie oder Nekrophilie,

Sein oder Haben, Produktivität oder Langeweile, Überdruß, Depression. Er hat das Ideal eines menschlichen Sozialismus vertreten, hat den Konsumismus des Marktmenschen kritisiert und die Alternative der Seins-Orientierung differenziert aufgezeigt. Konsumismus und Haben-Orientierung lassen sich jedoch nicht wie ein Kleid wechseln, gleichsam eintauschen gegen produktive Seins-Orientierung. Wer das Sein idealisiert und sich mit dem Ideal des seinsorientierten Lebens naiv identifiziert, kann damit einer neuen Illusion aufsitzen. Nur in dem Maße, in dem ein Mensch sein wirkliches Sein begreift, wird er zur Alternative fähig.

Darin liegt eine Gefahr des Frommschen Denkens, für die Fromm selbst nicht verantwortlich ist: das Ideal des „Seins" könnte als Illusion mißbraucht werden und in einen Eskapismus münden, der weder einen inneren Weg der Kontemplation noch einen äußeren Weg des engagierten Handelns nach sich zieht, sondern den Rückzug auf ein täuschendes Ideal, das das wirkliche Selbst nur verdeckt und damit letztlich Kapitulation bedeutet.[26]

8. Gesellschafts-Charakter und Erziehung

Eine wesentliche Frage, die Fromm als Psychoanalytiker und Gesellschaftstheoretiker stellt, geht dahin, wie die Psyche des Menschen mit den Notwendigkeiten einer bestimmten Gesellschaft in Übereinstimmung gebracht wird. Denn jede Gesellschaft als Hervorbringung von Menschen schafft sich die Menschen, die zu ihr passen.

Die Einflüsse der Gesellschaft werden im wesentlichen durch Erziehungs- und Sozialisationsprozesse an die Menschen herangetragen. Diese Prozesse gründen auf dem Gesellschafts-Charakter, der als die zwischen ökonomischer Basis und Ideen/Idealen vermittelnde gesellschaftliche Struktur (vgl. Fromm, 1962a, GA 9, S. 95) so etwas wie eine Schablone für Erziehungs- und Sozialisationsprozesse ist.

Den „Gesellschafts-Charakter" betrachtet Fromm - wie weiter oben bereits ausführlich dargelegt wurde - als das Vermittlungsglied zwischen „individueller psychischer Struktur und sozioökonomischer Struktur" (1976a, GA 2, S. 364), das die Funktion erfüllt, die Menschen so zu formen, daß sie in die gegebene Gesellschaft hineinpassen und motiviert sind, so zu handeln, wie die Gesellschaft es von ihnen erwartet. „Die sozio-ökonomische Struktur einer Gesellschaft formt den Gesellschafts-Charakter ihrer Mitglieder dergestalt, daß sie tun *wollen*, was sie tun *sollen*. ..." (ebd.). Entsprechend versteht Fromm „Erziehung" stets im Zusammenhang mit der Gesellschaftsstruktur „als *Schlüsselmechanismus bei der Überführung gesellschaftlicher Notwendigkeiten in Charakterzüge*" (1949c, GA 1, S. 214).

Die gesellschaftliche Domestizierung des Menschen geschieht durch Erziehung, die wesentlich im Raum der Familie als der *„psychischen Agentur der Gesellschaft*" (1949c, GA 1, S. 210) stattfindet. Erziehung ist die Erzeugung des „Charakters", der Versuch, den Menschen durch konstante Bindungen seiner

Energien zur gesellschaftlich kalkulierbaren Größe und damit zu einem gesellschaftsimmanent produktiven Faktor zu machen.

So ist der Gesellschafts-Charakter gleichsam die Schablone für Erziehungs- und Sozialisationsprozesse, in die die Menschen im Assimilierungs- und Sozialisationsprozeß gepreßt werden, damit sie zu den ökonomischen, sozialen und politischen Strukturen sich konform verhalten. In der heutigen Gesellschaft ist der Marketing-Charakter eine solche Schablone. In tausendfacher Vervielfältigung macht er den Menschen zur Konfektionsware, befriedigt sein Bedürfnis nach Identitätserleben, indem er ihn mit marktgerechter „Pseudo-Identität" ausstattet. Erziehung gerät zur Manipulation und Überwältigung. Die gesellschaftliche Funktion der gewaltförmigen Erziehung liegt in der Herstellung von Untertanen, die mit dem Gefühl der Freiwilligkeit das tun sollen, was von ihnen erwartet wird. Die Voraussetzung dafür, daß ein Mensch als Untertan funktioniert, liegt darin, ihm sein authentisches Selbst zu rauben, es zu verschütten. Durch Liebesentzug, Züchtigung und Mißbrauch des Kindes werden Schuldgefühle, Selbstzweifel und Ängste erzeugt, die den Nährboden für weitere Manipulationen bieten.

So kommt in der Erziehung - vermittelt über den Gesellschafts-Charakter - das gesellschaftliche Arsenal von Mitteln zur Anwendung, das dazu dient, die Möglichkeiten des Menschen mit den gesellschaftlich definierten Notwendigkeiten in Übereinstimmung zu bringen - zuungunsten der menschlichen Möglichkeiten - durch repressive Erziehungsmaßnahmen: „Die Unterdrückung spontanen Fühlens und die hierdurch hervorgerufene Beeinträchtigung der Entwicklung einer echten Individualität beginnt schon sehr früh, praktisch bereits mit den ersten Erziehungsmaßnahmen beim Kleinkind" (1941a, GA 1, S. 358).

Fromm weist darauf hin, daß die Beziehung zwischen Mensch und Gesellschaft bzw. Charakter und Umwelt sehr komplex ist: „Es besteht keine einfache Beziehung zwischen Umwelt und Charakter. ... Eine Gesellschaft ist ein höchst komplexes System ... Weder die Charakterstruktur noch die Struktur der Gesellschaft ist aus einem einzelnen, isolierten Faktor heraus zu verstehen ..." (1973a, GA 7, S. 269).

Diese Komplexität des Zusammenhangs von Charakter und Umwelt macht es auch schwer, einen Ansatzpunkt für geplante Veränderungsprozesse zu finden. Veränderung bedeutet ja einen Eingriff in den kulturellen Kode einer Gesellschaft, in das Erziehungsgeschehen, in die Lebenspraxis und den Gesellschafts-Charakter also, und dieser Eingriff kann nicht beliebig erfolgen. Sofern solche Eingriffe überhaupt möglich sind, lassen sich aus Komplexitätsgründen die unbeabsichtigten Folgen kaum abschätzen. Aufgrund dieses kaum kontrollierbaren komplexen Zusammenhangs bleiben alle Ausführungen zur Veränderung der Lebenspraxis und des Charakters für Konkretisierungen offen. Die von Fromm erkannte reale Komplexität erlaubt es nicht, Veränderungen in Form von ausformulierten positiven Modellen zu antizipieren. Darin ist ein Vorzug des Frommschen Modells zu sehen. Es bleibt eine Grundspannung zwischen Erziehung und Gesellschaft bestehen, weil der Gesellschafts-Charakter weder technokratisch geplant noch linear reproduziert werden kann. Hier wird einmal mehr deutlich, daß das Konzept des Gesellschafts-Charakters nicht im Sinne eines funktionalistischen oder mechanistischen Verständnisses zu deuten ist. Offenbar geht Fromm davon aus, daß Lösungen in Gestalt von Eingriffen aufgrund mangelnder Komplexitätserfassung unberechenbar sind, so daß der Zusammenhang von Charakter und Umwelt im Hinblick auf die Veränderung und Gestaltung gesellschaftlicher Strukturen nicht weiter zu konkretisieren ist, wenn man dogmatischen Tendenzen entgehen will. Zur Lebenspraxis und Charakteränderung merkt Fromm lediglich an:

„Beide Faktoren, sein Bedürfnis zu leben und das Gesellschaftssystem, kann er als Individuum prinzipiell nicht ändern, und es sind diese Faktoren, die die Entwicklung jener anderen, flexibleren Charakterzüge bestimmen. So wird die Lebensweise, wie sie für den einzelnen durch die Besonderheit eines Wirtschaftssystems gegeben ist, zu dem Faktor, der primär seine gesamte Charakterstruktur bestimmt, weil der gebieterische Selbsterhaltungstrieb ihn zwingt, die Bedingungen, unter denen er leben muß, zu akzeptieren. Das bedeutet jedoch nicht, daß er nicht zusammen mit anderen versuchen könnte, gewisse ökonomische und politische Veränderungen herbeizuführen. Aber primär wird seine Persönlichkeit durch die besondere Lebensweise bestimmt, mit der er schon als Kind durch das Medium seiner Familie konfrontiert wurde und die alle Merkmale aufweist, die für eine bestimmte Gesellschaft oder Klasse typisch sind" (1941a, GA 1, S. 228).

Wie weiter oben bereits ausführlich dargelegt wurde, versteht Fromm unter „Gesellschafts-Charakter" die gesellschaftliche Struktur, die die menschliche Energie auf die gesellschaftlich erwünschten oder notwendigen Ziele lenkt, und zwar so, daß die Befolgung der gesellschaftlichen Verhaltenserwartungen den Individuen wie eine freie Entscheidung vorkommt und ihnen ein Gefühl der Befriedigung vermittelt. Der Gesellschafts-Charakter wird im Erziehungsprozeß tradiert und erneuert und erscheint gefiltert und neu akzentuiert in den konkreten Charakterstrukturen der Individuen einer Gesellschaft. Diese Charakterstrukturen werden von Fromm in zweierlei Hinsicht zum Thema gemacht: inwieweit sie etwas überindividuell Typisches aufweisen (Gesellschafts-Charakter) und inwiefern sie individuell-einmalig sind (Individual-Charakter).

Aus erziehungssoziologischer Sicht interessiert der Charakter besonders in seiner gesellschaftlich geprägten Typizität: als Gesellschafts-Charakter. Mit dem Gesellschafts-Charakter, der das Fundament für die Ausprägung des Individual-Charakters darstellt, ist eine abstrakte Strukturbeschreibung gegeben, die sozusagen durch die Individuen hindurchgeht und das grundlegende Muster identifiziert, nach dem sich der Individual-Charakter ausbildet.

Der theoretische Status des Begriffs liegt darin, daß er eine soziologische Sichtweise des menschlichen Charakters erlaubt, ohne das psychologische Interesse am (Individual-)Charakter zu verleugnen oder zu verabsolutieren. In der Doppelung der Perspektive (Individual-Charakter und Gesellschafts-Charakter) liegt die für die Erziehungssoziologie und Erziehungspraxis relevante Möglichkeit, die Individualität und Gesellschaftlichkeit eines Menschen gleichermaßen in den Blick zu nehmen. Hinzu kommt, daß Fromm mit dem Ideal der produktiven

Persönlichkeit, welches an seinen anthropologischen Ansatz gebunden ist, auch normative Vorgaben für Erziehungsziele und Erziehungskonzepte liefert. Diese sind jedoch mit einem ideologiekritischen Ansatz verbunden, so daß sie die Demarkationslinie zum bloß Ideologischen oder Illusionären nicht überschreiten. Fromms Konzept erscheint in jeder Hinsicht offen für Modifikationen, sofern die humanistischen Prämissen („Der Mensch ist Selbstzweck - Der Mensch ist kein Ding") nicht verleugnet oder verfälscht werden. Viele Teile des Frommschen Werkes können als Begründungszusammenhänge für erziehungssoziologische und erziehungswissenschaftliche Fragestellungen fungieren. Dazu gehören Überlegungen zum Zusammenhang von Gesellschaft, Identität und Erziehung, zur Natur des Menschen, zur Frage der Zerstörung von Individualität durch Erziehung, zum Problem der Identität des Menschen, zur Kritik der Pädagogik als Überwältigungs- und Instruktionspädagogik, zur Frage einer Wachstumspädagogik und der Vision des Neuen Menschen (vgl. Bierhoff, 1985). Weitere in der Literatur in Ansätzen erschlossene Themen liegen in Fragen, die Gehorsam/Ungehorsam, Autorität, Biophilie, Bezogenheit, Charakterbildung, Familienerziehung und schulische Sozialisation betreffen (vgl. Erich Fromm und die Pädagogik, 1987), und in Überlegungen zur pädagogischen Relevanz der kritischen Theorie des Subjekts nach Erich Fromm (Wehr, 1989).

Die aus der Beschäftigung mit dem Frommschen Werk resultierenden Anregungen für die erziehungssoziologische und pädagogische Theorie lassen sich auch anders aufschlüsseln. Greift man das eigentlich *soziologische* Theorem des Gesellschafts-Charakters heraus, so werden im besonderen die folgenden erziehungssoziologischen Fragestellungen berührt:

- Wie übersetzen sich gesellschaftliche Notwendigkeiten über Prozesse der Erziehung und Sozialisation in individuelle Charakterstrukturen?
- Wie setzen sich Veränderungen der ökonomischen Basis, aber auch neue Ideen und Ideologien - wiederum über Erziehungs- und Sozialisationsprozesse - in Charakterstrukturen um?
- Wie entstehen im Prozeß der Erziehung und Sozialisation produktive Charakterorientierungen?
- Welche Rolle kommt heute der Familie als „Agentur der Gesellschaft" im integrativen oder kumulativen Zusammenwirken mit anderen Sozialisationsinstanzen und -einflüssen zu?
- Welche Gesellschafts-Charakterorientierungen sind heute vorherrschend?
- Welche Erziehungs- und Sozialisationsziele lassen sich heute in Übereinstimmung mit vermuteten oder möglichen Veränderungen im Gesellschafts-Charakter formulieren?

Fromm geht über die Beschreibung des Erziehungsprozesses hinaus, wenn er seine Erziehungsvorstellungen im Sinne von Maximen und Normen postuliert: eine Erziehung zum Sein bzw. eine das lebendige Sein eines Menschen fördernde Erziehung ist das von ihm geforderte humane Ziel. Damit formuliert Fromm ein normativ-praktisches Erkenntnisinteresse, das aber in seiner Normativität ideologiekritisch durchleuchtet wird (psychoanalytisch: Aufdecken von Rationalisierungen; gesellschaftskritisch: Aufdecken von gesellschaftlich unbewußten Strukturen und Prozessen, z.B. Idologiekritik, also Kritik an den gesellschaftlich vorgegebenen Idolen, an den heutigen Formen der Idolatrie). So enthält das Frommsche Konzept insgesamt einen fruchtbaren Ansatz für eine soziologisch begründete, ideologie- und selbstkritische Erziehungswissenschaft.

9. Erziehungskritik in kulturalistischer und antipädagogischer Perspektive

Erich Fromm hat - über seine Schriften verstreut - Anregungen für einen erziehungssoziologischen Ansatz gegeben, der über das Theorem des Gesellschafts-Charakters hinausgehend eine Analyse und Kritik der Erziehung enthält und somit aufdeckt, welche beschädigenden Folgen mit der 'überwältigenden' Erziehung verbunden sind. Möglich wird bei Fromm diese aufdeckende Kritik nicht zuletzt dadurch, daß er durch die Überwindung der orthodoxen Triebtheorie Freuds eine kulturalistische Perspektive einzubringen vermag, die weder den Einfluß interaktionaler und kultureller Faktoren mit ihren teils traumatisierenden Auswirkungen noch die Sexualität des Kindes ausblendet. Dabei gerät Fromm in unmittelbare Nähe zur antipädagogischen Erziehungskritik.

Nachdem in den letzten Jahren Themen wie „Kindesmißhandlung“ und „Gewalt gegen Kinder“ in den Blickpunkt öffentlichen und wissenschaftlichen Interesses gerückt sind, haben auch die Frommschen Ausführungen zur Analytischen Erziehungstheorie eine zunehmende Aktualität erhalten. Die Kindheit wird nicht länger in ideologischer Verklärung als eine unbeschwerte und glückliche Zeit begriffen, sondern als ein Prozeß, in dem Kinder als Objekte eines pädagogischen Zugriffs manipuliert und mißbraucht werden, vielfältig leiden und in ihren menschlichen Möglichkeiten beschnitten werden.

In dem Maße, in dem dieses Problem öffentliche Aufmerksamkeit erhalten hat, ist auch das gesellschaftliche Tabu, die körperlichen und seelischen Qualen von Kindern zu erkennen, aufgeweicht worden. In der massenmedialen Berichterstattung gleichermaßen wie in der wissenschaftlichen Literatur sind Kindesmißhandlung, Mißbrauch in Form von gewalttätigen Übergriffen sexueller und aggressiver Art, Delegationen, emotionaler Mißbrauch, zu aktuellen Themen geworden.[27] Hinzu kommt, daß Erziehung als personales Verhältnis schwindet und einem nach Marktgesichtspunkten ausgerichteten „Erziehungsgeschäft“ Platz macht. In der Schule von heute geht es überwiegend um den Erwerb von Wissen, das im Beruf sich profitabel umsetzen soll (vgl. Fromm, 1947a, GA 2, S. 52). Die von Theodor W. Adorno kritisierte „Halbbildung“ (Adorno [1959], 1972d) geht einher mit einer Technisierung des Lernprozesses, in dem Spezialistentum angestrebt wird. Auch der wissenschaftliche Zugriff auf Kinder und Jugendliche paßt sich in die Tendenz einer Funktionalisierung und Instrumentalisierung des Menschen ein (vgl. hierzu: Gstettner, 1981).

Fromm hat die Gewaltförmigkeit von Erziehung unter dem Aspekt des „Habens“ und der „Destruktivität“ zum Thema gemacht. Dabei hat er auch das Thema der Kindesmißhandlung berücksichtigt (vgl. Fromm, 1973a, GA 7, S. 257f.). Die Unterdrückung und Ausbeutung des Kindes, wie sie etwa von Alice Miller kritisiert wird, ist nach Fromm das Produkt einer Gesellschaft, die von Destruktionskräften bestimmt ist und in ihrer charakterologischen Grundstruktur die „Liebe zum Leben" nicht als sozialisatorisches und organisatorisches Prinzip praktiziert. Bereits an der Kindheit ist abzulesen, wie Menschen dem Zweckprinzip unterworfen werden, zunächst als Objekte elterlicher Willkür und Gewalt, später dann als Teil der Produktion und des Herrschaftsapparats. Die von vielen Erwachsenen ausgeübte Verfügung über das Kind wird heute jedoch zunehmend als gewalttätig und zutiefst unmenschlich entlarvt (vgl. die Ansätze der Antipädagogik).[28]

Durch die verschiedenen Formen der Mißhandlung und Vernachlässigung, psychischer und physischer Gewalt, werden Menschen seit ihrer frühesten Kindheit ihrer natürlichen Entwicklungsmöglichkeiten beraubt. Die Mittel der Seelenverschmutzung und manipulativen Vernichtung menschlicher Möglichkeiten durch Erziehung liegen in der - wie Fromm sagt - „irrationalen" Autorität begründet, die letztlich nichts anderes ist als die „Maske der Gewalt" (Gérard Mendel). Der autoritäre Erwachsene, der sich das Recht anmaßt, Kinder zu züchtigen, zu beleidigen, zu reglementieren, zu ignorieren, zu manipulieren, mißachtet das Recht des Kindes auf die Unantastbarkeit seiner menschlichen Würde.[29]

In den letzten Jahren ist diese das Kind überwältigende Erziehung zunehmend kritisiert worden. Im folgenden soll diese Kritik zunächst anhand der Positionen von Alice Miller und Erich Fromm rekonstruiert werden; ein Vergleich beider Positionen schließt sich daran an. In einem weiteren Schritt wird die Kritik mit dem Kulturalismus Fromms verknüpft. Dabei wird insbesondere gezeigt, daß die psychoanalytische Triebtheorie nur wenig geeignet ist, eine radikale Erziehungskritik zu ermöglichen, wo hingegen die Reorientierung an der Trauma- und Verführungstheorie Freuds einer solchen Kritik eine Grundlage bietet.

9.1 Zur Position von Alice Miller

In ihrer Schriften setzt sich die ehemalige Psychoanalytikern Alice Miller mit dem alltäglichen Geschehen auseinander, das „Erziehung" genannt wird, für sie aber nichts anderes ist als ein gewalttätiger Prozeß der Ausübung elterlicher Autorität und Gewalt. Alle Versuche, „Erziehung" pädagogisch zu begründen, erscheinen im Lichte der Ausführungen Millers als Rechtfertigungsversuch für eine zerstörerische Realität. Wohlmeinende Erziehungskonzepte verfehlen die Wirklichkeit von Erziehung und die Motive, die dem erzieherischen Handeln wirklich zugrunde liegen. In diesem Sinne ist das Erziehungsgeschehen von Anbeginn von einer Doppelbödigkeit von positivem Anspruch (z.B. partnerschaftliche Beziehung) und realem Geschehen (z.B. Mißhandlung) gekennzeichnet. Ein zentrales Motiv, das mit dem Willen der Eltern, ihre Kinder zu erziehen, verbunden ist, bleibt dabei zumeist unbewußt. Es gründet in der Kindheitserfahrung dieser Eltern, die ja als Kinder selbst Erziehung erlitten haben: das „unbewußte Bedürfnis, die einst erlittenen Demütigungen anderen weiterzugeben" (Miller, 1980, S. 122). Hinter diesem Bedürfnis stehen die Affekte, die ehemals ins Unbewußte der kindlichen Psyche abgedrängt worden sind, jetzt aber - in der Position der Eltern - ein Ventil finden und an den eigenen Kindern ausagiert werden. Die Situation der selbsterlittenen ohnmächtigen Kindheit verkehrt sich in die vermeintliche Mächtigkeit des Erziehenden. Indem Eltern über einen Schwächeren, eben das Kind, verfügen können, vermögen sie im Kind das zu bekämpfen, was ihnen bereits von ihren Eltern abgestutzt worden ist. Hinzu kommt, daß sie in der Weitergabe der selbsterlittenen Erziehungspraktiken an ihre Kindern die vermeintliche Richtigkeit dieser Praktiken bestätigen und zudem keine Veranlassung spüren, die eigene Kindheit zu hinterfragen oder gar das Handeln ihrer Eltern in Frage zu stellen. So kann das Bild der „liebenden Eltern" und der „glücklichen Kindheit" als Illusion bewahrt werden.

Wenn Alice Miller „Erziehung" als schädlich und die Rede von der „Erziehungsbedürftigkeit" als ideologisch verwirft, will sie damit nicht sagen, daß das Kind in körperlicher und seelischer Hinsicht keine Begleitung brauchte. Zu dieser Begleitung sind jedoch nur Eltern fähig, denen die Geschehnisse und Gefühle der eigenen Kindheit nicht verschlossen sind und die einen Zugang zu ihrer Gefühlswelt gefunden haben. Eltern, die ihre eigenen Grenzen wie auch ihre Freiheit kennen, werden dem Kind natürliche Grenzen setzen können. Diese werden nicht aus erzieherischen Überlegungen oder eingeschliffenen Meinungen und Gewohnheiten, sondern aus dem natürlichen Umgang mit dem Kind resultieren und geprägt sein von einer Haltung der Selbstachtung und dem Respekt vor ihm und seinen Gefühlen (vgl. Miller, 1980, S. 119ff.).

Alice Miller klärt in ihren Schriften über die Hintergründe und Folgen von Erziehung auf. Sie hofft auf Veränderungsprozesse auf seiten der Eltern, die diese zunehmend in die Lage versetzen, auf *Erziehung* zu verzichten; statt dessen sollen sie lernen, das Kind zu *begleiten*. Daß hierzu ein bloßer Appell nicht ausreicht, weiß Alice Miller. Indem sie gefühlsbezogene Zusammenhänge aufzeigt und für das Kind im Leser Partei ergreift, kann sie die Kräfte der Selbstgewahrwerdung und Selbstheilung stärken. Sie spricht eine tiefere Schicht von Gefühlen an, deren Wiederbelebung den einzelnen in die Lage versetzt, die verlorenen Möglichkeiten seiner Kindheit nicht nur zu erkennen, sondern auch zu betrauern, um auf dieser Grundlage neue Kräfte für die produktive Bewältigung der gegenwärtigen Lebenssituationen zu gewinnen. Offenbar bringt sie aber kein Verständnis für die gesellschaftlichen Hintergründe und Bedingungszusammenhänge des „erzieherischen" Handelns von Erwachsenen auf.[30]

9.2 Zur Position von Erich Fromm

Wenn Fromm sich mit dem Erziehungsprozeß auseinandersetzt, so will er Fragen der Erziehung immer im Zusammenhang mit der Gesellschaftsstruktur nachgehen.

Der hierfür zentrale Begriff des Gesellschafts-Charakters wurde bereits dargestellt (Kap. III.5). Die Erziehung übermittelt die im Gesellschafts-Charakter festgelegten Charakterzüge in die Psyche der heranwachsenden Kinder und Jugendlichen. Den Erziehungsprozeß untersucht Fromm nie isoliert von den sozioökonomischen und -kulturellen Prozessen, sondern als gesellschaftlichen Prozeß, der von Funktionserfordernissen und Integrationsnotwendigkeiten bestimmt ist. Dabei richtet sich sein Interesse nicht auf das Funktionieren des Gesellschafts- und Wirtschaftssystems um den Preis kranker Menschen, sondern er stellt das Wohlergehen („well-being") des Menschen in den Mittelpunkt (vgl. 1970e, GA 9, S. 36). Der Mensch, so Fromm, sei nicht Mittel zum Zweck, sondern Selbstzweck; d.h. sein Menschenbild schließt normativ die Verkrüppelung und Instrumentalisierung des Menschen aus.

Das von Fromm vertretene Menschenbild gründet auf Hypothesen über die „Natur" des Menschen. Diese Natur bestimmt Fromm weder relativistisch noch kulturpessimistisch. Er geht davon aus, daß der Mensch von seiner psychischen Konstitution her keineswegs „ein unbeschriebenes Blatt Papier sei, auf das die Gesellschaft und die Kultur ihren Text schreiben"; vielmehr würden der menschlichen Natur Gesetze und Ziele innewohnen, die auf einen gattungsgeschichtlichen und individuellen Verwirklichungsprozeß des Menschen verweisen. Diese gilt es zu erkennen, damit die gesellschaftlichen Bedingungen mit den Möglichkeiten des Menschen in Übereinstimmung gebracht werden können (vgl. 1949c, GA 1, S. 211). Vorrangig ist dabei das existentielle Wohlergehen („well-being") des Menschen, das nicht für die Zwecke einer Institution, einer Partei oder eines Staates geopfert werden dürfe.

Fromm definiert den Menschen als ein Wesen, das Teil der Natur ist *und* zugleich dieser Natur gegenübersteht. Der Mensch als ein mit Bewußtsein, mit Liebe und Vernunft begabtes Wesen befindet sich in einer existentiellen Situation, die mit der Erfahrung verbunden ist, ungeborgen und in der eigenen Existenz gefährdet zu sein (Bewußtsein der Endlichkeit, des Todes; Erlebnis von Einsamkeit). Mit dieser Erfahrung ist auch die Herausforderung gegeben, sich mit sich selbst und der existentiellen Situation auseinanderzusetzen und die eigenen Möglichkeiten zu entwickeln.

Aus einem solchen Menschenbild - hier nur in groben Zügen skizziert - kann nur ein pädagogischer Ansatz resultieren, der sich als „Wachstumspädagogik" (und nicht als „Antipädagogik") begreift. Eine Pädagogik, die die bewußte Gestaltung der Beziehungen des Menschen zur Welt anstrebt, kann sich nur als kritische Pädagogik konstituieren. Pädagogik und Erziehung sind dann nicht als bloßer Reflex der gesellschaftlichen Notwendigkeiten zu fassen, sondern als Impulsgeber für persönliche und gesellschaftliche Veränderungen (vgl. Bierhoff, 1985, S. 63ff.).

Obwohl Fromm mit seinen Ausführungen zur „Natur" des Menschen sich bis an die Grenzen des wissenschaftlichen Diskurses begibt und ein visionäres Konzept entwirft, verschließt er doch nicht seine Augen vor den destruktiven und den Menschen beschädigenden Wirkungen der modernen Lebensweise und

Erziehung. Als häufige Folge der Erziehung konstatiert Fromm die „Ausrottung der Spontaneität" (1941a, GA 1, S. 358). Das Kind wird durch Erziehung gezwungen, seine spontanen Impulse und Gefühle zu verdrängen und durch eine Reihe von „Pseudo-Gefühlen" zu ersetzen (vgl. ebd., S. 358f.). Auch werde das selbständige Denken früh ausgetrieben: „Genauso wie unsere Gefühle und unsere Emotionen wird auch unser ursprüngliches Denken entstellt. Von Anfang an läuft unsere Erziehung darauf hinaus, das Kind am selbständigen Denken zu hindern und ihm fertige Gedanken in den Kopf zu setzen" (ebd., S. 361). Aufgrund seiner klinischen Erfahrung als Psychoanalytiker identifiziert Fromm den Schuldmechanismus als den Angelpunkt für die kindliche Selbstentfremdung, die mit dem Zurückdrängen der spontanen Impulse einhergeht. Im Wecken eines Schuldgefühls sieht er „das wirkungsvollste Mittel, um den Willen des Kindes zu schwächen" (1947a, GA 2, S. 100). Ist das Kind erst einmal in seiner Vitalität und Widerständigkeit geschwächt, kann ihm etwas aufgezwungen werden, was ihm zwar ein konformistisch angepaßtes Leben ermöglicht, jedoch seine individuellen Begabungen und Entfaltungsmöglichkeiten verschüttet. Das alles ist für Fromm jedoch keine *eigentliche* Erziehung. Er schlägt deshalb vor, die Unterscheidung von Erziehung und Manipulation zur Grundlage der Erziehungskritik zu machen:

> „Erziehung ist identisch mit der Hilfe, die man dem Kinde gibt, damit es seine Möglichkeiten verwirklichen kann. Das Gegenteil von Erziehung ist Manipulation. Ihr fehlt der Glaube an das Reifen der kindlichen Möglichkeiten. Sie beruht auf der Überzeugung, daß aus einem Kinde nur dann etwas Rechtes werden kann, wenn die Erwachsenen ihm das aufpfropfen, was erwünscht ist, und ihm das abstutzen, was unerwünscht zu sein scheint. An einen Roboter braucht man nicht zu glauben, denn in ihm ist kein Leben" (1947a, GA 2, S. 131).

9.3 Ansätze eines Vergleichs Miller – Fromm

Die Gemeinsamkeiten und Unterschiede zwischen Erich Fromm und Alice Miller bedürfen einer differenzierten Betrachtung. Bestimmte, auf der Hand zu liegen scheinende Gemeinsamkeiten, wie die Zugehörigkeit von Fromm und Miller zur Zunft der Psychoanalytiker und eine kritische, mithin radikale Auseinandersetzung mit der Pädagogik, lassen sich nach den letzten Büchern von Alice Miller nicht mehr behaupten (Miller, 1988b, S. 75ff., 231ff.). Auch Ähnlichkeiten im psychoanalytischen Ansatz (Kritik der Freudschen Triebtheorie; Re-orientierung an der Traumatheorie des frühen Freud, Interesse an der Entfaltung und Selbstverwirklichung des Menschen) - sofern man Miller überhaupt noch als Psychoanalytikerin gelten lassen will - sind eher vordergründiger Art.

Auch lassen sich die Beiträge von Miller und Fromm - aufgrund von Unterschieden im erkenntnisleitenden Interesse - nicht ohne weiteres in ein Ergänzungsverhältnis rücken. Sicherlich betrachtet Alice Miller die Erziehungsprozesse als solche eingehender als Fromm, sie verfehlt jedoch völlig die soziologische Dimension, derzufolge Erziehung als ein gesellschaftliches Phänomen zu betrachten ist. Ihr Interesse richtet sich darauf, nachzuweisen, wie die überwältigende Erziehung zwischen den beteiligten Personen geschieht. Fromms Interesse schließt dies ein, ist aber weiter gefaßt; er sieht Erziehung als einen „Schlüsselmechanismus bei der Überführung gesellschaftlicher Notwendigkeiten in Charakterzüge" (Fromm, 1949c, GA 1, S. 214). Allenfalls lassen sich Ergebnisse der Millerschen Beschreibung und Kritik von Erziehung in das Frommsche Konzept einbeziehen, nicht umgekehrt. Fromm hat - anders als Miller - einen kritischen Ansatz der Pädagogik begründet, der gleichermaßen auf den Menschen wie auf die Gesellschaft hin orientiert ist.

Ein weiterer Unterschied liegt darin, daß Fromm stets als Psychoanalytiker argumentiert hat, während Miller sich nachhaltig von der Psychoanalyse distanzierte. Im Gegensatz zu Miller, die schließlich hart mit der Psychoanalyse ins Gericht ging und es offenbar für nötig hielt, sich von ihr abzugrenzen und zu distanzieren, hat Fromm seine radikale Kritik an der Psychoanalyse von innen geführt und sich zeitlebens als Psychoanalytiker verstanden.

Demnach scheinen die Perspektiven von Fromm und Miller durchaus unterschiedlich zu sein. Miller ergreift zunächst als Psychoanalytikerin Partei für das entrechtete und durch Erziehung geschädigte Kind. Später distanziert sie sich von der Psychoanalyse und wirft ihr vor, sie habe Anteil an dem repressiven Zusammenhang, dem bereits die Kinder unterworfen seien. Die Psychoanalyse habe das gesellschaftliche Tabu des sexuellen Mißbrauchs verschleiert und sei somit für das Leid vieler Kinder und vieler Klienten mitverantwortlich. Fromm hat sich frühzeitig in der Diskussion um Marxismus und Psychoanalyse als Gesellschaftstheoretiker einen Namen gemacht und Erziehung als gesellschaftlichen Prozeß betrachtet. Beiden gemeinsam ist die Haltung der lebensdienlichen Parteinahme für den Menschen und seine Emanzipation sowie eine besondere Sensibilität für das durch Erziehung beschädigte Selbst. Allerdings neigt Alice Miller in ihrer Kritik der Psychoanalyse zu einer dogmatischen Position, indem sie ein einseitiges Bild der Psychoanalyse entwirft und die Positionen etwa von Ferenczi, Balint und Fromm übersieht.

Bei einem weiteren Vergleich von Fromm und Miller fällt die immer wieder festzustellende Begriffsverwirrung auf, zu der die Antipädagogik insgesamt beigetragen hat und mit der sie immer wieder Mißverständnisse produziert. Gemeint ist das antipädagogische Verständnis von Erziehung als Überwältigung, genauer: die Ablehnung jedweder Erziehung, die - den Antipädagogen zufolge - immer nur Überwältigung eines Schwächeren durch einen Stärkeren ist. So gilt der Leitsatz: „Statt Erziehung: Beziehung" (v. Braunmühl). Auch Alice Miller wendet sich gegen den Begriff von Erziehung, sieht ihn eo ipso mit Gewaltförmigkeit verbunden und will ihn deshalb ersetzt wissen. Sie zieht es vor, von „Begleitung" zu sprechen (vgl. Miller, 1980, S. 122). Damit werden auf begrifflicher Ebene zwei unvereinbare Positionen bezogen. Während Miller den Begriff der Erziehung völlig ablehnt und Erziehung abgeschafft wissen will, verbindet Fromm mit dem Erziehungsbegriff neue befreiende Vorstellungsinhalte.

Alice Miller formuliert eine entschiedene Position, die trotz vieler zutreffender Ausführungen von Blindheit und Dogmatismus bedroht ist. Dies betrifft nicht nur die einseitige Sichtweise der Psychoanalyse, sondern auch den mangelnden gesellschaftlichen Bezug. Obwohl Alice Miller als radikale Aufklärerin wichtige publizistische Arbeit geleistet hat, die in ihrem Aufklärungswert unverzichtbar ist, gerät sie vielerorts zur Kultfigur einer antipädagogischen Erziehungskritik, die sich in wichtigen Punkten als einseitig und dialogfeindlich erweist. So anregend die Thesen von Miller auch sein mögen, sie entbinden nicht von der Anstrengung, von den eigenen Erfahrungen aus eine eigene Auseinandersetzung zu führen und nicht zu flüchten vor der Freiheit des eigenen Denkens und der Notwendigkeit, sich eine eigene Position zu bilden - ohne in den Fehler zu verfallen, übernommene antipädagogischen Argumente als schlechte Stellvertreter für die eigene Bewältigung der Kindheit stehen zu lassen.

Als Anwältin des Kindes befaßt sich Alice Miller - weitaus stärker als Fromm dies tut - mit den Geschehnissen in der Kindheit. In sozialwissenschaftlicher Perspektive jedoch ist der Millersche Ansatz unzureichend, da sie eine personalistisch-reduktionistische Position bezieht, nämlich ausschließlich dem Täter-Opfer-Modell folgt. Fromm hingegen vertritt einen sozialstrukturellen und charakterologischen Ansatz. Ihm ist stets anzumerken, daß er gleichermaßen in psychoanalytischen und gesellschaftstheoretischen Kontexten denken konnte. Wenn er sich mit Charakterstrukturen befaßte, vermochte er immer auch den strukturellen gesellschaftlichen Zusammenhang mitzudenken, wie er ihn in seinem Theorem des Gesellschafts-Charakters formuliert hatte. Damit ist der Frommsche Ansatz zweifellos der weitergehende. Millers Ansatz ist im Soziologischen begrenzter, dafür leuchtet sie den Prozeß der Erziehung eingehender aus und weist die Mechanismen der unterdrückenden und überwältigenden Erziehung konkreter und detaillierter auf als Fromm dies tut.

Insbesondere der im Gesellschaftsbezug beider Ansätze liegende Unterschied ist von zentraler Bedeutung. Miller thematisiert überwiegend die personalpsychologische Ebene, wobei ihr aus dem Blick gerät, daß Erziehung als gesellschaftliches und nicht bloß innerpsychisches oder interpersonales Geschehen zu bewerten ist. Fromm hingegen betreibt Gesellschafts- *und* Erziehungskritik, bezieht also explizit die sozialpsychologische Ebene in seinen psychoanalytischen Ansatz ein. So läßt sich von Fromm her der Einseitigkeit der Antipädagogik mit einer Kritik begegnen, die Erziehung als ein gesellschaftliches Phänomen in den Mittelpunkt der Aufmerksamkeit rückt und damit zu der personenorientierten Perspektive Millers ein Korrektiv bildet.

Auch in der Gegenüberstellung von therapeutischer und sozialwissenschaftlicher Sichtweise werden die Grenzen des Millerschen Ansatzes deutlich. Zwar ist es *therapeutisch* sinnvoll, im Rahmen des Täter-Opfer-Modells zu verbleiben, das Opfer zu entlasten und die Erlaubnis zu geben, den Täter zu attackieren (verbal oder in der Phantasie), doch ist es aus *sozialwissenschaftlicher* Sicht ausgesprochen unergiebig, wenn man mit der Beschränkung auf das Täter-Opfer-Modell sozialstrukturelle Bedingungszusammenhänge von Gewalt und Mißbrauch ausblendet.

Insofern wir in Gewalt*verhältnissen* leben, können wir Gewalt oder Mißbrauch nicht ausschließlich personalisieren und psychologisieren. Wenn es in einer Stadt von 100 000 Einwohnern jährlich 10 Fälle von Kindesmißhandlung und 3 Fälle von sexuellem Mißbrauch geben würde, dann wäre das Geschehen im Einzelfall zwar nicht weniger verwerflich, es könnte aber als das psychologische Problem weniger Familien aufgefaßt und therapeutisch bearbeitet werden. Es wäre beschreibbar als Resultat der *Psychopathologie* einiger weniger Täter.

Wenn Kindesmißhandlung und sexueller Mißbrauch hingegen gehäuft auftreten, so ist das Problem auf der psychologischen Ebene sicherlich gravierend und darf nicht als statistische Normalität heruntergespielt oder tabuisiert werden. Es kann jedoch nicht mehr allein an der Psychopathologie eines Täters festgemacht werden, sondern ist als *Sozialpathologie* im Zusammenhang mit den materiellen Lebensbedingungen zu thematisieren und auf das Moment der *strukturellen* Gewalt hin zu untersuchen.[31]

Im Falle der Sozialpathologie kann die Lösung des Problems keine ausschließlich oder überwiegend therapeutische sein, sondern nur eine, die eine Veränderung der Lebensbedingungen nach sich zieht. Hier sind u.a. zu nennen die Bereiche von Arbeit, Familie und Alltagsleben; auch geht es darum, wie die Familie in ihrer emotionalen Funktion entlastet oder wie eine verbesserte psychosoziale Versorgung der Bevölkerung (gegen die latente Gewaltförmigkeit der bloß medizinisch-pharmakologischen Versorgung) erreicht werden kann.

9.4 Traumatheorie oder Triebtheorie?

In den neunziger Jahren des letzten Jahrhunderts machte Freud eine schockierende Entdeckung, die in seiner Zeit eines der größten gesellschaftlichen Tabus betraf, nämlich daß Kinder beiderlei Geschlechts, vorwiegend Mädchen, bereits im frühen Alter von nahen Angehörigen sexuell mißbraucht werden. Diese Entdeckung formulierte Freud in der Traumatheorie (auch „Verführungstheorie" genannt), die die Ursachen von Neurosen in der sexuellen Verführung von Kindern verortete (Freud, 1896). Dieser Theorie zufolge liegt der Entstehungszusammenhang von Neurosen in frühkindlichen Traumata, also Verletzungen der kindlichen Seele.[32] Im Prozeß seines Heranwachsens ist dem Kind etwas angetan worden, das dieses als Trauma erfahren hat. Das Kind ist zum Opfer einer aggressiven, demütigenden oder sexuellen Handlung eines Erwachsenen geworden. Als *Opfer* ist es dem überwältigenden Zugriff eines - meist erwachsenen - *Täters* ausgeliefert gewesen.

Dies hatte Freud also bereits in der von ihm Ende des 19. Jahrhunderts entwickelten Verführungs- oder Traumatheorie erkannt. Mit dieser hatte er die Genese psychischer Störungen erklärt, sie später jedoch verworfen zugunsten der „Triebtheorie", obwohl er zunächst seine Verführungstheorie als erfahrungswissenschaftlich belegt angesehen hatte. Wie Masson darlegt, berichtete Freud (1896): „Ich konnte in dreizehn Fällen von Hysterie eine vollständige Psychoanalyse durchführen ... In keinem dieser Fälle fehlte der oben charakterisierte Vorfall [Verführung im Kindesalter]. ..." (zitiert nach: Masson, 1986, S. 111).

Auch vertrat Freud damals (1896) noch nicht die Auffassung, Kinder hätten diesen Übergriff nur in der Phantasie erlebt. Später (ab Ende 1897) behauptete er dann, es mache keinen Unterschied, ob die Verführung lediglich phantasiert worden oder real erlebt worden sei.[33] Wie problematisch diese Behauptung in therapeutischer Hinsicht ist, läßt sich leicht einsehen: Denn wenn der Analytiker seiner Patientin einredet, das real Geschehene habe nur in ihrer Phantasie stattgefunden, so stellt er sich ungewollt auf die Seite des Täters und verbündet sich mit diesem unbewußt gegen die Patientin.

So hat Freud, indem er die Verführungstheorie aufgab, sich offenbar nicht nur einem gesellschaftlichen Tabu untergeordnet, sondern auch seinen Patientinnen großes Leid zugefügt. Seine triebtheoretisch fundierte Psychoanalyse tastete fernerhin die bestehende Machtordnung der Gesellschaft mit ihren Gewaltverhältnissen nicht weiter an (vgl. auch: Fromm, 1970d und 1977g, GA 8, S. 240f.; ders., 1966k, GA 8, S. 145f.). Seine (den sexuellen Mißbrauch beschönigende, das Opfer zum Täter machende) Formel wurde von den meisten Psychoanalytikern übernommen; sie lautete: Die Patientinnen hätten die Verführungen nicht wirklich erlebt, sondern sie sich gewünscht und phantasiert.

Wenn es auch nicht die Intention von Psychoanalytikern ist, ihre Patientinnen zu täuschen, so hat die Verwerfung der Traumatheorie - und damit die an die Stelle der Traumatheorie tretende Triebtheorie - die Psychoanalyse jedoch sehr wohl in ein Dilemma geführt, was deren Glaubwürdigkeit anbelangt. Was Alice Miller von der Psychoanalyse (so wie sie sie versteht) trennt, ist ihre Ablehnung der Freudschen Triebtheorie mit den beschriebenen typischen Auswüchsen. Auch von Erich Fromm wird die Triebtheorie abgelehnt, wenngleich er die psychoanalytische Theorie des Unbewußten mit der dynamischen Charakterauffassung, des Widerstandes und der Abwehrmechanismen sowie der Übertragung und Gegenübertragung nicht preisgibt, ja diese - und nicht die Triebtheorie - als den Kern psychoanalytischer Theorie und Therapie sieht. Die Triebtheorie hält Fromm für ein Relikt der mechanistisch-biologistischen Auffassung vom Menschen, der Freud als ein in seiner Zeit wurzelnder Denker verhaftet geblieben war. Freuds Distanzierung von der Trauma- und Verführungstheorie läßt sich dann ebenso wie seine biologistische Orientierung als ein Ergebnis seines historisch-zeitgebundenen Denkens auffassen.

Mit dem Verlassen der Traumatheorie orientierte sich Freud weg von interaktiven und kulturellen und hin zu biologisch-triebhaften Faktoren. Wer auf die Freudsche Triebtheorie rekurriert und diese in ihrem kritisch-soziologischen Gehalt für bedeutsam hält, ist meist ein Gegner der Traumatheorie. Wer zu der Freudschen Traumatheorie zurückgefunden hat, ist zumeist auch ein Kritiker der biologistischen Triebtheorie Freuds. Was die pädagogischen Konsequenzen betrifft, so liegt ebenso auf der Hand: Wer die Triebtheorie vertritt, hält das Kind für ein triebhaftes und sexuelles Wesen, das aktiv nach sexueller Lust strebt und - im Falle realer oder phantasierter sexueller Kontakte mit Erwachsenen - den eigenen Impulsen folgt. Geht die Orientierung hingegen auf die Trauma- und Verführungstheorie zurück, so wird das Kind als Opfer von sexuellen (oder sonstigen) Übergriffen gesehen, die weder als altersgemäß entschuldigt werden können noch dem Wollen des Kindes entsprechen und folglich in der Regel traumatisierende Wirkungen hinterlassen.

Im Kulturismus-Streit wurde zwar die Frage nach Trieb und Trauma akzentuiert, doch geschah dies mehr am Rande. Die pädagogisch und erziehungssoziologisch relevante Frage nach Mißbrauch und Mißhandlung des Kindes wurde im Streit zwischen Marcuse und Fromm nicht thematisiert. Die Diskussion auf seiten Marcuses war viel zu sehr von der Intention bestimmt, die Freudsche Triebtheorie philosophisch zu reformulieren. Anders als Marcuse hat Adorno in seiner Auseinandersetzung mit der revidierten Psychoanalyse den Begriff des Traumas aufgegriffen und die traumatisierenden Folgen von Erziehung hervorgehoben. Jedoch wurde weder von Marcuse noch von Adorno der problematische Status der Triebtheorie noch die Entstehung dieser Triebtheorie in der Abkehr von der Traumatheorie berücksichtigt. Wenn nämlich Freud die Traumatheorie aus persönlichen Gründen aufgegeben hat und die Triebtheorie lediglich als eine Art Ersatz oder Notlösung an die Stelle der ursprünglichen Traumatheorie getreten ist, dann haftet diesem Wechsel der Orientierung nicht nur etwas Konformistisches an, sondern er ist dann auch von mangelnder Wahrheitsbereitschaft geprägt. Der Wechsel von milieuspezifischen, interaktionellen und kulturellen Faktoren (Verführung und Trauma) zu triebspezifischen Prozessen (Phantasie und frühkindliche Sexualität) bedeutet dann eher einen Verlust der Wirklichkeitsorientierung als den Zugewinn einer kritischen und widerständigen Instanz, als die die Triebstruktur oft bewertet wurde. Offenbar stand Freud mit seiner Trauma- und Verführungstheorie im Kreis seiner Kollegen isoliert da und war von sozialer Ächtung bedroht. Infolge dieses psychischen Drucks gab er schließlich die Traumatheorie auf und entwickelte die Triebtheorie, die - bezüglich der traumatischen Verführungserlebnisse der Patientinnen - die Phantasietätigkeit betonte.

Für die Triebtheorie grundlegend ist ein mechanistisches, biologistisches Konzept, das davon ausgeht, daß im Körper, durch physiologische Prozesse, Triebspannungen aufgebaut werden, die mit der Tendenz der Spannungsreduktion einhergehen. Diese als Triebe bezeichneten Spannungen steuern das Verhalten des Menschen.[34] Da die Triebe auf Spannungsreduktion und Lustgewinn ausgerichtet sind, stellen sie für Freud letztlich asoziale Kräfte dar, die gesellschaftlich gezügelt werden müssen, damit der eine Mensch nicht des anderen Menschen Feind ist. Soziales Zusammenwirken kommt nur zustande, wenn die egoistischen Triebe durch Verdrängung oder Sublimierung ihrer Energie in sozial akzeptable Bahnen gelenkt werden.

Hervorzuheben ist, daß mit der Triebtheorie eine pessimistische Sicht des Menschen gegeben ist, die den Menschen als ein asoziales Triebbündel mißversteht, das auf die anderen Menschen als bloße Objekte der Triebbefriedigung angewiesen ist. Fromm hat diese Sichtweise aufs heftigste bekämpft. Es liegt auf der Hand, daß mit der Traumatheorie und der Triebtheorie unterschiedliche pädagogische Konsequenzen verbunden sind.

9.5 Pädagogische Implikationen der Trauma- und der Triebtheorie

Der Traumatheorie zufolge ist dem Kind etwas Erschreckendes zugestoßen; es war als *Opfer* dem überwältigenden Zugriff eines meist erwachsenen *Täters* ausgeliefert gewesen. Insoweit - wie bei Alice Miller - das Täter-Opfer-Modell zum ausschließlichen Paradigma von Erziehung wird, entlarvt der Anspruch, ein Kind zu „erziehen", die Erzieher als Täter, die dem Kind manipulativ oder offen gewalttätig etwas abstutzen, was ihnen als nicht erwünscht erscheint. Deshalb ist - in der Kritik dieses Anspruchs - Erziehung als menschenfeindlich, da traumatisierend, zu verwerfen und als ein dem Täter-Opfer-Modell folgendes Geschehen aufzugeben. - So jedenfalls läßt sich die antipädagogische Stellungnahme von Miller pointiert zusammenfassen.

Während die pädagogischen Implikationen der Traumatheorie zu einer Auffassung vom Kind führen, dessen natürliche Begabungen und Sozialität von seinen Eltern und sonstigen Erziehern nicht entwickelt, sondern gehemmt werden, steht die Triebtheorie mit einem konträren Menschenbild in Verbindung. Ihr zufolge zielt der Erziehungsprozeß darauf ab, das Kind durch die pädagogische Bearbeitung seiner Triebstruktur zu zähmen und „gesellschaftsfähig" zu machen. Damit wird vorausgesetzt, daß das Kind erziehungsbedürftig ist. Da der Mensch - so die Triebtheorie - als reines Triebwesen nicht gesellschaftsfähig, sondern geradezu asozial ist, wird Erziehung notwendig. Erziehung bedeutet dann, die asoziale Triebstruktur in soziales Verhalten zu überführen.

Um Kulturwesen zu werden, muß die asoziale Triebstruktur des Menschen gesellschaftlich befriedet werden. In dieser kulturell notwendigen Umformung sah Freud die Grundlage für neurotische Entwicklungen. Aufgrund seiner kulturpessimistisch eingefärbten Sichtweise des Menschen konnte er sich eine Kultur, die auf Triebunterdrückung verzichtet, nicht vorstellen. In seinem Alterswerk beschrieb er die destruktive Kraft des Todestriebes, dessen zerstörerisches Potential angeblich nicht in der gesellschaftlichen Organisation des Lebens begründet ist, sondern in der Triebstruktur des Menschen.

Die pädagogischen Implikationen einer solchen Triebtheorie sind offensichtlich: Jede Erziehung hat teil an dem kulturschaffenden Prozeß, in dem gleichermaßen Lebens- wie Todestrieb wirksam werden. Da sich nach Freud Trieb und Kultur nicht versöhnen lassen, ist Erziehung, die sich notwendig in der Spannung zwischen Triebgeschehen und Kultur vollzieht, unvermeidbar schädigend, weil triebunterdrückend. Erziehung ist so immer mit einer gewissen Tragik verbunden.

Während aus der Traumatheorie ein negatives oder pessimistisches Konzept von Erziehung resultiert, erscheint in der triebtheoretischen Sichtweise Erziehung als ein tragisches Geschehen. Der sich damit ergebende *pessimistische* und *tra-*

gische Begriff von Erziehung läßt sich mit einem positiven oder *optimistischen* Erziehungsbegriff kontrastieren.

Der hier als „optimistisch" bezeichnete Begriff von Erziehung geht davon aus, daß Erziehung dem Menschen helfen kann, sein „wahres Selbst"[35] zu finden. Sie wird als notwendige Bedingung für gelungene Menschwerdung und Selbstfindung verstanden. Entsprechend wird mit dem Erziehungsbegriff das Geschehen bezeichnet, das die in der menschlichen Natur verankerten Kräfte zur Entfaltung bringt. Voraussetzung dafür, daß diese Entfaltung möglich wird, ist die Abwesenheit traumatischer Erfahrungen. Im Sinne dieser optimistischen Sichtweise wird von Fromm der Begriff der Erziehung für die fördernde Begleitung des Kindes reserviert und Erziehung von bloßer Manipulation und Überwältigung abgegrenzt.

Von seiten der Triebtheorie hingegen kann Erziehung nur tragisch, als ein „notwendiges Übel" betrachtet werden. Das Realitätsprinzip stärkend, wirkt sie auf das Luststreben einschränkend. Dennoch ist in diesem Verständnis „Erziehung" unverzichtbar, da erst das erzogene Kind zum Kulturmenschen geworden ist. Dieser tragische Begriff von Erziehung postuliert Erziehung als unvermeidbaren Prozeß der Formung menschlicher Triebkräfte, der die Einschränkung und Beschädigung des Menschen notwendig mit einschließt und damit erst Kultur ermöglicht.

Aus der Traumatheorie hingegen läßt sich nur ein pessimistischer Begriff von Erziehung ableiten. Erziehung im Sinne der Traumatheorie („Täter-Opfer-Modell") führt zu Beschädigungen der menschlichen Seele und ist deshalb abzulehnen. Dem pessimistischen Standpunkt zufolge ist Erziehung immer eine Zerstörung menschlicher Möglichkeiten, eine Förderung des „falschen Selbst".

Nun ist die hier zum Ausdruck kommende Position zwar in bezug auf „Erziehung" pessimistisch, sieht jedoch - im Gegensatz zum tragischen Erziehungsverständnis - eine Alternative zur Erziehung, die etwa als „freundschaftliche Beziehung" zwischen Kindern und Eltern (v. Braunmühl) bezeichnet wird und ein einfühlsames, partnerschaftliches Verhältnis von Eltern und Kindern anstrebt.

Die pessimistische Position ist die der Antipädagogik einschließlich Alice Millers, die optimistische die von Erich Fromm. Diese plakative Zuordnung einschränkend, ist darauf zu verweisen, daß beide Seiten mit ihrer Kritik Ähnliches meinen. Was für v. Braunmühl oder Miller Erziehung heißt, ist für Fromm Manipulation. Wenn Fromm von Erziehung spricht, meint er in etwa das, was v. Braunmühl oder Miller mit Beziehung oder Begleitung bezeichnen.

Dennoch gibt es Unterschiede. Während die eine Position zu einer Vorstellung von Erziehung führt, die „positiv" sein kann (Idee des menschlichen Wachstums und einer „Wachstumspädagogik"), behauptet die andere die Angemessenheit jeglicher Erziehung und ist folglich geeignet, jede Form von Erziehung zu rechtfertigen. Die dritte Position bleibt mit ihrer globalen Forderung, die Erziehung sei abzuschaffen, in einer Kritik der Überwältigungspädagogik stecken. Die Antipädagogik scheint mir weitgehend dieser dritten Position zurechenbar zu sein. Obwohl sie sich von Erziehung distanziert, bleibt sie dieser doch insofern verhaftet, als „Anti"-Pädagogik noch nicht jenseits der repressiven, überwältigenden Erziehung angelangt ist, sondern auf das „Anti", die Haltung „dagegen", fixiert bleibt. So wie der sich antiautoritär gerierende Mensch von seiner psychischen Struktur ein autoritärer Charakter sein kann, der gegen die Autorität rebelliert, selbst aber unbewußt Autorität haben will (sich also von Autorität nicht gelöst hat), ist - so die These - der Antipädagoge ein Mensch, der sich von der selbsterlittenen Erziehung nicht gelöst hat. Der Impuls, Erziehung zunächst pauschal zu verteufeln und dann abschaffen zu wollen, erscheint gar zu verräterisch: die einfache (undialektische) Verneinung deutet die mangelnde psychische Bewältigung der selbsterlittenen Erziehung an, mithin auch einen narzißtisch motivierten Rückzug aus dem Dilemma der Erziehung. Dieses Dilemma entsteht dadurch, daß die sogenannten Erzieher die Hypothek der selbst erlittenen sogenannten Erziehung mit sich herumtragen, die nicht einfach durch die Absage an Erziehung zu bewältigen ist. Im Gegensatz zu Miller und anderen Antipädagogen waren sich etwa A.S. Neill und Wilhelm Reich über diese Problematik, die nicht nur eine individuelle oder interpersonale Problematik, sondern ebenso eine gesellschaftliche ist, im klaren. Wilhelm Reich (in: Wilhelm Reich über Sigmund Freud, 1969) bezeichnete das Grundübel als „emotionale Pest" (ebd., S. 73; vgl. Faraday, 1972); nach großen Enttäuschungen über ausgebliebene Veränderungen sah Reich ohne jede resignative Attitüde die Langfristigkeit des Veränderungs- oder Gesundungsprozesses und dachte in generationsumfassenden Zeiträumen (vgl. Wilhelm Reich über Sigmund Freud, 1969, S. 35f., 77f.). Modische Konzepte vom Neuen Denken oder vom antipädagogischen Handeln schaffen nur neue Illusionen und können letztlich keine Lösung bringen. Ihr Wert liegt in den Anregungen, die sie vermitteln; neue Ideen können wie Fermente einen Prozeß unterstützen, sie können jedoch kein Ersatz für reale gesellschaftliche Veränderungen sein.

10. Kritische Erziehungstheorie und radikaler Humanismus

Im folgenden soll, die vorliegende Arbeit abschließend, der Frommsche Ansatz in zweifacher Weise resümiert werden, zum einen mit Blick auf den von ihm vertretenen „radikalen Humanismus", der Programm für die Verbindung aller lebensdienlichen Impulse und Kräfte mit Vernunft und Hoffnung ist, zum anderen mit Blick auf die Besonderheit seiner Erziehungstheorie, die vom Theorem des Gesellschafts-Charakters und dem produktiven Ideal geprägt ist.

Fromm selbst hat seine Position auch als eine radikal humanistische beschrieben (1966a, GA 6, S. 91f.; 1976a, GA 2, S. 378ff.). Erziehung ist demnach der Prozeß, der den Menschen *menschlich* werden läßt - sofern es sich jedenfalls nicht um repressive, sondern um die Selbstwerdung unterstützende Erziehung handelt. Soll die Kritische Theorie einer Erziehung zur Humanität dienen, muß sie einerseits Auschwitz im Bewußtsein halten als ein zutiefst unmenschliches Geschehen, das über Erziehung vermittelt war, andererseits aber auch konstruktive pädagogische Konzepte entwickeln helfen, die der gesellschaftlichen Determination und Funktion von Erziehung, aber auch den in der Natur des Menschen liegenden Möglichkeiten Rechnung tragen.

Der Frommsche Humanismus gründet auf der Ansicht, daß „das Wesen des Menschen ermittelbar ist" (1962a, GA 9, S. 150). Allerdings verfällt Fromm nicht dem in der Subjekt- und Bewußtseinsphilosophie, teils auch im Existentialismus, verbreiteten Irrtum, daß das Wesen des Menschen im Sinne einer „Substanz" zu bestimmen ist, sondern Fromm beschreibt den Menschen mittels der von ihm sogenannten „existentiellen Situation" (1962a, GA 9, S. 150), mit der die Grundfrage menschlicher Existenz bezeichnet ist: nämlich, in welchem Verhältnis stehe ich zur Welt, zu mir selbst, zu den anderen, zu der Natur- und der Kulturwelt?

Diese existentielle Situation beschreibt Fromm als einen Widerspruch; Fromm glaubt, daß der Mensch aufgrund natürlicher Evolution „Teil der Natur ist und sie trotzdem transzendiert, weil er mit Vernunft und dem Bewußtsein seiner selbst begabt ist" (1962a, GA 9, S. 150). Dieser Widerspruch verlangt nach einer Lösung; das Leben richte an den Menschen die Frage, wie er die Spaltung zwischen Person und der außerhalb ihrer existierenden Welt überwinden könne, „um zu dem Erlebnis der Einheit und des Einsseins mit seinen Mitmenschen und der Natur zu gelangen" (1962a, GA 9, S. 150).

Nach Fromm gibt es produktive und unproduktive Lösungen dieser Grundfrage des Lebens: „Entweder versucht der Mensch dadurch zu einer neuen Harmonie mit der Natur zu gelangen, daß er zu einer vormenschlichen Existenzform regrediert und sich seiner spezifisch menschlichen Eigenschaften von Vernunft und Liebe entäußert. Oder sein Ziel ist die volle Entfaltung seiner menschlichen Kräfte, bis er zu einer neuen Harmonie mit seinen Mitmenschen und mit der Natur gelangt" (1962a, GA 9, S. 150).

Fromm hat für eine produktive Lösung plädiert, die dem Menschen eine produktive Form der Bezogenheit zur Welt eröffnet. Das, was er in seinem *Credo* (1962a, GA 9, S. 150ff.) formuliert hat, sind die popularisierten Gründzüge seines humanistischen Programms, das er im Rückgriff insbesondere auf die Psychoanalyse und den Marxismus in seinem Gesamtwerk auch wissenschaftlich entfaltet hat.

Der Mensch müsse - so Fromm - die Last seiner Freiheit als Chance begreifen. Er sei auf sich gestellt, „für sein Leben ein Ziel und die Mittel zur Verwirklichung dieses Ziels finden" (1962a, GA,9, S. 152). Kein Gott, keine Institution könne ihm die Antwort auf seine Fragen geben. Jeder Mensch müsse sich die Bedingungen erarbeiten, unter denen es ihm möglich wird, diese Antwort als eigene zu finden. Daß dem Menschen diese Selbstfindung als Verwirklichung des Humanen möglich ist, daran glaubt Fromm. Nur betrachtet er diese Verwirklichung weder als einen von selbst ablaufenden Evolutionsprozeß noch als ein Konsumgut.

Das Streben des Menschen, ein Selbst zu werden und seine Möglichkeiten der Vernunft und Liebe zu entfalten, ist nach Fromm nicht mit der Vorstellung eines von der Gesellschaft getrennten und autonom gesetzten Subjekts vereinbar.

Vielmehr betont Fromm die gesellschaftliche Existenz des Menschen, die in ihren ökonomischen, politischen, kulturellen und ideologischen Bedingungen auch die Selbstwerdung und Entfaltung des Menschen zu behindern vermag. Fromm glaubt, „daß die Gesellschaft den einzelnen sowohl fördern als auch behindern kann. Nur im Zusammenwirken mit anderen und im Arbeitsprozeß entwickelt der Mensch seine Kräfte, nur im geschichtlichen Prozeß erschafft er sich selbst. Gleichzeitig muß festgestellt werden, daß die meisten Gesellschaften bis zum heutigen Tag nur den Zielen der Wenigen gedient haben, die die Vielen für ihre Zwecke gebrauchen wollten" (1962a, GA 9, S. 153).

Auch wenn Fromm weit davon entfernt ist, gesellschaftliche Verhältnisse als Gegensatz von den Wenigen und den Vielen zu personalisieren, so bekennt er sich doch entschieden zu einer Vision, in der universale Normen der Humanität die Grundlage gesellschaftlicher Planung und des gesellschaftlichen Verkehrs der Menschen bilden.

Diese Vision mag heute vielerorts als obsolet gelten, wird sie doch dem systemtheoretischen Denkmodell nicht gerecht, das die Evolution der sozialen Systeme als einen von den Menschen als Entscheidungsträgern abgelösten Prozeß wertet. Während Luhmann und andere den Abschied von der Subjekttheorie und Bewußtseinsphilosophie feiern und sich selbst als „antihumanistisch" begreifen (vgl. Luhmann, 1984, S. 286ff., 346ff.), hält Fromm entschieden an der Idee der Subjekthaftigkeit des Menschen fest - und dies im Wissen um die illusionären Verstrickungen des menschlichen Bewußtseins. Der Mensch dünke sich oft da als Subjekt, wo er längst zum Spielball ökonomischer und politischer Entscheidungen oder zum bloßen Erfüllungsgehilfen von Marktgesetzmäßigkeiten geworden ist. Fromm geht es um den sich seiner selbst bewußt werdenden Menschen, der im Prozeß der Entwicklung und Transzendierung seiner Individualität „sich das Erlebnis des ganzen universalen Menschen" vergegenwärtigt und seine Vernunft gebraucht. Dieser Gebrauch der Vernunft, den Fromm als einen lebensdienlichen bestimmt, ist an Glaube und Hoffnung rückgebunden: an den Glauben an die Möglichkeiten des Menschen, doch noch etwas bewirken zu können, und die Hoffnung, daß es noch nicht zu spät ist, etwas zu tun. Das Ziel sieht Fromm in einer Renaissance des Humanismus: „Entweder wird die westliche Welt imstande sein, eine Renaissance des Humanismus herbeizuführen, deren Hauptanliegen die volle Entwicklung der Humanität und nicht der Produktion und der Arbeit sein wird - oder der Westen wird untergehen, wie schon so viele andere große Kulturen untergegangen sind" (1962a, GA 9, S. 155). Fromm erinnert daran, der Mensch könne heute „leicht alles Leben auf unserer Erde vernichten oder alle Zivilisation und alle Werte bei den Übriggebliebenen zerstören und eine barbarische, totalitäre Organisation aufbauen, die den Rest der Menschheit beherrscht" (ebd., S. 156).

Der Frommsche Humanismus ist darauf gerichtet, totalitäre Herrschaftsstrukturen zu verhindern oder abzubauen. Versucht man, den Frommschen Humanismus auf eine kurze Formel zu bringen, so läßt sich die Liebe zum Leben, zu allem Lebendigen, und die Liebe zur Freiheit nennen. Dieses Prinzip „Liebe" ist auch für eine Erziehung tragend, die darauf verzichtet, dem Menschen Illusionen einzupflanzen, die ihn hindern, „sich der Wirklichkeit in sich und außerhalb seiner selbst bewußt (zu) werden" (vgl. 1962a, GA 9, S. 156). Der von Fromm vertretene Humanismus - und damit auch eine in humanistischer Absicht betriebene Erziehungstheorie - macht „die Entfaltung aller Kräfte des Menschen zum höchsten Ziel" (ebd.). So läßt sich Fromms impliziter Versuch einer Erziehungstheorie in humanistischer Absicht als einer der wenigen Entwürfe verstehen, der eindringlich zeigt, in welcher historischen Situation die Anstrengungen von Pädagogik und Ethik zu verorten sind, nämlich in einer Situation, in der der Genozid der Menschheit nicht unwahrscheinlich ist.

Die humanistische Position, die Fromm vertritt, ist auch hinsichtlich der Erziehungstheorie auf ein Kooperationsverhältnis verschiedener Disziplinen, hier insbesondere der Soziologie und Pädagogik, gerichtet. In diesem Kooperationsverhältnis kann der Pädagogik nur ein wissenschaftlich autonomer Status zugebilligt werden; das heißt für das Selbstverständnis der Pädagogik als Wissenschaft: sie ist mehr als ein gesellschaftliches Dienstleistungsunternehmen zur Sicherung und Perfektionierung des status quo.[36] Der Soziologie hingegen kommt die Aufgabe zu, sich ideologiekritisch und desillusionierend mit gesellschaftlichen Zielvorstellungen und entmündigenden Heilserwartungen auseinanderzusetzen.[37]

Fromm berücksichtigte stets diese Funktion und Aufgabe der Soziologie, wenn er mit seiner Einschätzung der zivilisatorischen Situation keine Endzeitstimmung verband und auch keinem Kulturpessimismus verfiel, wie ihn seine ehemaligen Kollegen aus der Kritischen Theorie vertraten. Vielmehr verstand es Fromm, zwei Ansätze zu verbinden: die desillusionierende Kritik, von ihm als „zynischer Realismus" bezeichnet, und die von Liebe und Hoffnung getragene Projektion einer Welt, die der Illusionen nicht länger bedarf. So kommen bei Fromm radikale Gesellschaftskritik und visionäres Denken zu einer fruchtbaren Verbindung, die auch für die Frommsche Erziehungstheorie tragend ist.

Es überrascht nicht, daß die wissenschaftliche Eigenständigkeit und humanistische Originalität des Frommschen Denkens auch Konsequenzen für die Theoriegestalt der erziehungssoziologischen Bemühungen beinhaltet. So zeigt sich insbesondere ein interdisziplinärer Zugriff auf den Gegenstandsbereich der Erziehung, der die engen soziologisch-fachimmanenten Perspektiven übersteigt und Erziehungssoziologie nicht auf ein positivistisch verengtes Wissenschaftsverständnis zu reduzieren trachtet. Damit wird die Erziehungssoziologie jedoch auch an ihre frühe Tradition erinnert, und daran, daß Soziologen wie Theodor Geiger und Karl Mannheim keinen fachwissenschaftlich verengten Ansatz propagierten. Besonders im Wissenschaftskonzept Mannheims war ja Raum für die über bloße Beschreibung und Analyse hinausführende kritische und normative, Zukunft im Entwurf gestalten wollende Dimension, verbunden mit einer Absage an positivistische Wissenschaftlichkeit und optimistische Fortschrittsgläubigkeit.

Die Soziologie der Erziehung läßt sich als eines der Übergangsfelder zwischen soziologischen und pädagogischen Fragestellungen und Denkansätzen bezeichnen. Von daher kommt ihr ein interdisziplinärer Status zu, der auch im Sinne des Frommschen Wissenschaftsverständnisses weder pädagogisch noch soziologisch zu vereinseitigen ist. Im Falle soziologischer Vereinseitigung bliebe das Insistieren auf ihrem disziplinären Charakter als Bindestrich-*Soziologie*. Im engeren akademischen Selbstverständnis hätte sie dann abstinent zu sein hinsichtlich der Propagierung von Erziehungsidealen und sich Momenten kritischen Wollens und der Praxisorientierung zu enthalten. Als eine solche Bindestrich-Soziologie geriete sie jedoch in ihrer Funktion für die Pädagogik in ein Dilemma: in ihrer Dienstfunktion für die ideologiekritische Kontrolle pädagogischer Normen und Leitziele und für die Thematisierung der gesellschaftlichen Determination und Funktion von Erziehung erwiese sie sich als zu eng. Als entscheidend wird hier erachtet, daß die Erziehungssoziologie prinzipiell nicht umhinkommt, den anthropologischen Gesichtspunkt der menschlichen Autonomie in ihre Thematisierungsstruktur aufzunehmen.

Dieser Rückgriff auf die quasi axiomatische Autonomieidee, die auf ein expansives Theorieverständnis verweist, steht im Widerspruch zu der engen fachspezifischen Auffassung von Soziologie, in der ein restriktives Wissenschaftsverständnis sichtbar wird. Wenn die Konzeption der Erziehungssoziologie einem kritischen Theorieanspruch standhalten will, wie er für die Kritische Theorie der Frankfurter Schule leitend ist, hat die Erziehungssoziologie sich im Sinne kritischen Denkens zu erweitern - und damit neu zu konstituieren - als ideologiekritische und praxisorientierte Disziplin mit interdisziplinärer Orientierung. Als reflexive Wissenschaft hat die Erziehungssoziologie nicht nur das Erziehungsgeschehen zu thematisieren, sondern auch die Beiträge der Wissenschaften, die in ihrem Gegenstandsbereich mit Erziehung befaßt sind.

Die mit dem Frommschen Wissenschaftsansatz kompatible erziehungssoziologische Perspektive ist kein monistisches Angebot zur thematischen Neuorientierung, wohl aber eine Aufforderung zur Reflexion der Bedingungen und Folgen wissenschaftlicher Konzepte und Denkmodelle. Im Sinne seines alternativischen Denkens lassen sich die beiden „Erziehungssoziologien", die aus der pädagogischen bzw. der soziologischen Wissenschaftstradition erwachsen sind, nicht als einander ausschließende Alternativen betrachten, sondern als zwei konkurrierende Angebote. Solange es einen Wettstreit zwischen alternativen Wissenschaftsorientierungen gibt, können die unterschiedlichen Definitionen ihres Gegenstands und ihrer Aufgaben, die sich je nach der disziplinären Herkunft des Erziehungssoziologen aus der Pädagogik oder der Soziologie für die *Erziehungssoziologie* ergeben, im Sinne eines prospektiven Wissenschaftskonzepts offengelassen werden.[38] In der Frommschen Perspektive freilich ist der humanistische Gesichtspunkt der entscheidende und weiterführende, weil er nicht nur interessen- und erkenntniskritisch ist, sondern - ganz im Sinne des soziologischen Denkens von C. Wright Mills und Alvin W. Gouldner - auf „Bewußtheit" statt auf gestapeltes Wissen sich bezieht.[39]

Nachbemerkung

In der vorliegenden Studie konnte gezeigt werden, daß der Beitrag Fromms zur Kritischen Theorie der Gesellschaft und der Erziehung in zweifacher Hinsicht bisher zu wenig berücksichtigt worden ist. Zum einen ist Fromm innerhalb der Kritischen Theorie ab Ende der 30er Jahre als „Dissident" praktisch nicht mehr rezipiert worden; zum anderen hat Fromm innerhalb der Diskussionen zum Verhältnis von Kritischer Theorie und Pädagogik jahrzehntelang keine Beachtung gefunden, obwohl sein Ansatz ein konstruktives Potential für erziehungstheoretisch relevante Fragestellungen in sich birgt. Die gesellschafts- und wissenschaftspolitische Situation in der Bundesrepublik war der Rezeption der Kritischen Theorie jedoch kaum förderlich.[1] Hinzu kommen theorieimmanente Barrieren. Daß Fromm lange Jahre im Kontext der Kritischen Theorie - und diesbezüglich auch in der kritischen Erziehungswissenschaft - nur wenig rezipiert worden ist, hängt nicht nur mit den Umständen seines Ausscheidens aus dem Institut von Horkheimer zusammen, sondern auch damit, daß sich die Rezeptionsweise des Frommschen Werkes sehr stark an die anthropologiefeindliche (mindestens anthropologieskeptische) Attitüde der Kritischen Theorie anlehnte, ohne sich mit der Frage der Notwendigkeit von Anthropologie auseinanderzusetzen. So kam es dazu, daß im Rahmen der Rezeption der Kritischen Theorie durch die Erziehungswissenschaft das Frommsche Werk kaum eine Berücksichtigung fand, obwohl - allen auf die Kritische Theorie gerichteten Rezeptionsbemühungen der Erziehungswissenschaftler zum Trotz - gerade der Frommsche Beitrag über das erziehungstheoretisch relevante „produktive Ideal" einen objekttheoretischen Bezug zu erziehungstheoretischen Fragen darbot und darin die Ansätze von Adorno, Horkheimer, Marcuse und Habermas deutlich zu übertreffen scheint.

Nach diesen allgemeinen Bemerkungen sollen im folgenden Ziel, Aufbau und Ertrag der vorliegenden Studie in einer Zusammenschau erläutert werden. Der erste Teil diente der wissenschaftssystematischen und sozialbiographischen Verortung des Frommschen Ansatzes in der frühen Kritischen Theorie der Frankfurter Schule. Die erziehungssoziologische Dimension ist bereits hier zu erkennen: Erziehung wird als gesellschaftsdeterminiert gefaßt, die Familie als „Agentur der Gesellschaft" beschrieben, als Umschlagplatz für die gesellschaftlichen Notwendigkeiten und Funktionserfordernisse, die - das ist die Besonderheit des Frommschen Ansatzes - als charakterologisch kodiert betrachtet werden.

Im zweiten Teil ging es um den Streit zwischen Marcuse und Fromm, in dem die Frage im Mittelpunkt stand, ob aus erkenntnis- und gesellschaftskritischen Gründen der Triebheuristik oder dem Kulturalismus der Vorzug zu geben sei. Läßt sich der Mensch mit dem Konzept der Triebstruktur, wie es Sigmund

Freud formuliert hat, hinreichend beschreiben oder ist der Denkfigur des Kulturalismus, der kulturelle und interaktionelle Faktoren betont, der Vorzug zu geben? Sind die Bedingungen und Folgen von Erziehung mit einem Triebkonzept oder mit einem Konzept der zwischenmenschlichen Beziehungen zutreffender zu beschreiben?[2] Die Debatte zwischen Marcuse und Fromm enthielt eine Reihe von erziehungssoziologischen und pädagogischen Implikationen, die im dritten Teil der Arbeit aufgearbeitet wurden. Als wichtig erwiesen sich insbesondere Fromms soziologische Beiträge, namentlich seine Konzeption des Verhältnisses von Individuum und Gesellschaft und sein Theorem des Gesellschafts-Charakters, sowie ein dritter, erziehungsphilosophisch relevanter Beitrag, der mit seiner Anthropologie und dem „produktiven Ideal" gegeben ist.

Fromms Analytische Sozialpsychologie und Erziehungstheorie bietet eine Vielzahl von Anregungen auch für aktuelle Diskussionen. Wie dargelegt, birgt der Kulturismus-Streit für die Erziehungssoziologie einen besonderen Zündstoff, der in der Auseinandersetzung um den psychoanalytischen Triebbegriff liegt. Die Frage, ob der Triebheuristik oder dem Kulturalismus der Vorzug zu geben sei, hat in den letzten Jahren eine zunehmende Aktualität erhalten (vgl. die Auseinandersetzung mit Alice Millers Erziehungskritik); in der kritischen Rezeption der Psychoanalyse ist zudem der Streit, ob die Traumatheorie oder die Triebtheorie vorzuziehen sei, erneut virulent geworden. Dabei ist Fromms Ansatz, sich von der orthodoxen Triebtheorie fortzubewegen und sich an der frühen Trauma- und Verführungstheorie Freuds zu reorientieren, indirekt bestätigt worden.

Mit dem Kulturismus-Streit war die Frage nach dem Frommschen Menschenbild verbunden, das dieser - gleichsam als Ersatz für die verworfene Triebtheorie Freuds - in Auseinandersetzung mit Anschauungen zur „Natur" des Menschen und dessen existentiellen Bedürfnissen entwickelt hatte. Hier zeigte sich die radikal humanistische Auffassung Fromms vom Menschen aufs deutlichste.

Das im Zusammenhang mit seiner Charakteranalyse und Identitätstheorie entwickelte Menschenbild belegt, wie fundierend die Prämisse der Lebensdienlichkeit für das humanistische Denken Fromms gewesen ist. Sein Interesse war stets auf die analytische Durchdringung der den Menschen und seinen Charakter bestimmenden gesellschaftlichen Prozesse gerichtet. Dabei war die erste Aufgabe, die er sich als Wissenschaftler stellte, die desillusionierende Kritik, die an Marx und Freud geschult war. Soziale Strukturen wurden von Fromm daraufhin befragt, inwieweit sie der menschlichen Entfaltung Raum geben - dies in ontogenetischer und gattungsgeschichtlicher Hinsicht. In seinem anthropologischen Ansatz deutete er die menschliche Gattungsgeschichte teleologisch von dem Ideal des vollentfalteten Menschen her, ohne jedoch die gesellschaftlichen Barrieren bei der Aufhebung von Entfremdung zu übersehen, so daß er weder Fortschrittsgläubigkeit verkörperte noch eine Fortschrittsmechanik in der Evolution von Mensch und Gesellschaft propagierte. Für eine kritische Erziehungstheorie als besonders relevant erwies sich die im Frommschen Werk angelegte „Spannung" zwischen dem soziologischen Aufweis des Zusammenhangs von Erziehung und Charakter und der normativ-humanistischen Orientierung an dem „produktiven Ideal", das im Frommschen Werk als Lebensziel und somit auch als allgemeines Erziehungsziel dient. Die Frommsche Sozialpsychologie mit ihrer desillusionierenden Kritik und visionären Kraft bleibt dabei in ihrer Relevanz nicht auf die Erziehungssoziologie und Pädagogik beschränkt, sondern bietet den Sozialwissenschaften insgesamt eine Perspektive für die Reflexion ihrer anthropologischen und wissenschaftstheoretischen Hintergrundannahmen.

Anmerkungen

Anmerkung zur Einleitung

1 Namentlich Adorno sperrte sich mit seiner „negativen" Dialektik gegen die Möglichkeit einer theoriegeleiteten Vermittlung von Theorie und Praxis. Zusammen mit Horkheimer sah er einen ideologiekritischen Vorzug einer negativ-dialektischen Theorie gerade darin, daß sie in der Widerständigkeit gegenüber den Illusionen und Suggestionen des status quo sich einer „positiven" und „praktischen" Perspektive verweigerte. Von Fromms Seite läßt sich dieser vermeintliche Vorzug jedoch als wenig konstruktive Verkürzung kritisieren; gerade die Theorie und Praxis der Erziehung bedarf revidierbarer Handlungsentwürfe und einer Haltung, die auf die Humanisierung des Menschen und seiner Lebensumstände bezogen ist. Die Vermittlung von Theorie und Praxis wird nach Fromm auf der Grundlage einer humanistischen Haltung möglich, die einen „positiven" Ansatz in der Sache selbst zu sehen vermag. In der anthropologischen Dimension, im Menschenbild des Humanismus, liegt die Begründung für die realisierbare Möglichkeit einer kritisch-humanistischen Erziehungspraxis. Aus der Frommschen Perspektive argumentiert, geriete die negative Dialektik eben dadurch in Ideologieverdacht, daß sie dem Ideologieverdacht zu entkommen trachte, indem sie auf Kritik sich beschränke und sich weigere, den Möglichkeitsraum zu beschreiben. Von einer solchen Kritik ist es nicht weit zu einer wenig lebensdienlichen, kulturpessimistischen und zynischen „negativen" Ideologie.

Anmerkungen zu Kapitel I

1 Auch Wolfgang Bonß unterstreicht die Bedeutung des Frommschen Beitrages zur frühen Kritischen Theorie:

„Im Rahmen dieses 'interdisziplinären Materialismus' kommt den psychologischen Analysen große Bedeutung zu, denn daß die Individuen trotz manifester ökonomischer Krisentendenzen in weitgehender Loyalität zu den Herrschenden verharren, läßt sich nur dadurch erklären, daß 'das Handeln numerisch bedeutender Schichten nicht durch Erkenntnis, sondern durch eine das Bewußtsein verfälschende Triebmotorik bestimmt ist' (Horkheimer 1932b, 135). Notwendig ist deshalb 'eine Psychologie des Unbewußten' (ebd.), die in der Lage ist, jene 'irrationalen, zwangsmäßig die Menschen bestimmenden Mächte' (ebd.) herauszuarbeiten, welche die Entstehung eines auf Einsicht in die Wirklichkeit beruhenden Klassenbewußtseins verhindern. Sie muß jene Faktoren benennen, die dafür sorgen, daß 'die Spannungen zwischen den gesellschaftlichen Klassen, die aufgrund der ökonomischen Lage zu Konflikten drängen, latent bleiben' (ebd., 136), und sofern ihr dies gelingt, kann die Psychologie zentrale Aufgaben innerhalb der kritischen Gesellschaftsanalyse übernehmen" (Bonß, 1982a, S. 377).

2 Ebenso hatte Dubiel die Bedeutung des sozialpsychologischen Ansatzes im Zusammenhang des Theoriekonzepts von Horkheimer betont:

„Die 'analytische Sozialpsychologie' fungiert als überdisziplinäre Problemlösungsheuristik; 'Ideologiekritik' fungiert als einigende Theorieform ... Bei allen ... ist Horkheimers Rolle mehr oder weniger zentral. Das Konzept einer 'analytischen' oder 'materialistischen' Sozialpsychologie ist zwar von Fromm ausgearbeitet, doch von Horkheimer im Kreis angeregt worden. 'Ideologiekritik' als Wissensform hatte Horkheimer in seiner Kritik an Karl Mannheim ausgearbeitet ..." (Dubiel, 1978, S. 183f.).

Allerdings neige ich dazu, die Rolle Horkheimers bezüglich der von Fromm entwickelten Sozialpsychologie nicht allzu hoch zu veranschlagen, da Fromm als Soziologe und praktizierender Analytiker die Diskussionen um Bernfeld, Reich u.a. sicherlich gründlicher kannte als Horkheimer selbst, dem bezüglich der Psychoanalyse keine so hohe Kompetenz zuzusprechen ist.

3 Zur Marx-Rezeption von Erich Fromm vgl. Klein-Landskron (1988). Lesenswerte Beiträge, die auch Fromms Verhältnis zum Marxismus berühren, sind: Kolakowski, 1979, S. 413ff.; Petrovic, 1986a,b; Schaff, 1975, S. 553ff.; Vranicki, 1974, S. 543ff., 865ff.

Das Verhältnis Fromms zum Marxismus läßt sich in wenigen Sätzen nur unzureichend beschreiben. Sicher ist, daß er Marx als einen großen Humanisten geschätzt hat und dabei insbesondere am jungen Marx der Frühschriften anknüpfte. Sein spezifischer Beitrag zur marxistischen Theorie liegt in einer psychoanalytisch erweiterten Variante des Basis-Überbau-Modells. Adam Schaff über Erich Fromm: „Ich denke, daß Fromm kein Marxist im traditionellen Sinne dieses Wortes war, aber zu selber Zeit stand er unter dem Einfluß des Marxismus und hat seinerseits zur Weiterentwicklung des historischen Materialismus durch seine Theorie des 'sozialen Filters' zwischen der Basis und Überbau beigetragen" (Adam Schaff, Brief v. 12.2.1989). Des weiteren betont Schaff, Fromm habe mit dem jungen Marx und seinem Sozial-Humanismus sympathisiert, „sein Beitrag in diesem Gebiet war die Stärkung des psychologischen Elements dieser Theorie" (ebd.).

4 Darin kehrt eine Grundfrage der Soziologie wieder, die bereits von Hobbes gestellt worden war: „Wie kommt gesellschaftliche Ordnung zustande?" Diese Frage wird von Fromm jedoch nicht in einem „statischen" Gesellschaftsmodell thematisiert, sondern dynamisch reformuliert im Wechselspiel zwischen Trieb und Realität, zwischen Triebstruktur und Ökonomie. Damit folgt er dem Grundansatz psychoanalytisch-marxistischer Theorie.

5 Diese Thematik ist in den Veröffentlichungen der 40er Jahre entwickelt worden und kann als eine Präzisierung der frühen Überlegungen verstanden werden; die „sozial relevanten seelischen Haltungen" werden später als Orientierungen des „Gesellschafts-Charakters" analysiert.

6 Bonß hält dieses plakative Bekenntnis Horkheimers zur Empirie insofern für eine Leerformel, „als seitens der Institutsmitglieder keine Erfahrungen mit empirischer Forschung vorlagen" (Brief v. 29.8.1988). Horkheimer mag Fromm hier als einen originellen Kopf empfunden haben, dem er es zutraute, eine auch psychoanalytisch begründete Empirie zu entwickeln, die nicht dem oberflächlichen Schein der sogenannten Tatsachen verfiel. Alles in allem läßt sich wohl sagen, daß Horkheimer sich zwar gegenüber der empirischen Forschung aufgeschlossen zeigte, insgesamt aber die empirische Kompetenz in der frühen kritischen Theorie nur schwach entwickelt war.

Zu dieser Auffassung kommt jedenfalls Gerhard Kleining, der die empirischen Arbeiten des Instituts wie folgt kritisiert: „Die frühen Studien über Autorität und Familie und die übernommene Arbeiter/Angestellten-Enquete sind forschungstechnisch naiv und in der Datenerhebung und -aufbereitung großteils dilettantisch. Dies ist nicht nur aus heutiger Sicht, denn etwa gleichzeitig hat ja die Lazarsfeld-Gruppe 'Marienthal' erforscht, als Fallstudie zwar, aber auf der Höhe der damaligen Forschung und vor allem unter deren Kenntnis (Lynds Middletown, Geschichte der Soziographie als Beitrag von Zeisel)" (Brief vom 22.6.1988; vgl. Kleining, 1988, S. 90).

7 In einem Gespräch mit Bonß hatte sich Fromm als „wissenschaftlicher Einzelgänger" bezeichnet (vgl. Bonß, 1980, S. 41 Fn. 41). - Bonß bemerkt zu der Auffassung, daß Fromm „offenbar nie zum engeren Kreis um Horkheimer" gehörte: „Hierfür spricht auch, daß Fromm trotz fester Anstellung nur relativ selten im Institut arbeitete und nach eigener Aussage weniger im Frankfurter Kreis als im Kontext der Neoanalytiker verankert war" (ebd., Fn. 42). Demgegenüber zeigt der Briefwechsel zwischen Fromm und Horkheimer ein kollegial-freundschaftliches Verhältnis; auch der Stellenwert, den Horkheimer der Analytischen

Sozialpsychologie in seiner epochalen Theorie zumaß, wie auch die hohe Wertschätzung, die Fromm in seinen Augen genoß, lassen es plausibel erscheinen, Fromm zum „engeren Kreis“ zu rechnen.

8 Diese Einschätzung zur Bedeutung Fromms wird von Alfred Schmidt so nicht geteilt, da Schmidt eine Auffassung vertritt, die der Empirie eine nicht so hohe Bedeutung zumißt und sich eher an dem faktisch erreichten Stand und nicht an dem uneingelösten Anspruch orientiert: „Die empirische Sozialforschung ist um 1930 von Horkheimer und seinem Kreis allenfalls als Lieferant von Material und Korrektiv der begrifflichen Arbeit aufgenommen worden“ (Brief v. August 1988).

Schmid Noerr im Max-Horkheimer-Archiv nimmt aus seiner Kenntnis der Horkheimerschen Position der 20er Jahre heraus an, Fromm sei von Horkheimer „im Sinne eines interdisziplinären Materialismus als psychoanalytisch-sozialwissenschaftlicher Empiriker *und* als Diskussionspartner einer Theorie der Gesellschaft“ eingestellt worden (Brief v. 5.9.1988). Zwar fügen sich die verschiedenen Äußerungen zur Rolle Fromms im Institut zu einem plausiblen Gesamtbild zusammen, doch eindeutig belegen lassen sie sich nicht, weil keine sicheren Quellen mehr zur Verfügung stehen. So fügt Schmid Noerr hinzu: „Allerdings ist aus dieser Frühzeit des Instituts im Archiv wohl kaum etwas vorhanden. Der Briefwechsel Fromm-Horkheimer etwa beginnt erst mit dem Jahr 1934“ (Brief v. 5.9.1988). (Der Briefwechsel *Fromm-Horkheimer* befindet sich im „Max-Horkheimer-Archiv“ in Frankfurt und im „Erich-Fromm-Archiv“ in Tübingen.) Dennoch scheint mir die Beurteilung der Rolle Fromms durch Schmid Noerr zutreffend zu sein.

Demnach sollte Fromm offenbar im Institut nicht lediglich empirische Zubringerarbeit leisten, sondern helfen, die Kritische Theorie empirisch zu fundieren, und somit dazu beitragen, die kritische Gesellschaftstheorie als empirisch gehaltvolle materialistische Theorie zu formulieren. Horkheimer wollte den geschichtsphilosophischen Ansatz seines Instituts empirisch profilieren, und Fromm sollte hierzu einen wichtigen Beitrag leisten.

9 In diese Richtung geht auch die Kritik von Gerhard Kleining, der mit Horkheimer über Sozialforschung qualitativer Art im Gespräch stand. Zunächst bringt Kleining die Gründe in Erinnerung, die Horkheimer bewogen haben werden, Erich Fromm im Institut für Sozialforschung anzustellen: „Wohl weil keines der Mitglieder des Instituts über Forschungserfahrungen psychologischer oder soziologischer Art verfügte, besonders nicht Horkheimer selbst, wurde Erich Fromm gewonnen und zum Forschungsdirektor des Instituts (auf Lebenszeit!) gemacht“ (Brief v. 22.6.1988). Aus seiner Kenntnis der im Institut für Sozialforschung durchgeführten empirischen Studien formuliert Kleining die folgende Kritik an der empirischen Arbeit des Instituts:

„Mein 'Vorwurf' an Erich Fromm (und gleichzeitig an Horkheimer) ist der, daß der Forschungsdirektor ebenfalls empirische Forschung nicht verstand, jedenfalls nicht umzugehen wußte mit der Erforschung gesellschaftlicher statt individueller Verhältnisse“ (Brief v. 22.6.1988). Sieht man einmal davon ab, daß nach Fromm diese strikte Unterscheidung zwischen individuellen und gesellschaftlichen Verhältnissen so nicht praktikabel ist und Individuelles und Gesellschaftliches sich nicht voneinander getrennt denken lassen (was sich etwa mit seinem Begriff des Gesellschafts-Charakters begründen läßt), so ist dennoch der von Kleining gewonnene Eindruck nicht von der Hand zu weisen, „daß der Materialismus-Bezug der frühen Kritischen Theorie, der durch empirische Forschung hätte hergestellt werden sollen, deswegen nicht zustande kam, weil die Forschung so schlecht war und daß dies zu ihrer Aporie beigetragen, wenn nicht sie verursacht hat“ (Brief v. 22.6.1988). Im Vergleich mit anderen wissenschaftsgeschichtlich bedeutsamen Untersuchungen (insbesondere der „Marienthal-Studie“) erhärtet Kleining seinen Eindruck, daß der Forschungsansatz bereits der frühen Kritischen Theorie nicht auf der Höhe der Zeit war. Denn: „Wäre das 'Marienthal'-Forschungsniveau erreicht worden, meine ich, hätte eine wirkliche Chance bestanden, die frühe Kritische Theorie am Leben zu erhalten (und sie heute wieder zu erwecken), denn von der Reduktion von Lebensenergie ('müde Gemeinschaft') in einer der kapitalistischen Krisen, zur 'Zerstörung des Individuums' ist der Weg nicht so weit“ (Brief v. 22.6.1988; vgl. hierzu die „Marienthal-Studie“ von Jahoda/Lazarsfeld/Zeisel, 1932).

Kleining macht deutlich, daß er Fromm lediglich in seiner Funktion als Forschungsdirektor kritisiert: „Ich möchte auch hinzufügen, daß meine 'Kritik' an Fromm ihn in keiner Weise als Psychoanalytiker trifft, der er ja immer war, also sich auf eine Funktion bezieht, die nicht ausgefüllt wurde und deswegen eine Kritik eigentlich an Horkheimer selbst ist, nicht an Fromm" (Brief v. 22.6.1988).

Diese von Kleining mit differenzierter Kenntnis des frühen Ansatzes der kritischen Theorie geäußerte Kritik erscheint mir insgesamt zutreffend zu sein, ob sie jedoch dem - wie man heute sagen würde - psychoanalytisch-hermeneutischen Ansatz der Frommschen Empirie gerecht wird, scheint mir anzweifelbar.

10 Mit welchem Einsatz sich Fromm dieser Untersuchung widmete und inwieweit er seine Funktion als Forschungsdirektor ausfüllte, läßt sich heute nicht mehr feststellen. Bonß ist, was die Zeit von 1926-1933 anbelangt, der Ansicht, daß Fromm „angesichts der nachgewiesenen Aktivitäten in diesen Jahren ... nicht sehr viel Zeit in die Konzeptualisierung der Studie gesteckt haben (mag), auch wenn er, wie schon die Arbeit zum Christus-Dogma oder die Antrittsrede am psychoanalytischen Institut zeigen, für empirische Sozialforschung durchaus konkreter votierte als seine späteren Kollegen" (Brief v. 29.8.1988).

11 Rainer Funk nennt in seiner Einleitung zur Erich-Fromm-Gesamtausgabe folgende Mitarbeiter Fromms: „Die Auswertung lag bei einer Arbeitsgruppe um Fromm, zu der Anna Hartoch, Herta Herzog, Ernst Schachtel und als Berater Paul L. Lazarsfeld gehörten" (Funk, 1980, in: GA 1, S. XIX; zur Mitarbeit von Lazarsfeld vgl. Lazarsfeld, 1962, S. 759; ders., 1975, S. 213, Fn. 7).

12 Bonß stimmt zu, die Untersuchung als ein zeit- und wissenschaftsgeschichtliches Dokument zu bezeichnen. „Gerade weil die Methoden noch nicht ausdifferenziert bzw. kanonisiert waren, konnte es aber auch zu sehr produktiven Kombinationen kommen" (Brief v. 29.8. 1988). Als Beispiel nennt Bonß hier neben der „Marienthal-Studie" von Jahoda, Lazarsfeld und Zeisel auch die Frankfurter Arbeiter-/Angestellten-Untersuchung und stellt fest, es könne „zumindest für den deutschen Standard festgehalten werden, daß die Studie einen hohen Originalitätsgrad hatte, als sie recht aufwendig und experimentierfreudig angelegt war und vor dem Hintergrund einer theoretischen Perspektive, nämlich der Analytischen Sozialpsychologie, entwickelt wurde, die damals, wenn man so will, als nicht 'empiriefähig' galt" (Brief v. 29.8.1988).

13 Natürlich hat es in der Sozialforschung der 20er und 30er Jahre keinen explizit „hermeneutischen" Forschungsansatz gegeben, und es wäre Bonß zufolge „falsch zu behaupten, daß Fromm eine 'psychoanalytisch-hermeneutische' Sozialforschung entwickeln sollte. Denn zumindest die Qualifizierung 'hermeneutisch' war damals im Frankfurter Institut (und nicht nur dort) unbekannt". „Ebenfalls unbekannt war der heute gängige (wenngleich falsche) Gegensatz von 'quantitativer' und 'qualitativer' Forschung ... und methodische Fragen wie das Problem 'verstehender Verfahren' (waren) schon aufgrund der radikalen Abgrenzung von den 'Geisteswissenschaften' ebenfalls kein Thema" (Bonß, Brief v. 29.8.1988).

14 Diese Interpretation einschränkend, hat Wolfgang Bonß darauf verwiesen, daß „das heute vorliegende Manuskript aus dem Jahre 1937 stammt und, streng genommen, eine 'Reinterpretation' der ursprünglichen Untersuchung darstellt. So sollte ursprünglich natürlich nicht die Frage beantwortet werden, warum sich der Nationalsozialismus in Deutschland so leicht durchsetzen konnte - diese in der Einleitung von 1937 so sehr betonte Frage war schließlich erst 1933, also zwei Jahre nach Abschluß der Erhebung aktuell. Worum es ging, war vielmehr allgemein eine Bestandsaufnahme der sozialpsychologischen Verfaßtheit der Arbeiter und Angestellten, und zwar insbesondere unter Berücksichtigung der 'revolutionsverhindernden' bzw. 'autoritären' Potentiale" (Brief v. 29.8.1988).

15 Hier findet sich auch der Hinweis, Fromm habe sich darüber beklagt, daß in der von Adorno redaktionell besorgten Sammelarbeit *The Authoritarian Personality* (1950) seine Untersuchungsmethode genutzt worden sei, jedoch ohne Angabe der Quelle (vgl. Schaff, 1987b, S. 45). Doch hat Fromm später diesen Vorwurf nicht mehr aufrechterhalten. Im Gegenteil insistierte er darauf, Adorno et al. hätten nicht eigentlich psychoanalytisch, sondern beha-

vioristisch gearbeitet (vgl. Fromm, 1973a, GA 7, S. 265 Fn. 16); an anderer Stelle gestand Fromm zu, die Frage der autoritären Charakterstruktur sei von Adorno u.a. „mit wesentlich verfeinerten Methoden" untersucht worden (Fromm, 1963b, S. 344). Soweit Fromm in der Studie zur Autoritären Persönlichkeit erwähnt wird, geschieht dies zustimmend. Allerdings mag Fromm darüber enttäuscht gewesen sein, daß seine sozialcharakterologischen Arbeiten zum „autoritären Charakter" nach der Trennung vom Institut eine nur geringe Beachtung fanden und seine Spuren im Institut für Sozialforschung mehr oder weniger bewußt ausgelöscht wurden. Sicherlich ist richtig, daß Adorno et al. „später die Untersuchungen des autoritären Charakters fortgesetzt (haben)" (Funk, Anmerkung in: GA 9, S. 525), doch hat Fromm in seinem Brief an Martin Jay unmißverständlich klar gemacht, daß die von Adorno betreute Untersuchung zwar die mit der ursprünglichen Studie begonnenen Forschungsarbeiten zum autoritären Charakter fortführte, doch ohne ihr eine nennenswerte Beachtung zu schenken, „und dies vielleicht sogar zu Recht, weil ihre grundlegenden Methoden und Kategorien ganz andere sind als die in der ursprünglichen Studie gebrauchten und kaum etwas mit Psychoanalyse und der in der Ursprungsstudie praktizierten psychoanalytischen Interpretation der Antworten zu tun haben" (Fromm, 1971b, S. 256; eigene Übersetzung). An anderer Stelle, auf den von ihm bereits in der frühen Untersuchung über den Charakter von Arbeitern und Angestellten konzeptualisierten „autoritären Charakter" verweisend, legt Fromm dar, Adorno u.a. (1950) hätten zwar „in gewisser Hinsicht das gleiche Thema behandelt ..., jedoch ohne die psychoanalytische Problemstellung und ohne die dynamische Auffassung des Charakters" (1973a, GA 7, S. 74 Fn. 5).

Auch Bonß macht deutlich: „Zwischen der Untersuchung von 1929/31 und der 'Authoritarian Personality' gibt es keine direkten Beeinflussungsverhältnisse ..." (Brief v. 29.8.1988). Dies weder in methodischer noch in persönlicher Hinsicht, zumal auch der Kreis der Mitarbeiter von der einen zu der anderen Untersuchung völlig gewechselt hatte.

16 Wolfgang Bonß kann als ausgezeichneter Kenner der Empirie in der Kritischen Theorie gelten (Bonß, 1980, 1982, 1983). In seinen Arbeiten macht er sich um die Klärung des Verhältnisses von kritischer Theorie und Empirie verdient. In Absprache mit Erich Fromm hat er die in den 30er und 40er Jahren unveröffentlicht gebliebene Studie zu „Arbeitern und Angestellten" bearbeitet und herausgegeben. Er wertet die *Arbeiter-Angestellten-Enquete* eindeutig als ein beachtliches wissenschafts- und zeitgeschichtliches Dokument:

„Zunächst einmal ist die Enquete zweifellos ein beachtliches *zeitgeschichtliches* Dokument, denn es gibt zwar einige Untersuchungen über die objektive Lebenssituation der Arbeiter in der Weimarer Republik, aber kaum Analysen über ihre subjektive Perzeption und Verarbeitung der gesellschaftlichen Wirklichkeit. Zu diesem Problemfeld liegen vielmehr nur biographische Quellen vor, so daß der von Fromm und seinen Mitarbeitern unternommene Versuch einer wissenschaftlich reflektierten Untersuchung von Bewußtseinshaltungen selbst noch zur Aufhellung der historischen Situation zu Beginn der dreißiger Jahre beitragen kann" (Bonß, 1980, S. 9).

„Zum anderen erscheint die Studie mindestens ebenso *wissenschaftsgeschichtlich* von Interesse, denn als Vorarbeit für die späteren *Studien über Autorität und Familie* ist sie ein erster Ausdruck '(of) the broadest and most advanced effort in the Weimar Republic of German sociology to establish ... empirical social research' (Schad 1972, 76). Aber das Etikett des 'Empirischen' ist hier zu differenzieren, denn die Enquete verweist nicht auf irgendeine Form empirischer Forschung: Insofern sie nämlich konstitutiv auf das programmatische Selbstverständnis des Frankfurter Instituts bezogen war und von Max Horkheimer zeitweise sogar als eine zentrale Institutsarbeit bezeichnet wurde (Horkheimer 1931, 43), ist ihr trotz aller nachträglichen Distanzierungsversuche der Beteiligten auch eine wichtige Bedeutung für die Herausbildung jenes interdisziplinären Materialismus zuzusprechen, wie er von seiten der frühen 'Kritischen Theorie' anvisiert wurde" (Bonß, 1980, S. 9; ausführlich zu Ansatz, Aufbau und Durchführung der Studie: ebd., S. 22-38).

17 Aufgrund des Briefwechsel von Horkheimer und Fromm vermutet Wiggershaus folgendes: „empirische Forschung und einzelwissenschaftliche Informiertheit dienten den beiden Cheftheoretikern des Instituts als eine Art Schutzschirm, hinter dem eine Theorie betrieben wurde,

die sich von reiner Philosophie unterscheiden wollte, die aber auch den Einzelwissenschaften und der empirischen Forschung skeptisch gegenüberstand und sich ihres eigenen Status nicht sicher war" (Wiggershaus, 1986, S. 173).

18 „Der Zusammenhang zwischen Theorie und empirischer Forschung mußte deshalb sehr locker gehalten werden, damit die Theorie nicht eingeschränkt wurde und dort, wo sie ohne Erhebungen auskommen mußte, verstärkt in den Geruch willkürlicher Spekulation geriet. Wenn das aber so war, dann blieb die eigentliche Leistung des Instituts auf die Ebene der Theorie konzentriert. Im empirischen und einzelwissenschaftlichen Bereich konnte es höchstens darum gehen, Forschungsarbeiten durchzuführen, die genauso gut andere hätten leisten können, aber wegen anderer thematischer Interessen nicht leisteten" (Wiggershaus, 1986, S. 201).

19 „Zusammen mit der Fixierung der einzelnen Mitarbeiter auf Horkheimer, der seinerseits diese Fixierungen durch den Anschein jeweils besonderer Beziehungen zu den einzelnen Mitarbeitern und die uneinheitliche, manchmal sogar gezielt widersprüchliche Unterrichtung der verschiedenen Mitarbeiter förderte, ergab sich ein klassisches Muster für die Anwendung der Regel 'Divide et impera'. Unter solchen Bedingungen ließ sich eine Krise nicht vernünftig und solidarisch bewältigen, sondern nur unter unnötig hohen psychologischen Kosten und schließlich nach dem Prinzip, daß einige aufgeben mußten, damit die anderen sich - bzw. ihre Befähigung zur Erfüllung der theoretischen Aufgabe - retten konnten. Im Institut - in vieler Hinsicht eine Oase des Exils - tickten seit 1939 Zeitbomben" (Wiggershaus, 1986, S. 294).

20 „Exilantenprobleme, finanzielle Schwierigkeiten - echte wie vermeintliche - sowie patriarchalisches Gebaren und Unentschiedenheit der Institutsleiter und Horkheimers Sekuritätsbedürfnis verursachten in undurchschaubarer Mischung Verunsicherungen, von denen keiner der Mitarbeiter verschont blieb. ..." (Wiggershaus, 1986, S. 294).

21 So Bonß und auch Wiggershaus: „Gegen eine Abfindung von 20 000 Dollar verzichtete Fromm auf seinen lebenslänglichen Anstellungsvertrag" (Wiggershaus, 1986, S. 304; vgl. Bonß, 1980, S. 38, Fn. 4). - Rainer Funk zur Beendigung der Anstellung: „Als Adorno volles Institutsmitglied wurde, kündigte Fromm 1938 seine Mitarbeit auf und ließ sich seinen lebenslangen Anstellungsvertrag nach langen, unerfreulichen Korrespondenzen mit 5000 Dollar abfinden" (Funk, 1983, S. 97). - Es werden also unterschiedliche Beträge genannt, selbst von Rainer Funk (vgl. Funk, 1980, in: GA 1, S. XXII). Zutreffend ist, daß Adorno 1938 volles Institutsmitglied wurde, Fromm schied jedoch erst 1939 aus, wie aus dem vorliegenden Briefwechsel (*Fromm-Horkheimer*) klar hervorgeht.

22 „Damit hatte sich das Institut von einem Mitarbeiter getrennt, der lange Zeit der theoretisch wichtigste war; von dem allerdings nach 1935 nur noch ein Artikel in der *ZfS* (Zeitschrift für Sozialforschung; B.B.) erschienen war (ein im Sommer 1937 entstandener 'prinzipieller Aufsatz', den Fromm aufgrund der ihm einleuchtenden Kritik Horkheimers daran umarbeiten wollte, kam nicht zustande, erschien jedenfalls nicht in der *ZfS*); dessen Arbeiter-/und Angestellten-Studie nicht zu einer in Horkheimers Augen publikationsfähigen Form gedieh; der häufig krank war oder kurte; der enger als mit dem Horkheimerkreis mit einem Psychoanalytiker- und einem Sozialwissenschaftler-Kreis liiert schien (cf. Funk, *Erich Fromm*, 99ff. [= Funk, 1983; B.B.]), die mit unversöhnlicher Gesellschaftstheorie nichts im Sinn hatten; der vom ersten Augenblick des Erscheinens von Adorno in New York an heftige Kritik an eben dem geübt hatte, von dem er in der zweiten Hälfte der 30er Jahre jedenfalls in Horkheimers Augen an theoretischer Ergiebigkeit immer deutlicher übertroffen wurde" (Wiggershaus, 1986, S. 305). - Der von Wiggershaus erwähnte „prinzipielle Aufsatz", der als verschollen galt, ist inzwischen aufgefunden und publiziert worden (in: Fromm, 1992a, S. 23-97).

23 „Worum es Adorno (in den 40er und 50er Jahren, B.B.) ging, war offenbar jene von Fromm und Horkheimer in den ersten Jahren der Horkheimer-Ära des IfS (Institut für Sozialforschung; B.B.) entworfene und das orthodox marxistische Unterbau-Überbau-Schema unter dem Eindruck der Freudschen Psychoanalyse verfeinernde Konzeption einer Untersuchung der Beziehungen zwischen Wirtschaftsprozeß, Psyche und Kultur. Nur in diesem Kontext

- so schien es - konnte für Adorno Meinungsforschung einen Sinn haben" (Wiggershaus, 1986, S. 504).

24 Offensichtlich hat sich Horkheimer bei seinen Beschreibungen des Instituts ungenau und verfälschend geäußert. Bei seinen Ausführungen mag ungenaue Erinnerung im Spiel sein. Wie dem auch sei, jedenfalls scheinen unter formellen Gesichtspunkten diese Beschreibungen des Institutspersonals, was Fromm anbelangt, nicht sehr zuverlässig zu sein, was auch Schmid Noerr vom Max-Horkheimer-Archiv bestätigt (Brief v. 5.9.1988).

Rolf Wiggershaus hat aufgrund der vorhandenen Unterlagen folgende personelle Situation rekonstruiert, die seinen Worten zufolge so gut wie sicher ist: „In Gestalt Fromms lag eine Personalunion vor zwischen dem eigenständigen Psychoanalytischen Institut und dem IfS mit seiner sozialpsychologischen Abteilung. Fromm war eben dreierlei: praktizierender Psychoanalytiker in Berlin, Mitarbeiter am Psychoanalytischen Institut und Mitarbeiter bzw. Leiter der sozialpsychologischen Abteilung des IfS. ... Die sozialpsychologische Abteilung des IfS bestand praktisch nur aus deren Leiter, nämlich Fromm ..." (Wiggershaus, Brief v. 18.8.1988), dem allerdings andere, nicht hauptamtlich beschäftigte Mitarbeiter zur Seite standen.

25 Die Reihe der Einschätzungen läßt sich fortsetzen. Wiggershaus macht die Bedeutung Fromms wie folgt deutlich: „Die Bedeutung Fromms für die frühe Horkheimer-Ära des IfS überhaupt, für zentrale Elemente der kritischen Theorie und für eine gesellschaftskritische sozialpsychologische Empirie ist sehr hoch zu veranschlagen. Fromm gab zusammen mit Horkheimer dem Institut gewissermaßen den Anfangsschub und stand für die Konkretion des Anspruchs auf eine Überwindung der Krise des Marxismus durch die Einbeziehung unorthodoxer Theorieelemente und einen unorthodoxen Blick auf die Realitäten der Klassengesellschaft. Das von ihm ausgearbeitete Konzept des sadomasochistischen oder autoritären Charakters wurde zu einem tragenden Element der meisten herausragenden empirischen Arbeiten des IfS bis in die bundesrepublikanische Zeit. Die psychoanalytisch inspirierte Reflektiertheit der Erhebungs- und Auswertungsmethoden bei empirischen Forschungsprojekten hat den Blick für das komplexe Zusammenspiel von biographischen, schichtenspezifischen, gesellschaftlichen und historisch-politischen Faktoren geschärft" (Brief v. 18.8.1988).

Eine andere Position vertritt Alfred Schmidt: „Fromms frühe Aufsätze in der 'Zeitschrift' waren ein erster und noch sehr unbeholfener Versuch, Psychoanalyse als naturwissenschaftliche Methode in die geschichtsphilosophische Konstruktion aufzunehmen. ... Ich selbst zögere, den Anteil von Fromm am Entstehen der Kritischen Theorie allzu hoch zu bewerten. Fromms Untersuchungsmethode hatte wohl eher die Funktion eines Zubringers" (Brief vom August 1988). Noch 1970 hatte Schmidt die Beiträge Fromms, die in der „Zeitschrift für Sozialforschung" erschienen waren, offenbar positiver gewürdigt: „Fromms Überlegungen sind (wie die des frühen Reich) geeignet, einer angemesseneren Theorie der Gesellschaft und ihrer Geschichte den Weg zu bahnen" (Schmidt, 1970, S. 37*, vgl. S. 31*-37*).

Wolfgang Bonß kommt zu einer anderen Einschätzung der Bedeutung Fromms: „Für die Phase des 'interdisziplinären Materialismus' hat er einen sehr hohen und zum Teil auch unterschätzten Stellenwert; ab 1936/37 spielt er keine Rolle mehr" (Brief v. 29.8.1988).

Für Hermann Schweppenhäuser sind die sozialpsychologischen Arbeiten des frühen Fromm „ein unbezweifelter integraler Bestandteil Kritischer Theorie" (Brief v. 23.3.1989) geblieben. Die späteren Schriften Fromms rezipierte er unbelastet von dem Vorausurteil der Frankfurter, die manchmal sehr rasch den Stab über Fromm brachen, und kommt zu folgender Einschätzung:

„Verständlich war mir die Auseinandersetzung und die Kritik an Fromm soweit, wie beim späteren Fromm eine bestimmte Art theoretischer Unschärfe und gedanklicher Seichtigkeit, ein Tendieren zum fatal Weltanschaulichen und zur Menschelei unmöglich zu übersehen ist. Unverständlich aber ist sie mir bis heute hinsichtlich aller der Punkte geblieben, in denen die Positionen der Streitenden weithin identisch sind: etwa ihre Stellung zur Pathologie der Normalität und zum beschädigten Leben samt den wahren Gründen der Deformation oder zur Differenz von subjektiv-instrumenteller und objektiver Vernunft u.a." (Brief v. 23.3.1989). Auch wird die im Kulturismus-Streit oftmals diskreditierte Charaktertheorie Fromms von Schweppenhäuser gewürdigt: „Die Beiträge zur Bestimmung des nekrophilen und des technomorphen Charakters in der Gegenwart halte ich für große, vom kritischen Gedanken unaufgebbare Leistungen, die auch von den fatalen, vielfach unkritischen Aufstellungen zur 'Biophilie' nicht beeinträchtigt werden können" (Brief v. 23.3.1989).

So zeigt sich, daß es sehr wohl möglich ist, Fromms Beitrag im Rahmen der Kritischen Theorie der Frankfurter Schule ausgewogen zu rezipieren, auch wenn die Mitarbeit Fromms zeitlich begrenzt war und Fromm in den derzeitigen Arbeiten zur Kritischen Theorie kaum Spuren hinterlassen hat.

Anmerkungen zu Kapitel II

1 Ob überhaupt von „Schule" zu sprechen ist, mag dahingestellt bleiben. Jedenfalls lassen sich Erich Fromm, Karen Horney und Harry Stack Sullivan einer Position zuordnen. Gemeinsames Band dieser Autoren ist eine Kritik an Freud, die die libidinösen Grundlagen (Triebtheorie) der Freudschen Theorie korrigieren will zugunsten einer stärkeren Berücksichtigung der elementaren Bezogenheitsmuster in den menschlichen Beziehungen. Fromm erarbeitet mit seinem Verständnis der Psychoanalyse als Sozialwissenschaft (siehe: „Gesellschafts-Charakter") einen materialistischen Gesellschaftsbezug und revidiert die Psychoanalyse dort, wo sie auf biologistischen und mechanistischen Grundlagen fußte.

2 „Es gibt keine 'kulturelle' Ausrichtung, die im Gegensatz zu einer 'biologischen' stände, wobei Freud für die biologische und ich für die kulturelle Schule stehen würde. Ganz abgesehen von der Tatsache, daß ich kein Gründer einer Schule bin, sondern ein Psychoanalytiker, der Freuds Theorie dadurch zu fördern versuchte, daß ich bestimmte Revisionen vornahm, ist meine Ausrichtung eine sozio-biologische. Für diese tritt der Mensch an einem bestimmten und definierbaren Punkt der Evolution des tierischen Lebens auf. Die Entwicklung der Persönlichkeit wird als der Versuch des Menschen verstanden, mit Hilfe einer dynamischen Anpassung an die gesellschaftliche Struktur, in die er geboren wird, zu überleben" (Fromm, 1990a, S. 24). - Hinzuzufügen ist, daß die Selbstbeschreibung Fromms auch die Distanzierung von der gängigen Gepflogenheit beinhaltet, „Ideen in bequeme Klischees zu packen", statt sie zu verstehen. Die „Gegenüberstellung von kultureller und biologischer Ausrichtung" ist für Fromm undialektisch und deshalb oberflächlich und falsch. Während - zumeist von seinen Gegnern - sein Ansatz in Abgrenzung zum triebtheoretischen Ansatz Freuds als „kulturalistisch" bezeichnet wird, sieht Fromm zwar einen krassen Gegensatz zwischen seiner und der physiologisch-mechanistischen „biologistischen" Auffassung Freuds, aber keinen Gegensatz zwischen einer biologischen und einer kulturellen Ausrichtung. Er beansprucht für sich, einen „sozio-biologischen" Ansatz formuliert zu haben.

3 So wird in der Sozialpsychologie zumeist die „Analytische Sozialpsychologie" Fromms nicht rezipiert; die Bezeichnung „Soziopsychoanalyse" bezeichnet eine um den Psychoanalytiker Gérard Mendel (zum Begriff vgl. etwa: Mendel, 1972, S. 10f.; ders., 1973, S. 9f.) angesiedelte Schule; und mit der „Sozio-Biologie" wird zumeist die Richtung assoziiert, die sich mit dem Namen E.O. Wilson (Wilson, 1980) verbindet. Keine der Bezeichnungen erscheint deshalb für den Frommschen Ansatz zutreffend. Obwohl Fromm fast zehn Jahre lang grundlegende Beiträge zur Kritischen Theorie leistete und zu Recht als kritischer Theoretiker zu bezeichnen ist, wäre das Etikett „Kritische Theorie" für die soziologisch relevanten Teile seines Gesamtwerks ebenfalls irreführend und unüblich, da es feststehend die Arbeiten insbesondere von Adorno, Horkheimer und Marcuse bezeichnet.

4 Fromm nennt - neben Marx und Freud - kaum Bezugsautoren seines kulturkritischen Ansatzes. Mit den kulturanthropologischen Ansätzen seiner Zeit setzte er sich nur wenig auseinander. Sicherlich stand er der Kulturanthropologie nahe, wie seine persönlichen und wissenschaftlichen Kontakte mit Ruth Benedict, Margaret Mead, Ralph Linton und Abram Kardiner verraten. Zu nennen wären auch die von Fromm praktisch nicht erwähnten Kulturanthropologen Clyde Kluckhohn und Alfred Kroeber sowie der Gründer der kulturanthro-

pologischen Schule, Franz Boas, zu dessen Schülern Ruth Benedict, Alfred Kroeber und Ralph Linton zählen. Insbesondere der Arbeit von Linton (1974) stimmte Fromm zu. Auch werden Einflüsse seines Doktorvaters Alfred Weber, der in seiner Kultursoziologie für eine „umfassende Strukturanalyse der historisch-soziologischen Konstellationen" plädierte (vgl. Internationales Soziologenlexikon, 1980: Band 1, S. 483), in Fromms Werk zu finden sein. Die differenzierende Einordnung Fromms in das Geflecht der durch die genannten Autoren ausgewiesenen kulturtheoretischen Positionen muß indessen einer eigenen Arbeit vorbehalten bleiben, zumal bei Fromm selbst diese Bezüge nicht explizit gemacht worden sind, sondern nur hermeneutisch erschlossen werden können. Ein instruktiver Überblick, dem allerdings die Abneigung gegenüber den sogenannten Revisionisten anzumerken ist, findet sich bei Christopher Lasch in einem mit „Kultur und Persönlichkeit" überschriebenen Kapitel, in dem er sich mit Franz Boas, Margarete Mead, Ruth Benedict, Edward Sapir, Bronislaw Malinowski, Ralph Linton, Erich Fromm u.a. auseinandersetzt (Lasch, 1987, S. 81-153, 223-235).

5 Des weiteren ist auch auf Arbeiten von Bruno Reimann (1973, 1991) zum Verhältnis von Psychoanalyse und Gesellschaftstheorie und auf Beiträge von Bernard Görlich (1991) zur Relevanz der auf Freud basierenden Kulturanalyse Herbert Marcuses zu verweisen. Auch andere Autoren haben sich zu der Frommschen Revision der Psychoanalyse geäußert, doch sind diese Beiträge für die Diskussion des Verhältnisses von Kritischer Theorie und Psychoanalyse nicht relevant gewesen. Genannt seien eine Streitschrift von Paul Goodman (1945; deutsch: 1989), die eine heftige Replik von C.W. Mills und P.J. Salter nach sich zog, und eine Pamphlet von John Clarkson (1958; deutsch: 1963).

6 Zum Begriff des Präfigurativen vgl.: Margaret Mead, 1974; Bierhoff, 1984, S. 33-37; ders., 1985, S. 22-25.

7 Zum Begriff der „funktional äquivalenten Lösungsmöglichkeiten" vgl. Luhmann, 1972, S. 42. - Im Kontext meiner Arbeit ist der Begriff so gemeint, daß die Theorieleistungen, die die Ansätze von Fromm und Marcuse erbringen, „funktional äquivalent" sind, also gleichwertig in den Lösungen, die sie implizieren. Worin diese Gleichwertigkeit besteht, ist weiter unten entwickelt (vgl. insb. Kap. II.7, S. 103f.; II.8, S. 123).

8 Was die veränderte Sichtweise Fromms betrifft, so bestätigt Löwenthal diese Lesart des Frommschen Werkes, wenn er den Wechsel des theoretischen Hintergrundes hervorhebt, der seiner Meinung nach während der Arbeit an diesem Buch stattfand: „Ich kann Ihnen fast textkritisch die Scheidungsgrenze andeuten. Wenn Sie sein bekanntes Buch *Die Furcht vor der Freiheit* nehmen: Die erste Hälfte dieses Buches ist noch geschrieben worden in der Art, wie alle unsere Sachen gemacht worden sind, als eine Art Gemeinschaftsleistung. Es war natürlich Fromms Theorie, seine Leistung, aber sie ist von uns allen durchgesprochen worden. Der zweite Teil, der sozusagen positive Teil, ist Fromms Verantwortung allein" (Löwenthal, *Schriften*, Bd. 5, 1987, S. 306).

9 Nach *Die Furcht vor der Freiheit* (1941a) und der ausgearbeiteten Charaktertheorie in *Psychoanalyse und Ethik* (1947a) - also in seinem von mir sogenannten „späteren" Ansatz - findet sich nochmals eine Neuorientierung, die mit der Entdeckung der nekrophilen Charakterorientierung (1964a, 1973a) und der Hinwendung zum Zen-Buddhismus (1960a) gegeben ist.

10 Wie ich an anderer Stelle in der Kritik an Arnold Gehlen dargelegt habe (Bierhoff, 1982, S. 100-111), ist der Preis für diese Konstruktion nicht nur Entlastung, sondern auch die weitgehende Entmündigung des Menschen durch Apparate und Apparatedenken. Im Gegensatz dazu hat Fromm weitaus differenzierter als Gehlen gesehen, daß das institutionsgerechte Handeln des Menschen auch einer energetischen Absicherung im Menschen bedarf. Folglich kann die Institution nicht nur äußerlich bleiben (Gehlen: „Außenhalt"), sondern bedarf einer innerpsychischen Verdoppelung. Hier scheint mir gerade der Frommsche Begriff des Gesellschafts-Charakters - wie kein anderer soziologischer Begriff - geeignet zu sein, diese Doppelung zu beschreiben. Hinzu kommt, daß Fromm nicht bei dieser Doppelung stehen bleibt oder gar den Menschen dem Institutionssystem unterordnet, sondern nach der

Lebensdienlichkeit gesellschaftlicher Ordnungsstrukturen fragt. Seine diesbezügliche humanistische Grundeinstellung kommt in der plakativen Aussage „man for himself" zum Ausdruck.

11 Vgl. auch: Bierhoff, 1986a, S. 21-27, wo ich auf Fromm und den methodologischen Individualismus und seinen (impliziten) Bezug zum symbolischen Interaktionismus eingehe.

12 Vgl. die Ausführungen von C.W. Mills (1973) und O. Negt (1971) zum „soziologischen Denken", das dahingehend bestimmt wird, Verbindungen zwischen individuellem Schicksal und sozialstruktureller Lage zu schaffen. Oskar Negt knüpft mit seinem Erkenntnisinteresse an der ursprünglichen Frage nach dem Klassenbewußtsein an. So hat der Negtsche Ansatz auch in pädagogischer Hinsicht Früchte („Erfahrungsansatz") getragen (zusammenfassend vgl. Bierhoff, 1984, S. 132-139).

13 Nimmt man die frühen Arbeiten zur Analytischen Sozialpsychologie, die Fromm bis 1935 überwiegend in der *Zeitschrift für Sozialforschung* veröffentlichte, und die 1941 erschienene Monographie *Furcht vor der Freiheit*, so läßt sich hinsichtlich der Entwicklung seiner Kritik an Freud und der Entstehung des Konzepts des Gesellschafts-Charakters unschwer eine Lücke erkennen. Bekannt war, daß ein 1937 im Horkheimer-Kreis diskutierter „prinzipieller Aufsatz" von Fromm nie veröffentlicht wurde und lange Zeit unauffindbar blieb. Das von Funk im Nachlaß entdeckte und posthum veröffentlichte Aufsatzmanuskript (in: Fromm, 1992a, S. 23-97) stellt das *missing link* zwischen den frühen Arbeiten zur Analytischen Sozialpsychologie und der von Fromm betriebenen (seit Anfang der 40er Jahre deutlich hervortretenden) Revision der Psychoanalyse dar und dokumentiert einen wesentlichen Schritt in der Entwicklung seiner Freud-Kritik und seines analytischen Charakterkonzepts (vgl. Funk, Vorwort, in: Fromm, 1992a, S. 13-19). Deutlich wird, mit welchen Begründungen sich Fromm von der Freudschen Libidotheorie abwendet und die Theorie der Objektbeziehungen favorisiert. Entschieden verwirft er einen physiologisch-biologistischen Ansatz: „Der Lebensprozeß, in den die physiologischen Bedürfnisse als ein Moment eingehen, nicht die Physiologie, bildet die materielle Basis, aus der die psychische Struktur des Menschen verstanden werden muß" (Fromm, 1992a, S. 61; im Original kursiv). Sozialpsychologisch besonders relevant ist die von Fromm eingeleitete *„Kritik einer Typenbildung*, wie sie im Begriff des analen und oralen Charakters liegt" (ebd., S. 74):

„Der leitende Gesichtspunkt bei diesen Typen ist ein genetischer. Der Typus soll die Menschen danach unterscheiden, welches die Wurzel ihrer Charakterstruktur ist. Wenn man annimmt, daß die Bedingung für die Einheitlichkeit des 'analen' Charaktersyndroms nicht die Einheitlichkeit der erogenen Zone, sondern die Einheitlichkeit einer bestimmten Umweltkonstellation ist, auf welche das Individuum im Sinne der Entwicklung jener Charakterzüge reagiert, so ergibt sich daraus, daß eine genetische Typenbildung nicht um die erogenen Zonen zentriert sein darf, sondern um die typische Konstellation, die bestimmte Charakterstrukturen bedingen. Soweit wir am Charakter über bestimmte individuelle Differenzen hinaus interessiert sind, sind solche Konstellationen gesellschaftliche" (ebd., S. 75).

Statt die Charakterbildung libidotheoretisch, als Sublimierung und Reaktionsbildung der Sexualität, zu erklären, präferiert Fromm einen objekt- und beziehungstheoretischen Ansatz, der die „Triebe" als Produkte des gesellschaftlichen Prozesses begreift, die sich in der Reaktion auf Umweltkonstellationen herausbilden. So kann er die psychische Struktur des Menschen aus seiner spezifischen Tätigkeit und Lebensweise, aus der besonderen Art seiner Beziehungen zur Umwelt, herleiten und nach dem Zusammenhang von individueller Lebenspraxis, gesellschaftlicher Produktionsweise und sozialtypischen Charakterstrukturen fragen (vgl. ebd., S. 76). Damit hat Fromm seinen charakterologischen Ansatz auf ein soziologisches Fundament gestellt.

Hatte Fromm zuvor den Terminus „libidinöse Struktur einer Gesellschaft" verwendet (1932a, GA 1, S. 56), so zog er - nachdem er sich, zugunsten der „Objektbeziehungen", kritisch-distanzierend mit der Libidotheorie auseinandergesetzt hatte - es vor, vom *„sozial typischen Charakter"* zu sprechen (vgl. 1992a, S. 76-86). Diese Ausführungen entwickelte er später zu seinem Konzept des Gesellschafts-Charakters weiter (vgl. 1941a, GA 1, S. 379-392).

14 Martin Jay ist hier anderer Auffassung. Dabei betrachtet er jedoch weniger die ähnliche Stoßrichtung der Kritik von Adorno und Marcuse an der revidierten Psychoanalyse, sondern die gesamte Ausrichtung der Freud-Interpretation von Marcuse. Der Versuch von Marcuse, „Freud als einen revolutionären Utopisten zu interpretieren", habe „nicht so ganz dem Geschmack seiner früheren Kollegen" entsprochen (Jay, 1976, S. 140). In einer Fußnote dazu merkt Jay an: „Sowohl Horkheimer wie Adorno äußerten Zweifel an der Marcuseschen Lesart von Freud, als ich im Winter 1968/1969 mit ihnen sprach" (ebd., S. 367 Fn. 118).

15 Zur Entwicklung der Psychoanalyse von der Trauma- zur Triebtheorie vgl. Kap. III.9.4, S. 177ff.

16 „Leidenschaft wird bei Marx als Beziehung oder Bezogenheit verstanden. Sie ist nicht wie bei Freuds Triebbegriff eine innere, auf chemischem Weg erzeugte Strebung, die zu ihrer Befriedigung eines Objekts bedarf, sondern ist die Wesenskraft des Menschen, welche die dynamische Eigenschaft besitzt, nach einem Objekt streben zu müssen, zu dem sie in Beziehung treten und mit dem sie sich vereinigen kann" (Fromm, 1968h, GA 5, S. 424). Fromm gebraucht den Begriff der Leidenschaft auch in Abgrenzung zur Ich-Psychologie; Marx habe ja nicht vom Ich gesprochen, sondern von Leidenschaften und habe damit die Kräfte und Energien der Menschen gemeint (vgl. ebd.).

17 Wie werden die Gesellschaftsvorstellung Fromms noch genauer untersuchen (vgl. Kap. III.4, S. 144ff.). Hier wird bereits erkennbar, daß Fromm alternativisch zwei Gesellschaftsvorstellungen gebraucht. Real stellt er die Repressivität der Gesellschaft fest, im Modell betrachtet er Individuum und Gesellschaft als koexistent und koevolutiv (vgl. Fromm, u1956, S. 14-18; deutsch: 1992a, S.104-109). Im Hintergrund steht die Idee der Versöhnung von Mensch und Gesellschaft; das Interesse der Gesellschaft und das des Individuums brauchten nicht für immer antagonistisch zu sein (Fromm, 1944a, S. 384). Doch denkt Fromm als Soziologe und visionärer Gesellschaftskritiker in erster Linie von den gesellschaftlichen Notwendigkeiten und Zielen her, die den Gesellschafts-Charakter bestimmen: „Solange die Menschheit keine gesellschaftliche Organisation hervorgebracht hat, in der das Interesse des Individuums mit dem der Gesellschaft identisch ist, werden die Ziele der Gesellschaft um den Preis einer mehr oder weniger großen Einbuße an Freiheit und Spontaneität auf Seiten des Individuums erreicht" (ebd., S. 381; eigene Übersetzung).

18 Die Interpretation dieser Textstelle aus dem Vorlesungsmanuskript (u1957b) wirft Fragen nach der Bewertung der Freudschen Positionen durch Fromm auf. Während Fromm im Kulturismus-Streit überwiegend die materialistisch-mechanistische, physiologische Auffassung Freuds kritisierte, klingt in dem Vorlesungsmanuskript bereits an, Freud habe mit seiner neueren Theorie vom Eros und Todestrieb die ältere Auffassung tendenziell überwunden, wenn er sich auch mit dem Todestrieb ein neues Problem einhandelte und sich zudem des Widerspruchs zwischen der alten und der neuen Theorie nicht bewußt war (diese Interpretation wird gestützt durch: Fromm, u1956; 1979a, GA 8, S. 337-358). Hatte Freud in seiner früheren Theorie den Menschen als ein isoliertes Wesen definiert, das um der Triebbefriedigung willen zu anderen Menschen in Beziehung treten muß, ist in der Erostheorie dieser mechanistische Physiologismus überwunden. Der Mensch wird jetzt als ein Wesen angesehen, „das primär auf andere bezogen ist, wobei die Lebenstriebe ihn auf eine Vereinigung mit anderen hindrängen" (Fromm, 1979a, S. 340). Wie Fromm ausführt, war sich Freud der Tragweite dieser Veränderung in der theoretischen Grundorientierung nur wenig bewußt (vgl. ebd., S. 341f.). Im Kulturismus-Streit kam Fromm so in die paradoxe Situation, gegenüber Marcuses Insistieren auf dem kritischen und widerständigen Potential des Freudschen Triebkonzepts die Psychoanalyse als eine Theorie der menschlichen Bezogenheit zu betonen, ohne daß dabei jedoch die Brüche und Neuansätze bei Freud selbst in der Diskussion berücksichtigt wurden.

19 In bezug auf das „positive", „visionäre" Moment unterscheidet sich der Frommsche Ansatz kraß von dem Adornos. Der wesentliche Unterschied zwischen Fromm und Adorno liegt für mich in der tendenziell kulturpessimistischen Haltung Adornos gegenüber der humanistischen, lebensachtenden Haltung Fromms, die sich gleichermaßen „visionär" und „reali-

stisch" (im Sinne des von Fromm sogenannten „zynischen Realismus"; vgl. 1970h, GA 5, S. 257) zeigen konnte.

20 Aus dem Zusammenhang genommen erscheint dieser plakative Satz mißverständlich. Deshalb ist darauf zu verweisen, daß Fromm diesen Satz nicht im Sinne des christlichen, teils auf das Griechentum zurückgehenden Weltbildes meint, demzufolge der Mensch in seinem irdischen Leben - von Gott eingesetzt - an der Spitze der Schöpfungspyramide steht, um sich die Erde untertan zu machen (zur Kritik der Hybris vgl. auch E. Drewermann, 1986). Der Mensch soll nicht die Schöpfung für seine Zwecke instrumentalisieren, denn in diesem Akt der Instrumentalisierung wird der Mensch selbst zum Ding (Marcuse spricht von der Funktionalisierung und Instrumentalisierung der Dinge, die als Prinzip technokratischer Herrschaft in die Funktionalisierung und Instrumentalisierung des Menschen umschlägt; vgl. Marcuse, 1970, S. 159-183). Fromms humanistischer Position entspricht die Auffassung, daß der Mensch kein Ding ist und nicht als Zweck für die Befriedigung der Bedürfnisse eines anderen Menschen mißbraucht oder für die Ziele einer Institution geopfert oder ausgebeutet werden darf.

21 Hier sei nochmals deutlich angemerkt: Alle diese Bedürfnisse, die Fromm zur Exemplifizierung seines Ansatzes anbietet, weisen auf den von ihm so genannten existentiellen Grundwiderspruch zurück zwischen Naturzugehörigkeit und Naturdistanz, zwischen Natur und Über-Natur. Übrigens scheint mir die von Lorenzer so bezeichnete „Nichtidentität" zwischen „innerer Natur" und „gesellschaftlicher Praxis" nur eine andere Fassung dieses von Fromm so bezeichneten Grundwiderspruchs zu sein (vgl. Lorenzer, in: Görlich u.a., 1980, S. 332f.).

Fromm formuliert keine positive Anthropologie, sondern präsentiert ein fruchtbares Schema der Reflexion: Forsche nach den subjektiven und gesellschaftlichen Konsequenzen des existentiellen Widerspruchs im Menschen, z.B. wie ein spezifisches Objekt der Hingabe gefunden wird.

Das Verhältnis von „innerer Natur" und „gesellschaftlicher Praxis" ist ja gerade in solchen Bedürfnissen wie einem Bedürfnis nach Hingabe, nach Orientierung, nach Sicherheit und Verwurzelung erkennbar als historisch definiertes und historisch begrenztes (z.B. zeigt das Bedürfnis nach einem Objekt der Hingabe je nach epochalem und historischem Ort ganz unterschiedliche Ausformungen).

22 Vgl. zu dieser Analogie vom Schlüssel und Schloß: v. Glasersfeld, 1985, S. 20.

23 So interpretiert, wird die Kluft zwischen Fromms anthropologischem Versuch und der Anthropologieskepsis der Kritischen Theorie geringer. Nimmt man hier erneut Bezug auf den Widerwillen der Kritischen Theorie hinsichtlich anthropologischer Versuche, so darf der Hinweis nicht fehlen, daß Horkheimer selbst kein Feind „anthropologischer Überlegungen" war, wenn diese nicht auf einen ungeschichtlichen Menschen, sondern „auf historisch bestimmte Menschen und Menschengruppen" gerichtet waren (ausführlich: Schmidt, in: Görlich, S. 248). Fromm tut letztlich nichts anderes, da er die Natur des Menschen nicht im Sinne einer „Substanz" festschreibt. Allerdings bezieht Fromm die historisch neue Idee der menschlichen Selbsterzeugung und Selbstvervollkommnung in der Gattungsgeschichte des Menschen als Hypothese in seine materialistische Anthropologie ein.

24 Von Adorno gibt es den ins Deutsche übersetzten Text (*Die revidierte Psychoanalyse*), der im Wortlaut auf einen Vortragstext zurückreicht, der den Titel *Social Science and Sociological Tendencies in Psychoanalysis* trug und den Adorno 1946 in Los Angeles gehalten hatte. In der amerikanischen Version des Vortrags, die unveröffentlicht geblieben war (eine revidierte deutsche Fassung erschien 1952), setzte sich Adorno (wie Martin Jay ausführt; vgl. die folgende Fußnote) mit Fromm auseinander, in der deutschen Version sind diese Passagen (die in der amerikanischen Fassung sich laut Jay auf Fromms *Die gesellschaftliche Bedingtheit der psychoanalytischen Therapie* beziehen) offenbar getilgt. Wahrscheinlich ist der ursprüngliche Text *Social Science and Sociological Tendencies in Psychoanalysis* somit der einzige, in dem Adorno sich mit der Psychoanalyse Fromms auseinandergesetzt hat. Dieser Text befindet sich im Nachlaß Adornos. - Weitere Dokumente aus dem Adorno-Nachlaß, die

sich mit der Revision der Psychoanalyse auseinandersetzen, existieren nicht (Mitteilung von Ch. Gödde vom 20.3.1989 aus dem Adorno-Archiv in Frankfurt).

25 Martin Jay bemerkt zu diesem Beitrag:

„Adorno sprach übrigens als erster öffentlich über die Differenzen zwischen dem Institut und seinem revisionistischen ehemaligen Mitarbeiter. Am 26. April 1946 hielt er in Los Angeles einen Vortrag zum Thema 'Social Science and Sociological Tendencies in Psychoanalysis'. Dieser Vortrag ist aus zwei Gründen besonders interessant, einmal aufgrund dessen, was er über die Anziehungskraft sagt, die Freud auf die Frankfurter Schule ausübte, und zum andern als Antizipation von Marcuses viel bekannter gewordener Geißelung des Revisionismus in *Triebstruktur und Gesellschaft*. Adorno befaßte sich speziell mit Karen Horneys *New Ways in Psychoanalysis* sowie mit Fromms *Die gesellschaftliche Bedingtheit der psychoanalytischen Therapie*, einem Aufsatz, der elf Jahre zuvor in der *Zeitschrift* erschienen war. Unmittelbar nach dem Kriege verfaßt, enthielt der Vortrag einen Ton von Bitterkeit, den man bis dahin in der Arbeit des Instituts nicht vernommen hatte. ..." (Jay, 1976, S. 132; vgl. S. 132f., S. 366 Fn. 84ff.).

26 Hier mag es von Interesse sein, das Verhältnis Adornos zur Psychoanalyse anhand der Erinnerungen von Peter von Haselberg zu illustrieren. Von Haselberg erinnert sich, daß Adorno die unter Fromms Federführung stehenden Versuche, Marxismus und Psychoanalyse miteinander zu verbinden, nicht geheuer waren. Er habe von Wien „eine ausgeprägte Animosität gegen die Selbsteinschätzung der Psychoanalyse mitgebracht. Reserviert verhielt er sich gegen die Studenten, die auf Kosten des Instituts analysiert wurden. Einer von ihnen revanchierte sich mit der Bemerkung, Wiesengrund wisse genau, weshalb er so rabiat gegen die Analytiker zu Felde zöge: er sei glücklicher Besitzer einer Neurose, die sich als Produktivkraft auswirke, und so lebe er in der ständigen Angst, einem Analytiker in die Hände zu fallen" (v. Haselberg, 1977, S. 12).

Von Haselberg führt zu dieser Anekdote weiter aus: „Das traf ziemlich genau die Meinung von Wiesengrund selbst, der zu sagen pflegte, Patienten der Analyse seien nur vorher, danach bestimmt nicht mehr interessant. Auch insofern befand er sich in unversöhnlichem Gegensatz gegen die therapeutischen Praktiker, als ihm einzig, was diese als überspitzt, allzu theoretisch und überflüssig abzustoßen wünschten, an Freuds Lehre wichtig erschien. Auf 'Totem und Tabu' bezog er sich ausdrücklich, wenn er seinen Begriff vom Archaischen erläutern wollte, wohingegen er sich mit Schärfe gegen jegliche soziologische Adaptation der Theorie wandte, wie Erich Fromm sie, gefördert von Horkheimer, versuchte. ..." (ebd., S. 13).

27 Vielleicht ist die folgende Einschränkung zu machen. Je nach Lesart läßt sich die Triebtheorie als auf Gesellschaftliches oder Vorgesellschaftliches gerichtet erkennen. Insoweit der Triebbegriff nicht als vorgesellschaftliche Triebnatur, sondern als eine *soziologische* Kategorie gefaßt wird, die immer schon auf Gesellschaftliches verweist, wird die von Fromm geäußerte Kritik relativiert. In diesem Sinne hat Erich Klein in seinem Vergleich zwischen Adorno und Fromm die Differenzen hervorgehoben, die auf unterschiedlichen Ansätzen gründen und bis ins Begrifflich-Konzeptuelle reichen. So liefert Klein eine weitere Variante der Interpretation des Revisionismus-Streits, indem er die unterschiedlich ansetzenden Psychoanalyse-Rezeptionen der Kontrahenten aufweist. Dabei macht er u.a. deutlich, daß der biologistische Ansatz Freuds nicht mit dem Triebkonzept identisch ist, daß der Triebbegriff - je nach Perspektive - auf Vorgesellschaftliches *oder* Gesellschaftliches gerichtet sein kann und die Kontrahenten sich auf unterschiedliche biologistische Elemente der Freudschen Theorie beziehen (vgl. Erich Klein, 1987, S. 94ff.).

Von daher ist der Triebbegriff nicht unbedingt als so biologistisch und mechanistisch belastet zu werten, wie Fromm es tut, und es ist möglich, den psychoanalytischen Ansatz in der Verbindung von Trauma- und Triebtheorie für soziologische Fragestellungen fruchtbar zu machen. Adorno hat hier als einer der ersten einen fruchtbaren Beitrag geleistet.

28 Auch Gérard Mendel vertritt eine Erich Fromm vergleichbare Position: „Das Beispiel Marcuse würde, falls es noch nötig wäre, bestätigen, daß ein Theoretiker der Psychoanalyse der Lehren und Korrektive nicht entraten kann, die ihm die Klinik liefert" (Mendel, 1972, S.

97). Im Falle der SS-Truppen sei die Funktion des Sadismus „genau dieselbe, da der Unternehmung eines SS-Mannes eine Sexualität zugrunde liegt, die vom phallischen Stadium zum analsadistischen Stadium regrediert ist, einer Sexualität also, die mit einer Aggression sadistischer Art vermischt ist. (Erst wenn sich der anale Trieb in die Genitalität integriert hat, wird die Funktion des Sadismus eine andere - oder vielmehr hört die Aggression auf, sadistisch zu sein. Bei der Perversion verbindet sich mit der sexuellen Regression eine Infantilisierung und eine Perversion des Ich, zumindest in wichtigen Bereichen.) Und es handelt sich sehr wohl um eine *freie* libidinöse Beziehung, d.h. eine, die sich rückhaltlos auslebt, da sie im Einklang mit einem selbst infantilen und perversen Ich steht. Wenn dieser Einklang nicht bestünde, wenn sich das Ich der sexuellen Regression widersetzte, gäbe es Konflikt, Verdrängung und Neurose - und nicht Perversion" (ebd., S. 98).

Für Mendel steht allerdings fest, daß Marcuse - dessen Werk er im übrigen für wertvoll hält (ebd., S. 112f.) - die „Gefahr seiner Position bezüglich der Prägenitalität und der Partialtriebe (ahnte), da er ... mitten in seiner Lobeshymne auf die Perversion, die Notwendigkeit verspürt, sich von den 'sadistischen und masochistischen Orgien' oder von den 'Unternehmungen von SS-Truppen' zu distanzieren" (ebd.). So läuft die Argumentation von Mendel u.a. darauf hinaus, Marcuse eines „theoretischen Irrtums" bezüglich des Perversionsbegriffs zu bezichtigen (ebd., S. 89). Dennoch erscheint Mendel diese Position Marcuses als gefährlich, da sie einer „theoretischen Ermunterung zu Perversionen" gleichkomme (ebd.).

29 Je zivilisierter der Mensch wird, desto mehr Triebverzicht muß er leisten, was gleichbedeutend mit Repression ist. Je größer die Repression, desto zivilisierter der Mensch; je zivilisierter der Mensch, desto destruktiver wird er (in der Destruktivität ist der Todestrieb am Werk).

30 So wie Marcuse mit psychoanalytischer Grundbegrifflichkeit umgeht, zeigt dies erneut sein einseitiges Verständnis. Unter der Hand definiert er das „Realitätsprinzip" begrifflich neu. War für Freud dieses Prinzip Ausdruck psychischer Regulierung, so deutet Marcuse diesen Begriff um und reformuliert ihn soziologisch.

31 Entschieden wandte Fromm sich gegen die „philosophische" Lesart der Psychoanalyse:

„Eine solche 'Philosophie' der Psychoanalyse, die sich nicht auf klinische Erfahrung bezieht, ist ein Zugang, der das Verstehen der psychoanalytischen Theorie weitgehend behindert. Nimmt man Freuds Erkenntnisse aus ihrem klinischen Kontext heraus, werden sie zu abstrakten Theorien, die eine Bewertung der wirklichen Bedeutung von Freuds Theorien unmöglich machen, weil sie nicht in klinischen Beobachtungen wurzeln" (1990a, S. 150).

32 Dieser Beitrag ist mit dem Epilog in Marcuses Buch *Eros and Civilization* (1955; dtsch: *Triebstruktur und Gesellschaft*, 1978) identisch. - Während aus der Erwägung, die Kritik an der revidierten Psychoanalyse in einem eigenen Kapitel zu präsentieren, der Ansatz von Marcuse bereits dargestellt wurde (Kap. 5), soll es im folgenden um die Antwort Fromms gehen, die dieser ebenfalls in *Dissent* [1955] veröffentlichte, sowie um die erneute Stellungnahme von Marcuse und Fromms nochmalige Erwiderung.

33 Später schrieb Fromm hierzu, es sei zwar üblich, „Horney, Sullivan und mich zusammen als 'kulturalistische' oder 'neofreudianische' Schule zu bezeichnen, doch erscheint diese Klassifizierung kaum gerechtfertigt. Trotz der Tatsache, daß wir befreundet waren, zusammen arbeiteten und gewisse Ansichten, insbesondere hinsichtlich einer kritischen Einstellung zur Libidotheorie, teilten, waren die Unterschiede zwischen uns größer als die Ähnlichkeiten, vor allem in bezug auf den 'kulturellen' Gesichtspunkt. Horney und Sullivan verstanden kulturelle Muster im traditionell anthropologischen Sinn, während ich von einer dynamischen Analyse der wirtschaftlichen, politischen und psychologischen Kräfte ausging, die die Grundlage der Gesellschaft bilden" (1970c, GA 8, S. 63, Fn. 12). Dieser Unterschied ist von Marcuse nicht berücksichtigt worden.

34 Gérard Mendel ist in seiner differenzierten Auseinandersetzung mit Marcuses *Triebstruktur und Gesellschaft* der Meinung, Marcuse begehe mit seinem Perversionsbegriff einen „theoretischen Irrtum" (1972, S. 89). Keinem praktizierenden Analytiker hätte dieser Irrtum unterlaufen können, „nämlich der Tatsache nicht Rechnung zu tragen, daß den prägenitalen Stadien, die den Partialtrieben entsprechen, handle es sich nun um das orale Stadium (Oral-

sadismus) oder das anale Stadium (Analsadismus, in dem sich der Oralsadismus mit dem wichtigen Beitrag der analen Aggression neu formt), die intensivste und destruktivste Aggression entspricht" (ebd., S. 97).

35 Gérard Mendel geht offenbar persönlich unvorbelastet - als Psychoanalytiker aber nicht weniger kritisch als Fromm - an das Werk von Marcuse heran. So gelingt es ihm - wie mir scheint, weitaus ausgewogener als Fromm - sowohl die aus psychoanalytischer Sicht zweifelhaften oder unannehmbaren Aspekte dieses Werkes aufzuweisen als auch dessen kritischen und konstruktiven Gehalt zu erkennen. Die von Marcuse trotz seines unzweifelhaft hohen ethischen Anspruchs formulierten ideologischen Positionen bedürfen nach Mendel der Überwindung, die dieser mittels einer „Vertiefung der theoretischen Untersuchung des Narzißmus" zu versuchen vorschlägt (Mendel, 1972, S. 114f.).

36 Wie wir gesehen haben, ging der Vorwurf Marcuses dahin, die Revisionisten fielen, indem sie die Kategorie des Unbewußten aufweichten, hinter Freud zurück (vgl. Marcuse [1955], 1978, S. 243). Interessanterweise stellt Gérard Mendel gerade bei Marcuse fest, bei diesem gerate das Unbewußte außer Sicht: „Ohne die tägliche Bestätigung durch die Kur läuft der reine Theoretiker sehr schnell Gefahr, dem Unbewußten den Platz eines Begriffs wie alle anderen und schließlich, wie Marcuse in seinem Werk *Triebstruktur und Gesellschaft*, überhaupt keinen Platz mehr zu geben. Dabei ist die Dimension des Unbewußten gerade das, was alle Begriffe und alle Theorien im Bereich der individuellen und kollektiven Psychologie modifiziert" (Mendel, 1972, S. 97).

37 Anders jedoch in seinem Beitrag *Gesellschaftliche und psychologische Repression. Die politische Aktualität Freuds* (1971), in dem er seine früheren Thesen zur Bedeutung Freuds wiederholt und mit Bemerkungen zur „Dynamik der technisierten Gesellschaft" (S. 188) verbinden.

38 Ob dies wirklich so ist, bleibt für mich zunächst dahingestellt. Denn es ist die Frage, ob die rigorose Gegenüberstellung von Realitätsprinzip und Triebstruktur das Zusammenbestehen von Individuum und Gesellschaft nicht verfehlt. Hinzu kommt, daß Freud Lust- und Realitätsprinzip nicht als Gegensätze faßte.

39 Die Auffassung, daß Therapie immer eine konformistische Funktion habe, vermag ich nicht zu teilen. Therapie heute ist doppelt zu bestimmen: als unmittelbare Anpassungs- oder Pannenhilfe und als Begleitung im Prozeß der Selbstwerdung (vgl. Fromm, 1989a, S. 78).

40 Zu nennen sind hier (mit den Jahreszahlen der Wiederentdeckung in Klammern) vor allem Ferenczi (1932), Robert Fließ (1973), Erich Fromm (1966; 1970; 1977), Marianne Krüll (1979), Jeffrey M. Masson (1984) und Alice Miller (1988).

Jeffrey M. Masson setzt sich in seinem Buch über die Unterdrückung der Verführungs- und Traumatheorie durch Sigmund Freud auch mit Ferenczis Beitrag zu diesem Thema auseinander. Damit wird klarer, in welchem Verhältnis Fromm und die anderen Neoanalytiker (insbesondere Clara Thompson) zu Ferenczi standen, dem auch Fromm ein Andenken über seinen Tod hinaus bewahrt hat, was die Richtigstellung der offenbar verleumdenden Angriffe seitens Jones einschließt (vgl. Fromm, 1958a, GA 8, S. 27ff.).

41 Angemerkt wird die folgende Literatur: *Die psychoanalytische Charakterologie und ihre Bedeutung für die Sozialpsychologie*, in: Zeitschrift f. Sozialforschung, Bd. 1 (1932); *Studien über Autorität und Familie* (1 und 2). Paris, Librairie Félix Alcan 1936; zus. mit M. Maccoby: *Social Character in a Mexican Village*. London, Prentice Hall 1970.

42 Hier wird deutlich, daß die im Vergleich zu Fromm jedenfalls in der Soziologie größere Popularität Adornos und Marcuses mit der von ihnen vertretenen Version der Freudschen Triebtheorie die Diskussion bestimmt. Der Frommsche Ansatz erfährt kaum eine Rezeption; sofern überhaupt rezipiert, werden die Vorwürfe von Adorno und Marcuse gegen die „Revisionisten" - und damit gegen Fromm - lediglich wiederholt. Zudem war der Frommsche Beitrag zur frühen Kritischen Theorie lange Zeit unbekannt geblieben, so daß vielerorts die Frommsche Revision der Psychoanalyse als Gegenposition zu der vorgeblich kritischeren

Verwendung der Psychoanalyse in der Kritischen Theorie ohne weitere Prüfung und Diskussion abgelehnt wurde.

43 So wird in der in die verschiedenen Richtungen der Psychoanalyse einführenden Arbeit von Peter Kutter (1989) die Psychoanalyse von Fromm, Horney und Sullivan bezeichnenderweise nicht rezipiert.

44 In einem Interview (Lämmle/Lodemann, 1980), das kurz vor seinem Tod geführt wurde, bejahte Fromm die Frage, ob von seinem Standpunkt aus die Menschen, „die wir gemeinhin als normal bezeichnen", als krank zu bewerten sind, und führt aus: „Die Normalsten sind die Kränkesten. Und die Kranken sind die Gesündesten. Das klingt geistreich oder vielleicht zugespitzt. Aber es ist mir ganz ernst damit, es ist nicht bloß eine witzige Formel. Der Mensch, der krank ist, zeigt, daß bei ihm gewisse menschliche Dinge noch nicht so unterdrückt sind, daß sie nicht in Konflikt kommen können mit den Mustern der Kultur, sondern daß sie durch diese F[r]iktion Krankheitssymptome erzeugen. Das Symptom ist ja wie der Schmerz nur ein Anzeichen, daß etwas nicht stimmt. Glücklich der, der ein Symptom hat. Wie glücklich der, der einen Schmerz hat. Wir wissen ja: Wenn der Mensch keine Schmerzen empfände, wäre er in einer sehr gefährlichen Lage. Aber sehr viele Menschen, das heißt: die Normalen, sind so angepaßt, die haben so alles, was ihr eigen ist, verlassen, die sind so entfremdet, sind so zum Instrument, sind so roboterhaft geworden, daß sie schon gar keinen Konflikt mehr empfinden. Das heißt: ihr wirkliches Gefühl, ihre Liebe, ihr Haß, sind schon so verdrängt oder sogar so verkümmert, daß diese Menschen das Bild einer chronischen leichten Schizophrenie liefern."

45 „Trieb" ist demnach immer schon Resultat eines sozialen Geschehens im Spannungsverhältnis von „innerer Natur" und „gesellschaftlicher Praxis". Die gesellschaftliche Formgebung des Triebes beschreibt Lorenzer mittels des Begriffs der Interaktionsform, in der Leiblichkeit und Sozialität zusammengeführt sind. So kommt Lorenzer dazu, die „Persönlichkeit in ihrer leiblichen Verfaßtheit" pointiert als ein „Gefüge von Interaktionsformen" zu bezeichnen (Lorenzer, in: Görlich u.a., S. 345).

Wenn Lorenzer in den Interaktionsformen die „Bausteine menschlicher Praxis" gegeben und die „Analysen der objektiven Struktur und die Analysen der subjektiven Struktur" sich „am Punkt 'Persönlichkeit' im Begriff der Interaktionsformen" überschneiden sieht (vgl. ebd., S. 347), propagiert er in gewisser Weise ein dem Frommschen Theorem des „Gesellschafts-Charakters" vergleichbares Konzept. Gegenüber Freud, Fromm und Marcuse neu akzentuiert ist jedoch die Frage, wie - ausgehend von der Mutter-Kind-Dyade - der Mensch von frühester Kindheit an eine Matrix von Interaktionsformen verinnerlicht, die in der sozialen Überformung seiner biologisch gegebenen Triebbedürfnisse („Sozialität der Natur") seine Persönlichkeit und Gesellschaftlichkeit herstellen (vgl. ebd., S. 346ff.; vgl. Lorenzer, 1988).

Anmerkungen zu Kapitel III

1 Das Werk von Karl Mannheim - darin dem von Fromm vergleichbar - enthält stets implizit oder explizit eine Erziehungstheorie (vgl. Wulf Preising, 1973, S. 7; zur zusammenfassenden Charakterisierung des Mannheimschen Ansatzes mit Augenmerk auf die Beziehung zwischen Soziologie und Empirie, Soziologie und Pädagogik vgl. ebd., S. 9). Die von Mannheim vertretene Soziologie verstand sich nicht als eine auf Positivismus oder Empirismus reduzierte Soziologie und verbarrikadierte sich nicht diesseits der wissenschaftlichen Wertneutralität.

Verschiedentlich hat Mannheim die disziplinäre Überspezialisierung und Neutralität in der Wissenschaft und ihren akademischen Lehrmethoden kritisiert: „Weder demokratische Toleranz noch wissenschaftliche Objektivität verlangen, daß wir für unsere Überzeugungen nicht eintreten oder die Diskussion der letzten Werte und Ziele vermeiden sollten" (Mannheim [1943], 1951, S. 96). Mannheim hat stets eine engagierte Wissenschaftlichkeit vertreten; schon die Erkenntnis ist kein distanzierter Akt des Denkens, sondern erweist sich als mitweltlich in Erlebnisstrukturen und Handlungsvollzüge eingebunden. Im Falle der Soziologie der Erziehung lehnte er eine akademisch begrenzte Untersuchung ab:

„Unsere Untersuchung der sozialen Fundamente der Erziehung darf nicht rein akademisch bleiben, indem wir Fakten um ihrer selbst willen aufhäufen. Wir möchten etwas ganz Bestimmtes wissen. Wir suchen nach etwas, das wir bei unserem Forschen niemals aus den Augen verlieren sollten. Wir wollen unsere Zeit verstehen, die prekäre Lage dieses Zeitalters und das, was eine gesunde Erziehung zu einer Regeneration der Gesellschaft und des Menschen beisteuern kann. ..." (Mannheim/Stewart, S. 183).

2 Klaus Hurrelmann begründet seine interdisziplinär angelegte Sozialisationstheorie als Theorie des „produktiv realitätsverarbeitenden Subjekts" (Hurrelmann, 1983; Hurrelmann u.a., 1986). Sozialisation wird gefaßt als „Prozeß der Entstehung und Entwicklung der Persönlichkeit in wechselseitiger Abhängigkeit von der gesellschaftlich vermittelten sozialen und materiellen Umwelt" (Hurrelmann/Geulen, 1980, S. 51). Die erziehungssoziologisch relevante Frage ist, „wie der Prozeß der Vergesellschaftung und der Prozeß der Individuation miteinander verwoben und verschränkt sind" (Hurrelmann u.a., 1986, S. 91). Daran wird deutlich, daß der Sozialisationsprozeß nicht im mechanistischen Sinne als ein bloßer Prägeprozeß verkannt wird, sondern das aktiv auf Sozialisation reagierende, mithin Vorstellungen der eigenen Individualität ausbildende Subjekt zentral berücksichtigt wird. Der Ansatz von Klaus Hurrelmann verschiebt den Fokus auf das seine Realität produktiv verarbeitende Subjekt.

Dieses Subjekt wird als gesellschaftsdeterminiert beschrieben, insofern die produktiv realitätsverarbeitenden Aktivitäten des Subjekts ein Pendant in sozialen Strukturen finden müssen. Akzeptiert man das Hurrelmannsche Konzept mit seiner Fokussierung der „Persönlichkeit", dann ist der forschungs- und handlungspragmatische Hinweis geboten, „produktive Realitätsverarbeitung" unterstützende Strukturen in den alltäglichen Handlungs- und Sozialisationsfeldern zu identifizieren. Dabei ist zu beachten: Es ist nicht lediglich das produktive Subjekt, sondern ebenso die institutionelle Basis für Intersubjektivität in den Blick zu nehmen.

Das Subjekt verarbeitet Realität nicht gesellschaftsfern, sondern immer in der dialektischen Verschränkung der Grundprozesse von Vergesellschaftung und Individuierung. Das heißt, die Vorstellung der „Produktivität" kann nicht als subjektives Vermögen gefaßt werden, sondern ist als in der Intersubjektivität liegend zu begründen bzw. zu rekonstruieren. Die Frage der Zurechenbarkeit von „Produktivität" kann soziologisch nur gelöst werden, wenn die sozialstrukturellen und intersubjektiven Bedingungszusammenhänge einbezogen werden, die diese produktive Realitätsverarbeitung ermöglichen oder zumindest nicht verhindern. Das Modell der „produktiv realitätsverarbeitenden Persönlichkeit" läßt sich nicht bewußtseins- oder subjekttheoretisch begründen, sondern nur im Rahmen einer Theorie der Intersubjektivität, d.h. interaktions- und handlungstheoretisch fundieren.

Mit diesen Hinweisen auf die Hurrelmannsche Theorie ist ein breiter sozialisations- und erziehungssoziologischer Rahmen benannt, der auch als Rezeptionsbasis für die Frommsche Erziehungstheorie fungieren kann. Nimmt man Hurrelmanns Kritik der psychoanalytischen Sozialisationstheorie (vgl. Hurrelmann, 1986, S. 28f.) hinzu, so liegt die Vermutung nahe, daß die Erziehungssoziologie und Sozialisationsforschung von den Frommschen Überlegungen sehr wohl profitieren kann. - Der diesbezügliche detaillierte Nachweis muß jedoch weiteren Arbeiten vorbehalten bleiben.

3 Um Mißverständnissen vorzubeugen, soll der Begriff der Produktivität hier bereits kurz erläutert werden. Fromm versteht unter „Produktivität" nicht - wie üblich - die *wirtschaftliche* Produktivität, sondern die *menschliche* Produktivität im Sinne des „produktiven Ideals"; somit bezeichnet Produktivität die inventiven, kreativen Kräfte des Menschen. - Zum Stellenwert des „produktiven Ideals" in der Frommschen Sozialpsychologie siehe: Bierhoff, 1992.

4 Mein besonderer Dank gilt hier Rainer Funk, mit dem ich das Frommsche Theorem des Gesellschafts-Charakters diskutiert habe und auf dessen Briefe (vom 21.7.1989, 25.7.1989, 5.9.1989 und 30.9.1989) ich mich hier beziehe. Mit den folgenden Bemerkungen beanspruche ich nicht, die Position von Funk, der in erster Linie sozialpsychologisch argumentiert, differenziert referiert zu haben. Ich bin jedoch der Auffassung, daß die von mir entwickelte

Sichtweise der soziologischen Dimension des Frommschen Denkens angemessener ist (vgl. Kap. III.4, S. 144ff.).

5 Teils findet sich eine implizite Anknüpfung bei Oskar Negt, der das Prinzip des exemplarischen Lernens für die Analyse und Restitution des Arbeiterbewußtseins praktisch erschlossen und den proletarischen Lebenszusammenhang, Formen von aufkeimender Gegenöffentlichkeit sowie das lebendige Arbeitsvermögen untersucht hat (Negt, 1971; Negt/Kluge, 1972; dies., 1981). Die Anknüpfung an die frühe Kritische Theorie wird bei Negt dort deutlich, wo er das Programm der Kritischen Theorie dahingehend interpretiert, es komme darauf an zu untersuchen, wie kritische Denkweise in die Handlungsmotivationen der Individuen eingehen kann (vgl. Negt, 1974). Der Frommsche Beitrag wird von Negt nicht berücksichtigt, auch kommt der Psychoanalyse kein so hervorgehobener Stellenwert zu wie in dem interdisziplinär-materialistischen Ansatz Kritischer Theorie.

6 Von den vorliegenden Arbeiten seien hier insbesondere genannt: Claußen, 1985; Friesenhahn, 1985; Herrmann, 1978; Kritische Theorie und Pädagogik der Gegenwart, 1987; Witschel, 1973.

Die Ansätze von Adorno und Horkheimer sind gelegentlich auf ihre erziehungswissenschaftliche Relevanz hin untersucht worden (vgl. etwa: Herrmann, 1978; Witschel, 1973), jedoch wurden bislang Realanalysen zur Erziehung und Sozialisation seitens der Kritischen Theorie und der auf ihr gründenden Erziehungstheorie kaum durchgeführt. Das kritische Erkenntnisinteresse ist in einzelne, wenngleich übergeordnete Fragestellungen (Mündigkeit, Emanzipation) eingegangen, hat aber auch zu systematischen Versuchen geführt, die Kritische Theorie für die Reflexion, Initiierung und methodisch-didaktische Planung politischer Aufklärungsprozesse fruchtbar zu machen (vgl. Claußen, 1985). Wenngleich in vielen Ansätzen ein kritischer Anspruch vertreten wird, beziehen sie sich doch nicht immer stringent auf die Kritische Theorie von Horkheimer bis Habermas, sondern beruhen oftmals auf einem (im übrigen berechtigten, dem Gegenstandsbereich wie auch der wissenschaftlichen Konstitution der Pädagogik angemessenen) multiperspektivischen Vorgehen, das darin besteht, Elemente verschiedener Herkunft nach Maßgabe der Bedingungen des pädagogischen Handlungsfeldes unter ein emanzipatorisches Erkenntnisinteresse zu subsumieren.

7 Soweit ich sehe, gibt es nirgends in der Pädagogik eine ideologiekritische Thematisierung des Menschenbildes der hier gemeinten Art, die nämlich darin besteht, ausdrücklich darauf zu insistieren, daß man nicht durch eine Phänomenologie des menschlichen Wesens zu einem ideologiekritischen Menschenbild gelangen kann, sondern nur durch eine Untersuchung der gesellschaftlichen Verhältnisse das aufzudecken vermag, was zuvor als das Wesen des Menschen, als allgemeine Menschennatur, ausgegeben wurde (vgl. Sève, 1973², S. 66). So ist das in der Pädagogik hypostasierte Menschenbild oftmals in doppelter Hinsicht ideologieverdächtig: es entbehrt - aus der Perspektive Fromms gesehen - gleichermaßen des materialistischen Gesellschaftsbezugs wie der soziopsychoanalytische Selbstthematisierung. Im Zusammenhang mit Bildsamkeit etwa ist in der geisteswissenschaftlichen Pädagogik nie die Frage gestellt worden, welches die soziopsychoanalytischen Prozesse sind, die Bildsamkeit als Ausdruck der produktiven menschlichen Möglichkeiten von der repressiven oder manipulativen Erzwingung spezifischer „Tugenden" und „Leistungen" unterscheiden. Der hier in der Pädagogik übliche Rekurs auf den Willen und die Zustimmung des Heranwachsenden stellt aus psychoanalytischer Perspektive kein ausreichendes Kriterium bereit. Der Begriff der Bildsamkeit erscheint so bar jeder gesellschaftskritischen, psychoanalytischen und sozialcharakterologischen Reflexivität. Es geht also - kurz gesagt - in die pädagogische Reflexion nicht ein, daß die Zustimmung auf der Ebene der kulturellen Indoktrination im Sinne der Vermittlung kultureller Selbstverständlichkeiten eine schon erzwungene ist.

8 Das in der orthodoxen triebtheoretisch orientierten Psychoanalyse gegebene Bild von der „unsozialen" Menschennatur stellt einen Rückschritt hinter den Stand der erziehungssoziologischen Diskussion dar, wie er bereits in den 20er und 30er Jahren gegeben war. Die Bestimmung des Menschen als „soziales Wesen" verbietet es zudem, Individuum und Ge-

sellschaft als einen Gegensatz zu fassen. So machte Theodor Geiger in seinem Aufsatz über „Erziehung als Gegenstand der Soziologie" ([1930] 1974, S. 104) deutlich:

„Es gehört zum unverlierbaren Bestand gegenwärtigen Erziehungsdenkens, daß die Gesellschaft nicht nur, wie die idealistische Philosophie gemeint hat, sittliche Bestimmung des Menschen sei, sondern daß von Anfang an Sozialität eine Abmessung im Anlagegut des kindlichen Menschen ist. Wir erziehen also nicht mehr *für* die Gesellschaft, vielleicht nicht einmal *durch* sie, sondern *in* Vergesellschaftung. Im Kinde ist die Neigung, ja die konstitutionelle Notwendigkeit zu gesellschaftlichem Sein vor aller erzieherischen Einwirkung angelegt ..." (Geiger [1930], 1974, S. 104).

9 Stellvertretend für in den Problemkreis „Gesellschaft und Erziehung" einführende erziehungssoziologische Arbeiten sei hier genannt: Henecka, 1980.

10 Gerade das Bild des „Prägestempels" ist mehrfach dahingehend in Frage gestellt worden, ob es überhaupt soziologisch zutreffend sei. Dies wird hier bejaht. Um im Bild zu bleiben: der Prägestempel trifft ja das Äußere (die sichtbare Konformität des Verhaltens, das nach Maßgabe gesellschaftlicher Funktionserfordernisse notwendig und erwünscht ist). Was innerlich durch die Einflüsse der Gesellschaft geschieht, ist damit noch nicht sichtbar und entschieden. Zwar ist auch das Innere (die Psyche, die Triebstruktur, die Charakterorganisation) gesellschaftlich - dem erwarteten Verhalten entsprechend - geformt, doch läßt sich das konforme Verhalten nicht bruchlos in die Innerlichkeit zurückverlängern. Konrad Pfaffs These vom „unbewußten Anarchisten" (Pfaff, 1981, S. 20ff.) - Frommschen Ausführungen nicht unverwandt - läßt sich so verstehen, daß viele Menschen unbewußt ein Potential an Rebellion in sich tragen, dieses aber aufgrund innerer und äußerer Kontrolle nicht ausdrücken und ausleben, sondern innerhalb der Schranken dieser Kontrolle verbleiben. Bedürfniskomponenten, die Rebellion und Selbstrealisierung in sich tragen, haben sich noch nicht aus der Ambivalenz in die Entscheidung verschoben, gleichwohl können sie als ein - wenn auch zunächst latent bleibendes - Potential an Veränderung betrachtet werden. Geht auch - nach Herbert Marcuse - die gesellschaftliche Prägung bis tief in die Triebstruktur der Menschen, so gebietet doch ein Kernbereich der Psyche dem repressiven Zugriff Einhalt und beinhaltet das energetische Potential der „Großen Weigerung" (Marcuse). Um nochmals das Bild des Prägestempels zu bemühen und im Kontext der symbolisch-interaktionistischen Sozialisationstheorie zu verwenden: das, was vom Selbst des Menschen vom Prägestempel getroffen wird, ist das „me"; das „I" bleibt jedoch im Kern diesem Einfluß mehr oder weniger entzogen.

11 Diese ordnungstheoretische Sichtweise ist der auf sozialen Wandel gerichteten untergeordnet. So formuliert Fromm, den Prämissen des radikalen Humanismus folgend, die Hypothese, daß dem „Wandel der menschlichen Charakterstruktur" Vorrang zukommt: „Wenn die Voraussetzung richtig ist, daß uns nur ein fundamentaler Wandel der menschlichen Charakterstruktur, ein Zurückdrängen der Orientierung am Haben zugunsten der am Sein, vor einer psychischen und ökonomischen Katastrophe retten kann, so stellt sich die Frage: Sind tiefgreifende charakterologische Veränderungen möglich, und wie kann man sie herbeiführen?" (1976a, GA 2, S. 389). Vgl. auch seine Ausführungen zur partiellen Funktionsbestimmung des Gesellschafts-Charakters als „Sprengstoff" der Gesellschaftsordnung (1932a, GA 1, S. 57; 1949c, GA 1, S. 211; 1976a, GA 2, S. 364).

12 Mit Fromm läßt sich dieses System auch charakterologisch beschreiben. Bei dieser Beschreibung wird vorausgesetzt, daß die eigenen Charakterorientierungen dem Individuum ja nicht bewußt sein müssen. Im Charaktersystem sind die „verinnerlichten Muster" als generative Strukturen, die eine verläßliche Wirklichkeitssicht erzeugen und angepaßte Handlungen nach sich ziehen, kodiert. Die individuellen Charakterstrukturen sind - wie auch der Habitus - als geronnene lebensgeschichtliche Praxis zu verstehen (vgl. Preuß, 1975, S. 46).

13 Vgl. hierzu: Bourdieu/Passeron (1973, S. 91):

„Die Soziologie der Erziehung gibt sich ihren eigenen Gegenstand, wenn sie sich als Wissenschaft von den Beziehungen zwischen der kulturellen Reproduktion und der sozialen

Reproduktion konstituiert, d.h. wenn sie sich bemüht, den Beitrag festzustellen, den das Unterrichtssystem zur Reproduktion der Struktur der Kräfteverhältnisse und der symbolischen Verhältnisse zwischen den Klassen leistet, indem es an der Reproduktion der Struktur der Verteilung des kulturellen Kapitals unter diesen Klassen mitwirkt. Die Wissenschaft der Reproduktion der Strukturen, die verstanden werden als ein System der objektiven Beziehungen, die den Individuen, vor und nach denen sie existieren, ihre relationellen Eigenschaften verleihen, hat nichts mit der analytischen Registrierung der Beziehungen gemein, die sich innerhalb einer bestimmten Population herstellen, handele es sich nun um die Beziehungen zwischen dem Schulerfolg der Kinder und der sozialen Stellung ihrer Familie oder um die Beziehungen zwischen den Stellungen, welche die Kinder und die Eltern einnehmen: ..." (Bourdieu/Passeron, 1973, S. 91).

14 H.-G. Rolff zitiert hier Fromm (Der moderne Mensch und seine Zukunft, Frankfurt/M. 1960, S. 70). Dieses Zitat sei hier nach der autorisierten Übersetzung in der Gesamtausgabe wiedergegeben: „Wir müssen zwischen den Faktoren, die für die speziellen *Inhalte* des Gesellschafts-Charakters verantwortlich sind, und den *Methoden*, durch die der Gesellschafts-Charakter gebildet wird, unterscheiden. Man darf annehmen, daß die Gesellschaftsstruktur und die Funktion des Individuums in der Gesellschaftsstruktur den Inhalt des Gesellschafts-Charakters bestimmen. Andererseits kann man die Familie als die *psychische Agentur der Gesellschaft*, als die Institution ansehen, deren Funktion es ist, die Erfordernisse der Gesellschaft dem heranwachsenden Kind zu übermitteln" (1955a, GA 4, S. 61f.).

15 Rainer Funk neigt zu der begründeten Auffassung, Fromm habe das in der Soziologie verbreitete Verständnis von Gesellschaft nicht geteilt: „Für Fromm gibt es die Gesellschaft als solche nicht ..." (Brief v. 25.7.1989). Jedoch läßt sich m.E. aus dem Gesamtwerk Fromms keine eindeutige Antwort entnehmen. Zwar findet die Auffassung Funks insofern Bestätigung, als Fromm immer vom Menschen her denkt, doch hat er darüber die Existenz der gesellschaftlichen „Megamaschine" (L. Mumford, 1980) nicht ignoriert, die ja gerade bedeutet, daß wenig lebensdienliche systemische Strukturen in Widerspruch zu den menschlichen Bedürfnissen nach Orientierung und Wirkmächtigkeit geraten. Bei all seinen Thematisierungen gesellschaftlicher Strukturen betrachtete Fromm diese nicht als vom Menschen abgelöste, sondern mit seinen Charakterstrukturen verwobene.

Funk verweist auf Fromms Aufsatz *Psychoanalyse und Soziologie* (1929a, GA 1). In diesem plädiert Fromm dafür, als den Gegenstand der Soziologie „nicht eine abstrakte Gesellschaft als solche" (ebd., S. 3) anzunehmen. Als Beleg führt Funk das folgende Zitat an: „... daß der Mensch in einem ganz bestimmten gesellschaftlichen System lebt, charakterisiert durch seine spezifischen Produktionskräfte, Produktionsverhältnisse, Klassenverhältnisse etc. 'Gesellschaft' hat also die von Marx zum ersten Mal klar gesehene Bedeutung" (1970d/1977g, GA 8, S. 250). Die mit diesen Ausführungen und Zitaten verdeutlichte Position halte ich sachlich für sinnvoll und richtig. Ich meine jedoch: Die von Fromm hier oder andernorts gebrauchten Begriffe wie Gesellschaftsstruktur, Produktionsverhältnisse etc. lassen sich nicht als konkrete Beschreibungen menschlicher Beziehungen verstehen, sondern als Strukturbeschreibungen: sie beschreiben eine Realitätsebene („Gesellschaft"), die im Zusammenwirken der Menschen - und von diesem Zusammenwirken untrennbar - entsteht: Gesellschaft als eine *bedingte* Realität, die in ihren Makrostrukturen unabhängig von menschlichen Beziehungen thematisiert werden kann.

Damit scheint mir der Frommsche Ansatz zutreffend beschrieben zu sein. Fromm erhebt Gesellschaft nicht in den Rang eines „Subjekts", billigt ihr jedoch eine gewisse „Eigenlogik" zu: „Ich möchte damit nicht behaupten, daß eine Gesellschaft denke oder sonst irgend etwas tue, doch hat ein soziales System seine eigene Logik und Dynamik und setzt zu seinem Funktionieren eine bestimmte Art des Verhaltens und Fühlens voraus" (u1956, S. 16; deutsch: 1992a, S. 107).

16 Rainer Funk ist der Ansicht, daß diese Frage das Frommsche Konzept verfehlt, weil es ja gerade Fromms Verdienst sei, diese Ansätze in eine Kombination gebracht zu haben (Brief v. 5.9.1989). Folgt man dieser Deutung, dann kann es sich bei diesen Gesetzen jedoch nicht um psychologische, soziologische etc. handeln, sondern nur um Gesetze einer Wis-

senschaft vom Menschen (wobei das Problem des Verhältnisses von Soziologie und Psychologie bestehen bliebe).

17 Diese anthropologische These von den in der „Natur" des Menschen verankerten Widerstandskräften, die auch gegen das „übersozialisierte Menschenbild" formuliert wird, ist keineswegs allein auf Fromm beschränkt, sondern war bereits in der frühen Erziehungssoziologie formuliert. So machte Theodor Geiger die - wie er sagt - „Tatsache" deutlich, „daß dem Individuum Eigenständigkeit und schöpferische Kraft innewohnt, daß also eine bis zum Gruppenkretinismus restlos durchgesetzte soziale Uniformierung nicht statthaben kann. (Wir alle sind ja vieles, vielleicht das Beste dessen, was wir sind, nicht *durch* unsere Erziehung, sondern in *Abwehr* gegen sie geworden.)" (Geiger [1930], 1974, S. 95).

Das läßt sich im Kontext Frommscher Argumentation so verstehen: Der Gesellschafts-Charakter als eine Form oder Schablone - Durkheim sprach sehr treffend vom „Prägestempel" - kann die völlige „soziale Uniformierung" nicht garantieren, denn er repräsentiert keine erschöpfende Beschreibung der Sozialisations- und Erziehungsprozesse. Das in der „Natur" des Menschen liegende Potential von „Eigenständigkeit und schöpferischer Kraft" - so Geiger - erweist sich Uniformierungstendenzen gegenüber als widerständig.

18 M.E. vertritt Fromm die Ansicht, daß jede Gesellschaft dem Menschen Verletzungen zufügt, ihn mithin verkrüppelt - doch je nach Gesellschaft mehr oder weniger (vgl. die folgenden Zitate aus: 1965c, GA 5, S. 402ff.; Hervorhebungen von B.B.).

„Der Gesellschafts-Charakter ist die Form, in welche die menschliche Energie gebracht wird, um sie als *Produktivkraft im Gesellschaftsprozeß* benutzen zu können" (1965c, GA 5, S. 402). „Der Begriff des Gesellschafts-Charakters kann erklären, wieso *die menschliche Energie von einer Gesellschaft genau wie jeder andere Rohstoff für die Bedürfnisse und Zwecke dieser Gesellschaft genutzt wird.* Tatsächlich ist der Mensch eine der formbarsten Naturkräfte: ..." (ebd., S. 404).

„... daß der Mensch das Problem seiner Existenz nur durch die volle Entfaltung der ihm eigenen Kräfte lösen kann. *Je mehr eine Gesellschaft den Menschen verkrüppelt, umso kränker wird er,* selbst wenn er auf einer bewußten Ebene mit seinem Schicksal zufrieden ist. Unbewußt jedoch ist er unzufrieden, und eben diese Unzufriedenheit macht ihn schließlich bereit, die ihn verkrüppelnde Gesellschaftsform zu ändern. Gelingt ihm dies nicht, dann stirbt diese spezifische Form von pathogener Gesellschaft aus. *Gesellschaftliche Veränderungen und Revolutionen werden nicht nur durch neue Produktivkräfte hervorgerufen, die mit älteren Formen der gesellschaftlichen Organisation in Konflikt geraten, sondern auch durch den Konflikt zwischen unmenschlichen gesellschaftlichen Zuständen und unveränderlichen fortbestehenden menschlichen Bedürfnissen. ...*" (ebd., S. 404).

19 Mir scheint es sich bei diesem Kriterium nur um eine notwendige, aber nicht hinreichende Bedingung für Produktivität zu handeln. Der zerebral reduzierte Mensch - so wie Fromm ihn versteht - kann sehr wohl effektiv und ohne Reibungsverluste z.B. bei technokratischen Planungsprozessen sein, er ließe sich aber kaum als produktiv beschreiben.

20 Die folgenden Ausführungen sind durch eine Diskussion mit Rainer Funk über den „Gesellschafts-Charakter" angeregt worden. Meinungsverschiedenheiten, die sich in der Diskussion als fruchtbar erwiesen haben, blieben bestehen. Es handelt sich also bei den Überlegungen zur Frage, ob der Gesellschafts-Charakter „produktiv" sein bzw. ob es produktive Gesellschafts-Charakterorientierungen geben kann, um keine Verteidigung des Frommschen Ansatzes, sondern um die Diskussion desselben.

21 Hier läßt sich auf die 6. Feuerbachthese verweisen: „... das menschliche Wesen ist ... das ensemble der gesellschaftlichen Verhältnisse" (Marx/Engels, MEW, Bd. 3, S. 6).

22 Zur „Natur" des Menschen betont Fromm immer wieder: „Die menschliche 'Natur' betrachte ich nicht als eine bestimmte unveränderliche Substanz, die als solche beobachtbar wäre, sondern als einen Widerspruch ..." (1970d u. 1977g, GA 8, S. 244). „All unser Wissen vom Menschen beruht auf den bisherigen Erfahrungen des Menschen und ist deshalb fragwürdig und unvollständig. Welche noch ungeahnten Möglichkeiten dem Menschen innewohnen, können wir nicht wissen. Das 'Menschen-Mögliche' ist unbekannt und kann sich

erst im geschichtlichen Prozeß manifestieren. Deshalb ist der Mensch letztlich undefinierbar und unbeschreibbar ..." (ebd., S. 247).

23 Diese Kritik verstärkt Maccoby am Ende seines Aufsatzes:
„Fromms produktiver Charakter enthält keine Beschreibung der positiven Züge des in der heutigen Welt existierenden Gesellschafts-Charakters. Sein abstraktes religiös-mystisches Ideal kann den Blick für die produktive Entwicklung dieser Charakterzüge trüben. Zu beschreiben wären die sich entwickelnden positiven Charakterzüge mit den ihnen gemäßen Mitteln, in Begriffen ihrer Haltungen, ihrer Sprache und Erfahrung, sowie in Beziehung zur Technologie und Organisation unserer Zeit" (Maccoby, 1982, S. 81f.; eigene Übersetzung).

24 Maccoby über Fromm: „Seine Unterstützung radikaler Reform ist ebenso klar wie seine Anprangerung menschlicher Ausbeutung und des Militarismus. Das Problem liegt darin, daß Produktivität mit implizit widersprüchlichen Typen konfundiert wird: mit individualistischen Künstlern, autokratischen Zen-Meistern etc. Diese Modell führt m.E. eher zu Eskapismus als zu den von Fromm unterstützten Zielen. Natürlich gehören Elemente der produktiven Orientierung - Liebe, Biophilie, Selbstbesinnung - zum Ziel einer jeden humanistischen Religion und Philosophie. Wir brauchen Fromm nicht, damit er uns darüber etwas mitteilt. Die Frage ist, was Fromm uns über die religiöse Mahnung hinaus, Vertrauen zu haben, anbietet" (Brief v. 14.3.1989; eigene Übersetzung).

25 Eine auf Disziplingrenzen bedachte Soziologie, die sich der Selbstreflexion gegenüber verschließt, erweist sich schon bei dem Versuch einer Diskussion des Problems einer gesellschaftstranszendierenden Produktivität als insuffizient. Mindestens muß die wissenschaftliche Rationalität sich die Anfragen von A.W. Gouldner gefallen lassen, der in seiner Reflexiven Soziologie die „Hintergrundannahmen" aufzudecken bestrebt ist, die die soziologische Erkenntnis leiten, und deren Affinitäten zu den von ihm so bezeichneten „erlaubten" und „unerlaubten Welten". In seinem Entwurf einer reflexiven - und zugleich „moralischen" - Soziologie sieht Gouldner die existentielle Bedeutungsdimension des Wissens („Bewußtheit vom eigenen *Selbst*") untrennbar verknüpft mit der Erkenntnis der sozialen Welt. Das Ideal der produktiven Persönlichkeit gehört zu den von Fromm explizit formulierten Hintergrundannahmen, die im Sinne Gouldners den meisten Schulsoziologen als den „unerlaubten Welten" zugehörig erscheinen, da sie einen Maßstab der Kritik an dem Mächtigen beinhalten und die Forderung der Wertfreiheit konterkarieren.

26 Sein aus dem Nachlaß publizierter Band (1989a) gibt Anregungen für Schritte vom Haben zum Sein. Die Zurückhaltung Fromms, dieses Manuskript als ein Kapitel von *Haben oder Sein* zu publizieren, zeigt, daß Fromm nicht mißverstanden werden wollte als ein Erfolgsautor, der einem solchen Eskapismus den Weg bahnen könnte. Im Gegenteil ging es Fromm immer um eine Desillusionierung und Kritik. Die von ihm vorgeschlagene Selbstanalyse und transtherapeutische Analyse machen dies deutlich; doch sind seine Ausführungen nicht davor gefeit, als eine popularistische Abkürzung zum befreiten Sein mißverstanden zu werden.

27 Vgl. die problemerschließende Studie von Kempe/Kempe (1980); zum emotionalen Mißbrauch vgl. auch: Helm Stierlin (1978), Richter (1969).

28 Zur Selbstdarstellung und Kritik der Antipädagogik siehe etwa: Bittner, 1980; v. Braunmühl, 1975; Deneke, 1982; Lehmann/Oelkers, 1981; Miller, 1979ff., Oelkers, 1983; v. Schoenebeck, 1985; Weiler, 1987; Winkler, 1982, 1985.

29 Vgl. die von Katharina Rutschky herausgegebene Arbeit über *Schwarze Pädagogik* (1977), die nachweist, was Kindern im Namen von Erziehung angetan wurde und wird.

30 Zur Kritik der antipädagogischen Konzeption vgl. auch Helmut Wehr, der die Übernahme der Rousseauschen Sichtweise der „guten" Natur des Kindes durch die Antipädagogen kritisiert. Es sei zuwenig, die kindlichen Impulse zum alleinigen Maßstab erzieherischer Kommunikation zu machen. „Der überbetonte Autonomieanspruch des Kindes idealisiert es und vernachlässigt die von Fromm u.a. betonte Gesellschaftlichkeit des Menschen. Deshalb verstellt die Antipädagogik dem schon immer bezogenen kindlichen Subjekt, das auf liebende Zuwendung *und* strukturierende Autorität angewiesen ist, die Möglichkeit ein selbsttätiges

Subjekt *und* gleichzeitig sozialisiertes, gesellschaftsfähiges Individuum zu sein, bzw. zu werden" (Wehr, 1987, S. 146). Diese m.E. zutreffende Kritik basiert auf der Frommschen Unterscheidung von rationaler und irrationaler Autorität (vgl. ebd., S. 145).

Alice Miller macht eindringlich deutlich, daß ihre antipädagogische Haltung sich „gegen Erziehung überhaupt" wende (Miller, 1980, S. 118). Diese Haltung beruhe auf „Erfahrungen" (vgl. ebd., S. 119ff.) und habe „mit dem Rousseauschen Optimismus über die menschliche 'Natur' nichts gemeinsam" (ebd., S. 118). „Erstens sehe ich das Kind nicht in einer abstrakten 'Natur' aufwachsen, sondern in einer konkreten Umgebung seiner Bezugspersonen, deren Unbewußtes einen wesentlichen Einfluß auf seine Entwicklung ausübt. Zweitens ist Rousseau's Pädagogik im tiefsten Sinne manipulatorisch. ..." (ebd.). Dennoch kommt in ihren Ausführungen ein Optimismus bezüglich der menschlichen Natur zum Ausdruck, der das Kind idealisiert. Damit zusammenhängend wird eine Gesellschaftsblindheit sichtbar, die dazu führt, die Kategorie des Unbewußten einseitig zu psychologisieren und das Kind mit seinen Bezugspersonen aus dem gesellschaftlichen Zusammenhang herauszunehmen. Schließlich nimmt sie in bezug auf Erziehung einen pessimistischen Standpunkt ein, insofern es für sie keine humane Erziehung geben kann.

31 Im Sinne des „soziologischen Denkens" von C.W. Mills geht es darum aufzuweisen, wie die psychische Struktur mit der Sozialstruktur verknüpft ist. „Soziologisches Denkvermögen erlaubt uns, Geschichte und persönlichen Lebenslauf und ihre Verbindungen in der Gesellschaft zu erfassen" (Mills, 1973, S. 38). Mills unterscheidet lebensgeschichtliche Ereignisse nach der Zurechenbarkeit auf das Individuum („persönliche Schwierigkeiten"; ebd., S. 41) oder die Sozialstruktur („allgemeine Sachverhalte einer Sozialstruktur"; ebd.).

32 Der Begriff „Trauma" kommt aus dem Griechischen und bedeutet „Wunde". Unter einem Trauma läßt sich der Prozeß (mitsamt seinen Folgen) einer plötzlichen, körperlich oder seelisch schädigenden Gewalteinwirkung verstehen. Traumatisch sind die Folgen eines überwältigenden, erschreckenden oder lähmenden Ereignisses, das die Verarbeitungsmöglichkeiten des Kindes überfordert. Zum einen gibt es einmalige traumatische Situationen, zum anderen eine gewohnheitsmäßige Wiederholung von belastenden Situationen. Beides führt zu psychischen Störungen und Auffälligkeiten.

33 Fromm hat bereits 1937 festgestellt, daß ein nicht unbeträchtlicher Teil der inzestuösen Wünsche von Kindern bereits eine Reaktion auf sexuelle Stimulierung durch die Eltern sei (1992a, S. 40). Die Fälle, „in denen Eltern bewußt und manifest sich sexuell ihren Kindern nähern und in der einen oder anderen Form verführen", sei „bei weitem nicht so selten, wie das gewöhnlich geglaubt wird" (ebd.). „Die Tatsache, daß sich in Eltern sexuelle Wünsche mit Bezug auf die Kinder entwickeln, ist ... in der gesellschaftlichen Situation begründet, nämlich in der für die bürgerliche Gesellschaft charakteristischen relativen sexuellen Unbefriedigtheit der meisten Menschen" (ebd.). Der Ödipuskomplex resultiere aus der „spezifischen Struktur der bürgerlichen Familie und der bürgerlichen Gesellschaft" (ebd., S. 41f.).

Die später von Fromm geäußerten und plausibel gemachten Verdachtsmomente, Freud habe aufgrund seiner patriarchalischen Haltung und auf persönlichen Druck hin - und zudem sachlich unbegründet - die Verführungstheorie wieder verworfen, ja schließlich sogar entschieden bekämpft (vgl. Fromm, 1966k, GA 8, S. 145; 1970d/1977g, GA 8, S. 240f.; 1991a, S. 56f.), finden sich in der Schrift von Jeffrey Masson voll bestätigt (vgl. Masson, 1986, S. 129ff.). Masson hat die Entstehung der Psychoanalyse anhand von Archivmaterial detailliert untersucht.

Nach neueren Forschungen, insbesondere von Marianne Krüll (1979) und Jeffrey Masson (1986), konnte Freud aus sozialen und persönlichen Gründen seine Entdeckung nicht aufrechterhalten, da er von sozialer Ächtung bedroht war und es diese Fälle von sexueller Verführung wahrscheinlich auch in seiner eigenen Familie gab.

Freud hatte sich zwar nie völlig von der Traumatheorie getrennt, weil es offenbar immer Fälle gab, bei denen in der Analyse erzählte Erlebnisse, insbesondere von Patientinnen, auf real geschehene Verführungen zurückgingen. In seiner Revision der Traumatheorie, die ihn schließlich zur Triebtheorie führte, meinte Freud, den spezifischen Einfluß der Phantasietätigkeit entdeckt zu haben. Das heißt: Frauen haben die in ihrer Kindheit geschehenen Verführungen nicht wirklich erlebt, sondern sie sich gewünscht, was Freud als Ausdruck des ödipalen Konflikts deutete, eines Konflikts, in dem die Rivalität des Kindes dem gleichgeschlechtlichen Elternteil gegenüber in Erscheinung tritt.

34 Unter *Trieb* läßt sich abgekürzt folgendes verstehen: Es handelt sich um ein Antriebsgeschehen, das unabhängig vom Bewußtsein in Gang kommt, jedoch durch Phantasien in Richtung und Stärke beeinflußt werden kann und auf Reduzierung bzw. Befriedigung der als Drang erlebten Triebspannung gerichtet ist (vgl. ausführlich: Laplanche/Pontalis, 1973, S. 525ff.).

35 Zur psychoanalytischen Begrifflichkeit des „wahren" und „falschen Selbst" vgl. insbesondere: H. Kohut, 1979; R.D. Laing, 1976 und 1977; D.W. Winnicott, 1974.

36 Obwohl Geiger die Eigenständigkeit und Unterschiedlichkeit beider Disziplinen, der Soziologie und der Pädagogik, betont, gesteht er eine Identität der Auffassung von Erziehung in beiden Wissenschaften zu:

„Die autonome Pädagogik wehrt sich dagegen, eine bloße Kunstlehre dafür zu sein, wie ein ihr von außen her vorgegebenes Ziel am Menschen verwirklicht werden solle. Sie wagt die Behauptung, der pädagogische Vorgang sei eigener Sonderart, trage in sich seine Gesetzlichkeit, die zu erforschen ihr allein aufgegeben sei. Es ist, wenn ich recht verstehe, der Gedanke der Bildsamkeit, der sich einerseits (passiv) als Entfaltungsfähigkeit des Menschen, andererseits (aktiv) als Gestaltungsdrang des Menschen darstellt. Während alle andern Wissenschaften diese beiden Funktionen notwendig auseinanderreißen, sieht eigentlich pädagogisches Denken (nach Ansicht der Autonomisten) die beiden Funktionen in einem einzigen Prozeß unlösbar miteinander verschmolzen. Damit bricht sowohl die Brücke zum pädagogischen Objektivismus (Kulturwert-Pädagogik) als auch zum pädagogischen Subjektivismus (Expressionismus und Naturalismus) ab.

Nach des Verfassers Überzeugung besteht hier eine unbedingte Übereinstimmung mit der Auffassung von der Erziehung, wie die erfahrungswissenschaftliche Soziologie diese Erscheinung sehen muß" (Geiger [1930], 1974, S. 91).

37 Dies ist jedoch nicht im Sinne einer strikten Aufgabenteilung gemeint. Geiger merkt kritisch an:

„Wie heute der Soziologe sich hütet, Prophezeiungen künftiger Gesellschaftsentwicklung in die Welt zu senden, so kann auch der autonome Pädagoge einsehen, daß ihm nicht zusteht, den Büttel und Kerkermeister einer heute errichteten Gesellschaftsform zu spielen, noch auch als göttliche Vorsehung in der Gesellschaftsgeschichte aufzutreten, indem er sein Wunschbild der Zukunft als 'das Erziehungsziel' propagiert. Er legt die gesellschaftliche Sendung des Erziehungsvorgangs zugrunde. Sie lautet: Vergesellschaftungsdrang und Drang zur Eigentätigkeit liebend fördern" (Geiger, a.a.O., S. 96).

Diese „Sendung" basiert nicht auf einem Wunschbild, sondern auf der Vorstellung der Bildsamkeit und der erfahrungswissenschaftlichen Einsicht in die gesellschaftliche Determiniertheit und Funktion von Erziehung. Wie F. Jonas über Theodor Geiger als einem der bedeutenden „Vertreter einer humanistisch engagierten Soziologie" sagt, verbindet sich in seinem Werk „das Bestreben, soziale Zusammenhänge als Faktizitäten ohne Einmischung metaphysischer Vorstellungen zu untersuchen, mit einem dezidierten Bekenntnis zu einer humanistischen Werthaltung" (Jonas, 1976, Bd. 2, S 249). Geiger geht es immer darum, „einen bestimmten Wert, zuletzt den des intellektuellen Humanismus, zur Grundlage und zum Bezugspunkt seiner soziologischen Arbeiten zu machen" (ebd.).

38 Die derzeitigen Grenzen einer Kooperation zwischen Soziologie und Erziehungswissenschaft lassen sich auch in wissenschaftshistorischer und -soziologischer Perspektive aufzeigen. So stellt W. Brinkmann zum Verhältnis von Soziologie und Pädagogik die folgende Diagnose, die ihren Ausgang daran nimmt, daß sich beide Disziplinen - statt interdisziplinäre Kooperation zu pflegen - überwiegend in Konkurrenz, Abschottung und Ausgrenzung zueinander verhalten:

„Das heißt: Es ist neben dem Interesse an 'reiner' wissenschaftlicher Erkenntnis auch ein Interesse an der Abgrenzung des eigenen Fachs, an der Sicherung von Reputation und Prestige, von Macht und Herrschaft, von Finanzquellen, Definitionsmonopolen usf. im akademischen Spiel. ... Jenseits aller programmatischen Beteuerungen scheint ... de facto noch immer zu gelten: Soziologie der Erziehung ist in Deutschland Soziologie und nichts als Soziologie, ein thematisch spezialisiertes und differenziertes Expertenwissen der soziologischen Profession, die ihre definitorische Herrschaftsposition und ihre etikettierende Macht sorgfältig hütet. ... Von den Soziologen wird auch kontrolliert, wer im einzelnen als 'Erziehungssoziologe' und was konkret als Soziologie der Erziehung gelten darf. ... Damit wird die 'Soziologie der Erziehung' soziologisch annektiert und vereinnahmt, und das vielversprechende Programm einer disziplinübergreifenden, 'integralen' Systematik wird unterlaufen und konterkariert von einer intradisziplinären Selbstbehauptung und Selbstbeschränkung. Die Kommunikation und Kooperation zwischen Soziologie und Pädagogik - den beiden konstitutiven Säulen der Soziologie der Erziehung - wird nachhaltig behindert, und die Vergewisserung der *historischen Identität* des Faches wird, einäugig, erheblich beeinträchtigt" (Brinkmann, 1986, S. 25f.).

39 Karl Mannheim sah bekanntlich in seiner Zeitdiagnose, in der er auch die gesellschaftliche Funktion der Soziologie erörterte, den Mangel an Bewußtheit als den „Mangel einer umfassenden soziologischen Orientierung". Bewußtheit war für ihn kein bloßes Wissen, sondern eine „Geisteshaltung", deren Verhinderung er als abhängig auch von unbewußter Angst betrachtete. „Unter 'Bewußtheit' (Gewahrwerden) verstehe ich nicht die bloße Ansammlung verstandesmäßig erfaßten Wissens. Bewußtheit bedeutet im Leben des Einzelnen sowohl wie in jenem der Gesamtheit die Bereitschaft, die eigene Lage als eine Ganzheit zu sehen und seine Handlungen nicht nur mit unmittelbaren Aufgaben und Zielen in Einklang zu bringen, sondern sich auf einen weiten Horizont einzustellen. ..." (Mannheim [1943], 1951, S. 89f.).

Diese und ähnliche Stellungnahmen Mannheims zur Aufgabe und Bedeutung des soziologischen Denkens lassen sich aus seiner erkenntnistheoretischen Position ableiten, derzufolge „die Gefährdung der Objektivität" schon bei der „Gegenstandskonstitution" einsetzt (Mannheim, 1964, S. 601). Das bloße Postulat der Wertfreiheit mache sich die Sache folglich zu leicht. Auch hat Mannheim - auf der Grundlage seiner Unterscheidung von Ideologie und Utopie - das auf Zukunft gerichtete verstehend-entwerfende Denken nicht pauschal als unwissenschaftlich verworfen. Trotz aller Differenzen, die sich zwischen Fromm und Mannheim herausarbeiten ließen, sind mit diesen kurzen Hinweisen doch einige entscheidende Ähnlichkeiten und Gemeinsamkeiten hypothetisch identifiziert, die zudem für das wissenschaftliche Selbstverständnis der Erziehungssoziologie und ihrer gesellschaftlichen Funktionen und Aufgaben relevante Themen bilden.

Anmerkungen zur Nachbemerkung

1 Die Frage, warum die Frommsche Theorie nicht schon früher Fragestellungen und Beiträge zur erziehungswissenschaftlichen Diskussion geliefert hat, wird von Bernhard Claußen mit einem Verweis auf die gesellschaftlichen Bedingungszusammenhänge der Nachkriegszeit in der Bundesrepublik beantwortet. Diese hätten die Rezeption der Kritischen Theorie auch in den Erziehungswissenschaften bis in die späten 60er Jahre verzögert (vgl. Claußen, 1989, S. 7ff.). Die schließlich einsetzende Rezeption zeigte sich vielerorts als punktuell und kurzatmig, mithin als modisch-opportunistisch, so daß das Verhältnis von Kritischer Theorie und Pädagogik mehr oder minder prekär blieb. „Die in der sozial-liberalen Ära einsetzende erziehungswissenschaftliche Rezeption der Kritischen Theorie war von Anfang an vor die Schwierigkeiten gestellt, die sich aus den Aporien der bis dahin führenden geisteswissenschaftlichen und allmählich sich etablierenden empirischen Pädagogik sowie aus deren Verwickeltheit mit bürgerlichem Idealismus und kapitalistischer Verwertungslogik gerade zwangsläufig ergeben mußten. Die vordergründige, Fundamentalkategorien der Frankfurter

Schule nicht eben selten zu Schlagworten degradierende und ansonsten im Aussagenzusammenhang beliebig wie in einem wissenschaftlichen Selbstbedienungsladen herumstochernde Adaption der Kritischen Theorie durch manche Vertreter Kritischer Erziehungswissenschaft und Kritischer Didaktik ist dafür symptomatisch. ..." (ebd., S. 8). Claußen weist auf Verkürzungen in den pädagogischen Rezeptionsversuchen hin, sieht jedoch die langfristig angelegte Möglichkeit, „Rezeptionsversäumnisse nachzuholen, Erziehungswissenschaft selbst als Kritische Theorie auszuarbeiten und pädagogisch reinterpretierte emanzipatorische Gesellschaftskritik in einem nicht-instrumentellen Sinne fruchtbar werden zu lassen" (S. 9).

2 An solchen Fragen ist problematisch, daß sie im Sinne des Entweder-Oder formuliert sind. Hätten Fromm und Marcuse ihre Position nicht unvermittelt gegenübergestellt, hätten sie nicht streiten können. Faßt man die verschiedenen Konzepte als Heuristiken, als Triebheuristik und Kulturheuristik, auf, dann sind sie wie zwei Schlüssel, die in dasselbe Schloß passen. Damit ist jedoch keine Aussage über das Schloß gemacht; die Aussage lautet lediglich: der Schlüssel paßt. Es ist nicht auszuschließen, daß es zwei verschiedene Schlüssel gibt, die dasselbe Schloß aufsperren (vgl. v. Glasersfeld, 1985, S. 20, 30f.). Von ihrer Wirklichkeit strukturierenden und beschreibenden Leistung her gesehen, erscheinen die Triebheuristik und die Kulturheuristik bei Marcuse bzw. Fromm gleichermaßen geeignet, als Grundlage humanistischer Kritik zu dienen und die Bedingungen und Folgen von Erziehung zu erfassen.

Literatur

Anmerkungen zum Aufbau des Literaturverzeichnisses

Das Literaturverzeichnis enthält im ersten Teil (I) Schriften von Erich Fromm, nach drei Rubriken geordnet, im zweiten Teil (II) Schriften anderer Autoren.

Die Schriften von Erich Fromm werden in der Regel nach der *Erich-Fromm-Gesamtausgabe (GA)* zitiert. In wenigen Ausnahmen wird auf andere Ausgaben verwiesen, die unter *Sonstige Ausgaben von Schriften Erich Fromms* aufgenommen sind. Soweit Arbeiten aus seinem Nachlaß herangezogen wurden, sind diese unter *Unveröffentlichte Manuskripte und Schriften aus dem Nachlaß* aufgeführt. Die nachgelassenen englisch verfaßten Originalmanuskripte sind noch unpubliziert; die meisten von ihnen sind jedoch in deutscher Übersetzung in die achtbändige Ausgabe der *Schriften aus dem Nachlaß* (Fromm, 1989a,b, 1990a,b, 1991a,b, 1992a,b) eingegangen. Der Nachlaß von Fromm befindet sich im Erich Fromm-Archiv (Ursrainer Ring 24, 7400 Tübingen).

In dem anschließenden zweiten Teil des Literaturverzeichnisses (II) sind die *Schriften anderer Autoren* aufgeführt, und zwar die benutzten und in der Regel zugänglichen neueren Ausgaben. Sofern die Erstveröffentlichung zeitlich von Belang ist, jedoch eine neuere Auflage oder deutsche Übersetzung zitiert wird, ist der Zeitpunkt der Erstveröffentlichung in eckigen Klammern hinzugefügt.

In diesem Teil ist auch eine Bibliographie der Sekundärliteratur zu Fromm vermerkt, die im Erich-Fromm-Archiv erarbeitet wurde und fortgeschrieben wird (derzeit vorliegende Ausgaben siehe unter: Funk, 1988, 1992).

I. Schriften von Erich Fromm

1. Erich Fromm: Gesamtausgabe (GA) in 10 Bänden, hrsg. von Rainer Funk, Stuttgart 1980/1981 (Deutsche Verlags-Anstalt).

Gliederung der Gesamtausgabe (GA)

Band 1: Analytische Sozialpsychologie (= GA 1)
Band 2: Analytische Charaktertheorie (= GA 2)
Band 3: Empirische Untersuchungen zum Gesellschafts-Charakter (= GA 3)
Band 4: Gesellschaftstheorie (= GA 4)
Band 5: Politik und Sozialistische Gesellschaftskritik (= GA 5)
Band 6: Religion (= GA 6)
Band 7: Aggressionstheorie (= GA 7)
Band 8: Psychoanalyse (= GA 8)
Band 9: Sozialistischer Humanismus und Humanistische Ethik (= GA 9)
Band 10: Gesamtregister, Zitatregister, Gesamtverzeichnis der Schriften Fromms (= GA 10)

Fromm, Erich, 1929a: Psychoanalyse und Soziologie, in: GA 1, S. 3-5.
Fromm, Erich, 1930a: Die Entwicklung des Christusdogmas. Eine psychoanalytische Studie zur sozialpsychologischen Funktion der Religion, in: GA 6, S. 11-68.
Fromm, Erich, 1931b: Politik und Psychoanalyse, in: GA 1, S. 31-36.
Fromm, Erich, 1932a: Über Methode und Aufgabe einer Analytischen Sozialpsychologie. Bemerkungen über Psychoanalyse und historischen Materialismus, in: GA 1, S. 37-57.
Fromm, Erich, 1932b: Die psychoanalytische Charakterologie und ihre Bedeutung für die Sozialpsychologie, in: GA 1, S. 59-77.
Fromm, Erich, 1935a: Die gesellschaftliche Bedingtheit der psychoanalytischen Therapie, in: GA 1, S. 115-138.
Fromm, Erich, 1936a: Studien über Autorität und Familie. Sozialpsychologischer Teil, in: GA 1, S. 139-187.
Fromm, Erich, 1936b: Autorität und Familie. Geschichte und Methoden der Erhebungen, in: GA 3, S. 225-230.
Fromm, Erich, 1937a: Zum Gefühl der Ohnmacht, in: GA 1, S. 189-206.
Fromm, Erich, 1941a: Die Furcht vor der Freiheit, in: GA 1, S. 215-392.
Fromm, Erich, 1944a: Individual and Social Origins of Neurosis, in: American Sociological Review, New York 9 (1944), S. 380-384.
Fromm, Erich, 1947a: Psychoanalyse und Ethik. Bausteine zu einer humanistischen Charakterologie, in: GA 2, S. 1-153.
Fromm, Erich, 1949c: Über psychoanalytische Charakterkunde und ihre Anwendung zum Verständnis der Kultur, in: GA 1, S. 207-214.
Fromm, Erich, 1955a: Wege aus einer kranken Gesellschaft, in: GA 4, S. 1-254.
Fromm, Erich, 1955b: Die Auswirkungen eines triebtheoretischen „Radikalismus" auf den Menschen. Eine Antwort auf Herbert Marcuse, in: GA 8, S. 113-120.
Fromm, Erich, 1955e: Psychoanalyse als Wissenschaft, in: GA 8, S. 3-20.
Fromm, Erich, 1956b: Eine Erwiderung auf Herbert Marcuse, in: GA 8, S. 121-122.
Fromm, Erich, 1957a: Der Mensch ist kein Ding, in: GA 8, S. 21-26.
Fromm, Erich, 1960a: Psychoanalyse und Zen-Buddhismus, in: GA 6, S. 301-358.
Fromm, Erich, 1960e: Vorwort zu A.S. Neill „Summerhill", in: GA 9, S. 409-414.
Fromm, Erich, 1961b: Das Menschenbild bei Marx, in: GA 5, S. 335-393.
Fromm, Erich, 1962a: Jenseits der Illusionen. Die Bedeutung von Marx und Freud, in: GA 9, S. 37-157.
Fromm, Erich, 1962c: Die philosophische Basis der Freudschen Psychoanalyse, in: GA 8, S. 223-230.
Fromm, Erich, 1963b: Der revolutionäre Charakter, in: GA 9, S. 343-353.
Fromm, Erich, 1963d: Der Ungehorsam als psychologisches und ethisches Problem, in: GA 4, S. 367-372.
Fromm, Erich, 1963f: Humanismus und Psychoanalyse, in: GA 9, S. 3-11.
Fromm, Erich, 1964a: Die Seele des Menschen. Ihre Fähigkeit zum Guten und zum Bösen, in: GA 2, S. 159-268.
Fromm, Erich, 1965b: Einleitung, in: GA 9, S. 13-17.
Fromm, Erich, 1965c: Die Anwendung der humanistischen Psychoanalyse auf die marxistische Theorie, in: GA 5, S. 399-411.
Fromm, Erich, 1966i: Zum Problem einer umfassenden philosophischen Anthropologie, in: GA 9, S. 19-27.
Fromm, Erich, 1966k: Der Ödipuskomplex. Bemerkungen zum „Fall des kleinen Hans", in: GA 8, S. 143-151.
Fromm, Erich, 1968a: Die Revolution der Hoffnung. Für eine Humanisierung der Technik, in: GA 4, S. 255-377.
Fromm, Erich, 1968g: Einleitung zu E. Fromm und R. Xirau „The Nature of Man", in: GA 9, S. 375-391.
Fromm, Erich, 1968h: Marx' Beitrag zum Wissen vom Menschen, in: GA 5, S. 421-432.

Fromm, Erich/Michael Maccoby, 1970b: Psychoanalytische Charakterologie in Theorie und Praxis. Der Gesellschafts-Charakter eines mexikanischen Dorfes, in: GA 3, S. 231-540.
Fromm, Erich, 1970c: Die Krise der Psychoanalyse, in: GA 8, S. 47-70.
Fromm, Erich, 1970d und 1977g: Freuds Modell des Menschen und seine gesellschaftlichen Determinanten, in: GA 8, S. 231-251.
Fromm, Erich, 1970e: Humanistische Planung, in: GA 9, S. 29-36.
Fromm, Erich, 1970i: Pro und Contra Summerhill, in: GA 9, S. 415-423.
Fromm, Erich, 1971b: Letter to Martin Jay, in: Erich Fromm und die Frankfurter Schule, 1992, S. 249-256.
Fromm, Erich, 1973a: Anatomie der menschlichen Destruktivität = GA 7.
Fromm, Erich, 1976a: Haben oder Sein. Die seelischen Grundlagen einer neuen Gesellschaft, in: GA 2, S. 269-414.
Fromm, Erich, 1976h: Letter to Der Spiegel, in: Der Spiegel, Hamburg, Nr. 24/1976 vom 7.6.1976, S. 203.
Fromm, Erich, 1979a: Sigmund Freuds Psychoanalyse - Größe und Grenzen, in: GA 8, S. 259-362.
Fromm, Erich, 1980a: Arbeiter und Angestellte am Vorabend des Dritten Reiches. Eine sozialpsychologische Untersuchung, in: GA 3, S. 1-230.

2. *Sonstige Ausgaben von Schriften Erich Fromms*

Fromm, Erich, 1970a: The Crisis of Psychoanalysis. Essays on Freud, Marx and Social Psychology, New York (Holt, Rinehart and Winston).
Fromm, Erich, 1970: Zur Theorie und Strategie des Friedens, in: Der Friede im nuklearen Zeitalter, 1970 (= 1970h).
Fromm, Erich, 1970a: (Diskussionsbeitrag), in: Der Friede im nuklearen Zeitalter, 1970, Teil II: Diskussionsschwerpunkte: Friede durch gesellschaftliche Veränderung? S. 224 ff.
Fromm, Erich/Michael Maccoby, 1970: Social Character in a Mexican Village, New Jersey, 1970 (= 1970b, GA 3).
Fromm, Erich/Michael Maccoby, 1970: Social Character in a Mexican Village, London, Prentice Hall 1970 (= 1970b, GA 3).
Fromm, Erich, 1973: The Crisis of Psychoanalysis. Essays on Freud, Marx and Social Psychology, Harmondsworth (Penguin Books) (= Fromm, Erich, 1970a).
Fromm, Erich, 1980: Arbeiter und Angestellte am Vorabend des Dritten Reiches. Eine sozialpsychologische Untersuchung, hrsg. von Wolfgang Bonß, Stuttgart (Deutsche Verlags-Anstalt) (= 1980a, GA 3).
Fromm, Erich, 1984: Über die Liebe zum Leben. Rundfunksendungen, Stuttgart (Deutsche Verlags-Anstalt), 2. Aufl.

3. *Unveröffentlichte Manuskripte und Schriften aus dem Nachlaß*

Fromm, Erich, u1956: Man and Society, 18 p. (unpublished; deutsche Übersetzung in: 1992a, S. 99-109; gekürzt).
Fromm, Erich, u1957a: Institute for the Science of Man, 8 p. (unpublished; deutsche Übersetzung in: 1991b, S. 133-143).
Fromm, Erich, u1957b: Freud's Concept of Sexuality and of the Libido and Some Other Concepts. Last Lecture of a Series Given at the New School for Social Research, 28.5.1957, 40 p. (unpublished).
Fromm, Erich, u1968: Epilogue. Infantilization and Despair Masquerading as Radicalism, 15 p. (unpublished; deutsche Übersetzung in: 1990a, S. 149-170).
Fromm, Erich, u1969a: The Sexual Revolution, 52 p. (unpublished; deutsche Übersetzung in: 1990a, S. 113-147).

Fromm, Erich, u1969b: The Desintegration of Societies. Contribution to the „Symposio sobre el concepto de la muerte." Academia Nacional de Medicina, Mexico, January 1969, 14 p. (unpublished; deutsche Übersetzung in: 1992b, S. 48-58).
Fromm, Erich, u1969c: Suggestions for a Dialectical Revision of Psychoanalysis, ca. 70 p. (unpublished; deutsche Übersetzung in: 1990a, S. 27-111).
Fromm, Erich, u1969d: Cultural vs. Biological Orientation in Psychoanalysis, 14 p. (unpublished; deutsche Übersetzung in: 1990a, S. 15-25).
Fromm, Erich, Letter to Martin Jay, 14th May 1971, 13 p. (in: Erich Fromm und die Frankfurter Schule, 1992, S. 249-256 [= Fromm, 1971b]).
Fromm, Erich, u1975: Some Suggestions to the Art of Living - Steps to Being, 117 p. (unpublished; deutsche Übersetzung in: 1989a, S. 23-126).
Fromm, Erich, u1978: On the Relativity of Conceptualization, 15 p. (unpublished).
Fromm, Erich, 1989a: Vom Haben zum Sein. Wege und Irrwege der Selbsterfahrung, hrsg. von Rainer Funk, Weinheim; Basel (Beltz) (= Schriften aus dem Nachlaß, Band 1) [darin: u1975].
Fromm, Erich, 1989b: Das jüdische Gesetz. Zur Soziologie des Diaspora-Judentums. Dissertation von 1922, hrsg. und bearb. von Rainer Funk und Bernd Sahler, Weinheim; Basel (Beltz) (= Schriften aus dem Nachlaß, Band 2).
Fromm, Erich, 1990a: Die Entdeckung des gesellschaftlichen Unbewußten. Zur Neubestimmung der Psychoanalyse in Theorie und Praxis, hrsg. von Rainer Funk, Weinheim; Basel (Beltz) (= Schriften aus dem Nachlaß, Band 3) [darin: u1968, u1969a, u1969c, u1969d].
Fromm, Erich, 1990b: Ethik und Politik. Antworten auf aktuelle politische Fragen, hrsg. von Rainer Funk, Weinheim; Basel (Beltz) (= Schriften aus dem Nachlaß, Band 4).
Fromm, Erich, 1991a: Von der Kunst des Zuhörens. Therapeutische Aspekte der Psychoanalyse, hrsg. von Rainer Funk, Weinheim; Basel (Beltz) (= Schriften aus dem Nachlaß, Band 5).
Fromm, Erich, 1991b: Die Pathologie der Normalität. Zur Wissenschaft vom Menschen, hrsg. von Rainer Funk, Weinheim; Basel (Beltz) (= Schriften aus dem Nachlaß, Band 6) [darin: u1957a].
Fromm, Erich, 1992a: Gesellschaft und Seele. Sozialpsychologie und psychoanalytische Praxis, hrsg. von Rainer Funk, Weinheim; Basel (Beltz) (= Schriften aus dem Nachlaß, Band 7) [darin: u1956].
Fromm, Erich, 1992b: Humanismus als reale Utopie, hrsg. von Rainer Funk, Weinheim; Basel (Beltz) (= Schriften aus dem Nachlaß, Band 8) [darin: u1969b].

II Schriften anderer Autoren

Adorno, Theodor W. [1927]: Der Begriff des Unbewußten in der transzendentalen Seelenlehre, in: Adorno, 1973, S. 78-322.
Adorno, Theodor W. [1944], 1951: Minima Moralia. Reflexionen aus dem beschädigten Leben, Frankfurt a.M.
Adorno, Theodor W. [1946]: Social Science and Sociological Tendencies in Psychoanalysis. Vortrag am 26.04.1946 in der Psychoanalytischen Gesellschaft zu San Francisco (unveröffentlicht; dt. Fassung siehe: Adorno, 1952).
Adorno, Theodor W. [1952], 1972a: Die revidierte Psychoanalyse, in: Adorno, 1972, S. 20-41.
Adorno, Theodor W. [1955], 1972b: Zum Verhältnis von Soziologie und Psychologie, in: Adorno, 1972, S. 42-85.
Adorno, Theodor W. [1966], 1972c: Postscriptum, in: Adorno, 1972, S. 86-92.
Adorno, Theodor W. [1959], 1972d: Theorie der Halbbildung, in: Adorno, 1972, S. 93-121.
Adorno, Theodor W., 1970: Erziehung zur Mündigkeit. Vorträge und Gespräche mit Hellmut Becker 1959-1969, Frankfurt a.M. (Suhrkamp).
Adorno, Theodor W., 1973: Philosophische Frühschriften (= Gesammelte Schriften, Bd. 1), hrsg. von Rolf Tiedemann, Frankfurt a.M. (Suhrkamp).
Adorno, Theodor W., 1972: Soziologische Schriften I (= Gesammelte Schriften, Bd. 8), hrsg. von Rolf Tiedemann, Frankfurt a.M. (Suhrkamp).

Adorno, Theodor W., 1975: Soziologische Schriften II (= Gesammelte Schriften, Bd. 9 in zwei Halbbänden), hrsg. von Rolf Tiedemann, Frankfurt a.M. (Suhrkamp).
Adorno, Theodor W./Else Frenkel-Brunswik/Daniel J. Levinson, 1950: The Authoritarian Personality, New York, Evanston, London (Harper & Row, Publishers).
Adorno-Konferenz 1983, 1983: hrsg. von Ludwig von Friedeburg/Jürgen Habermas, Frankfurt a.M. (Suhrkamp).
Analytische Sozialpsychologie, 1980: 2 Bände, hrsg. von Helmut Dahmer, Frankfurt a.M. (Suhrkamp).
Anders, Günther, 1980: Die Antiquiertheit des Menschen. Band I: Über die Seele im Zeitalter der zweiten industriellen Revolution, München (Verlag C.H. Beck), 5. Aufl.
Anders, Günther, 1981: Die Antiquiertheit des Menschen. Band II: Über die Zerstörung des Lebens im Zeitalter der dritten industriellen Revolution, München (Verlag C.H. Beck), 2. Aufl.
Anshen, Ruth Nanda, 1974: „Authority and Power". Erich Fromm and Herbert Marcuse, in: Journal of Social Philosophy, 5/1974, p. 1-8.
Antiautoritäre Erziehung oder die Erziehung der Erzieher. Soziales Lernen in Erwachsenengruppen, 1972: hrsg. von Hans-Werner Saß, Stuttgart (J.B. Metzlersche Verlagsbuchhandlung).
Arbeiter-Angestellten-Enquete, siehe: Fromm, Erich, 1980a, GA 3.
Ariès, Philippe, 1977: Geschichte der Kindheit, München; Wien (Hanser), 4. Aufl.
Arnason, Johann P., 1986: Die Dialektik der Aufklärung und die postfunktionalistische Gesellschaftstheorie, in: Die Frankfurter Schule und die Folgen, 1986, S. 207-222.
Autopoiesis, Communication and Society. The theory of autopoietic systems in the social sciences, 1980: edited by Frank Benseler, Frankfurt a.M.; New York (Campus).
Bader, Armin, 1988: Erkenntnis und Liebe. Entwurf eines neuen Paradigmas von Wissenschaft, Weinheim (Deutscher Studien Verlag).
Balint, Alice/Michael Balint, 1969: Die Urformen der Liebe und die Technik der Psychoanalyse, Frankfurt a.M. (Fischer).
Behrendt, Richard F.,1962: Der Mensch im Lichte der Soziologie. Versuch einer Besinnung auf Dauerndes und Wandelbares im gesellschaftlichen Verhalten, Stuttgart, Berlin, Köln, Mainz (W. Kohlhammer), 4. Aufl.
Belgrad, Jürgen, u.a., 1987: Alfred Lorenzer und die Idee einer psychoanalytischen Sozialforschung - Eine Einleitung, in: Zur Idee einer psychoanalytischen Sozialforschung, 1987, S. 9-24.
Benner, Dietrich, 1978: Hauptströmungen der Erziehungswissenschaft. Eine Systematik traditioneller und moderner Theorien, München (Paul List Verlag), 2. neubearb. u. erw. Aufl.
Berger, Peter L./Thomas Luckmann [1966], 1974: Die gesellschaftliche Konstruktion der Wirklichkeit. Eine Theorie der Wissenssoziologie, Frankfurt a.M. (S. Fischer Verlag), 4. Aufl.
Bernfeld, Siegfried [1926]: Sozialismus und Psychoanalyse, in: Marxismus - Psychoanalyse - Sexpol, 1970.
Bierhoff, Beatrix/Burkhard Bierhoff, 1991: Jenseits der Antipädagogik. Radikale Erziehungskritik nach Erich Fromm, in: Erich Fromm und die Kritische Pädagogik, 1991, S. 58-83.
Bierhoff, Burkhard, 1982: Das Theorie-Praxis-Verhältnis. Überlegungen zum Handlungswert theoretischer Ansätze für soziale Praxis, Schwerte (Freistühler).
Bierhoff, Burkhard, 1984: Außerschulische Jugendarbeit. Orientierungen zur Geschichte - Theorie und Praxis eines sozialpädagogischen Handlungsfeldes, Essen (Verlag Die Blaue Eule) (= Sozialpädagogik in der Blauen Eule, Bd. 1).
Bierhoff, Burkhard, 1985: Kleines Manifest zur kritisch-humanistischen Erziehung. Pädagogik nach Erich Fromm, Dortmund (Alternativverlag).
Bierhoff, Burkhard, 1986a: Erich Fromms Beitrag zur Soziologie. Notizen zur Analyse und Kritik soziologischer Theorien. In: Beiträge zu Soziologie und Politik. Reader, hrsg. von Rita G. Fischer, Frankfurt a.M. (R.G. Fischer), S. 18-41.

Bierhoff, Burkhard, 1986b: Erich Fromms Beitrag zur Pädagogik. Notizen zur pädagogischen Dimension des Frommschen Denkens. In: Beiträge zur Pädagogik. Politik. Reader, hrsg. von Rita G. Fischer, Frankfurt a.M. (R.G. Fischer), S. 9-22.

Bierhoff, Burkhard, 1987: Erziehung und Identität zwischen Haben und Sein. In: Erich Fromm und die Pädagogik, 1987, S. 95-113.

Bierhoff, Burkhard, 1991a: Revidierte Psychoanalyse. Über „Erich Fromm, Die Entdeckung des gesellschaftlichen Unbewußten. Zur Neubestimmung der Psychoanalyse (= Schriften aus dem Nachlaß, Band 3), hrsg. von Rainer Funk, Beltz Verlag, Weinheim und Basel 1990", in: Sozialwissenschaftliche Literatur Rundschau, Heft 22, 14. Jg./1991, S. 44-48.

Bierhoff, Burkhard, 1991b: Erich Fromm und das Institut für Sozialforschung, in: Erich Fromm und die Kritische Theorie, 1991, S. 55-81.

Bierhoff, Burkhard, 1991c: Triebstruktur oder soziale Beziehungen. Anmerkungen zur Kulturismus-Debatte, in: Erich Fromm und die Kritische Theorie, 1991, S. 128-168.

Bierhoff, Burkhard, 1992: Vom Gesellschafts-Charakter zum produktiven Ideal. Pädagogische Implikationen der Frommschen Sozialpsychologie, in: Erich Fromm und die Frankfurter Schule, 1992.

Bittner, Günther, 1980: Narzißmus und „falsches Selbst" des Kindes. Anmerkungen zu einem Buch von Alice Miller, in: Zeitschrift für Pädagogik, 26. Jg./1980, Nr. 1, S. 99-106.

Bohannan, Paul, 1973: Rethinking Culture. A Project for Current Anthropologists, in: Current Anthropology, Vol. 14, No. 4, October 1973, p. 357-372.

Bonß, Wolfgang, 1980: Kritische Theorie und empirische Sozialforschung. Anmerkungen zu einem Fallbeispiel, in: Erich Fromm, 1980: Arbeiter und Angestellte am Vorabend des Dritten Reiches. Eine sozialpsychologische Untersuchung, hrsg. von Wolfgang Bonß, Stuttgart (Deutsche Verlags-Anstalt), S. 7-46.

Bonß, Wolfgang, 1982: Die Einübung des Tatsachenblicks. Zur Struktur und Veränderung empirischer Sozialforschung, Frankfurt a.M. (Suhrkamp).

Bonß, Wolfgang, 1982a: Psychoanalyse als Wissenschaft und Kritik. Zur Freudrezeption der Frankfurter Schule, in: Sozialforschung als Kritik, 1982, S. 367-425.

Bonß, Wolfgang, 1983: Empirie und Dechiffrierung von Wirklichkeit. Zur Methodologie bei Adorno, in: Adorno-Konferenz 1983, S. 201-225.

Bonß, Wolfgang/Norbert Schindler, 1982: Kritische Theorie als interdisziplinärer Materialismus, in: Sozialforschung als Kritik, 1982, S. 31-66.

Bookchin, Murray, 1985: Marx, Freud und der Verrat an der Natur, in: Psychologie heute (September) 1985, S. 47-51.

Bourdieu, Pierre, 1970: Zur Soziologie der symbolischen Formen, Frankfurt a.M. (Suhrkamp).

Bourdieu, Pierre/Jean-Claude Passeron, 1971: Die Illusion der Chancengleichheit, Stuttgart (Klett).

Bourdieu, Pierre/Jean-Claude Passeron, 1973: Grundlagen einer Theorie der symbolischen Gewalt, Frankfurt a.M. (Suhrkamp).

Brandt, Gerhard, 1981: Ansichten kritischer Sozialforschung 1930-1980, in: Gesellschaftliche Arbeit und Rationalisierung, 1981, S. 9-56.

Brandt, Gerhard, 1986: Max Horkheimer und das Projekt einer materialistischen Gesellschaftstheorie, in: Max Horkheimer heute, 1986, S. 279-297.

Braunmühl, Ekkehard von, 1976: Antipädagogik, Weinheim (Beltz).

Breuer, Stefan, 1984: Adornos Anthropologie, in: Leviathan, 12. Jg., Heft 3/1984, S. 336-353.

Brinkmann, Wilhelm, 1986: Zur Geschichte der Pädagogischen Soziologie in Deutschland. Dogmenhistorische Studien zu ihrer Entstehung und Entwicklung, Würzburg (Königshausen + Neumann).

Brückner, Peter, 1973: Freiheit, Gleichheit, Sicherheit. Von den Widersprüchen des Wohlstands, Frankfurt a.M. (Fischer).

Brunkhorst, Hauke, 1983: Paradigmakern und Theoriendynamik der Kritischen Theorie der Gesellschaft. Personen und Programme, in: Soziale Welt, Jg. 34/1983, S. 22-56.

Burger, Hotimir, 1986: Anthropologie als Anhaltspunkt der Kritischen Theorie, in: Die Frankfurter Schule und die Folgen, 1986, S. 179-190.

Burrow, Trigant, 1926/1927: Insanity A Social Problem, in: The American Journal of Sociology, Vol. 32/1926-1927, p. 80-87.
Chodorow, Nancy Julia, 1985: Beyond Drive Theory. Object Relations and the Limits of Radical Individualism, in: Theory and Society, Jg. 14/1985, S. 271-319.
Chrzanowski, Gerard, 1973: Das psychoanalytische Werk von Karen Horney, Harry Stuck Sullivan und Erich Fromm, in: Die Psychologie des Zwanzigsten Jahrhundert, Band 3, Zürich (Kindler), 1977, S. 497-507.
Clarkson, John [1958], 1963: Die Aufgabe der Sexual-Feindlichkeit. Die soziale Bedeutung der ethischen Entsexualisierung der Psychoanalyse durch Dr. Erich Fromm, in: Dinge der Zeit. Zeitschrift für inhaltliche Demokratie, Heft 30, Juni 1963, S. 57-89.
Claußen, Bernhard, 1985: Politische Bildung und kritische Theorie. Fachdidaktisch-methodische Dimensionen emanzipatorischer Sozialwissenschaft, Opladen (Leske u. Budrich) (= Schriften zur politischen Didaktik, Bd. 16).
Claußen, Bernhard, 1989: Zur Relevanz der Sozialpsychologie Erich Fromms für die Kritische Pädagogik der Gegenwart. In: Sozialwissenschaftliche Literatur Rundschau, Heft 18, 12. Jg. 1989, S. 7-18.
Claussen, Detlev, 1981: Spuren der Befreiung, in: Spuren der Befreiung, 1981, S. 11-45.
Cooley, Charles Horton [1902/1922], 1964: Human Nature and the Social Order, New York (Schocken Books).
Cooley, Charles Horton, 1906/1907: Social Consciousness, in: The American Journal of Sociology, Vol. 12/1906-1907, p. 675-694.
Cooley, Charles Horton, 1912/1913: The Institutional Character of Pecuniary Valuation, in: The American Journal of Sociology, Vol. 18/1912-1913, p. 543-555.
Cooley, Charles Horton, 1913/1914: The Sphere of Pecuniary Valuation, in: The American Journal of Sociology, Vol. 19/1913-1914, p. 188-203.
Cooley, Charles Horton, 1920/1921: Reflections upon the Sociology of Herbert Spencer, in: The American Journal of Sociology, Vol. 26/1920-1921, p. 129-145.
Cooley, Charles Horton, 1926/1927: The Roots of Social Knowledge, in: The American Journal of Sociology, Vol. 32/1926-1927, p. 59-79.
Dahmer, Helmut, 1971: Psychoanalyse und historischer Materialismus, in: Psychoanalyse als Sozialwissenschaft, 1971, S. 60-92.
Dahmer, Helmut, 1972: Wilhelm Reich - Seine Stellung zu Freud und Marx, in: Psychoanalyse - Sexpol, Band 2, 1972, S. 80-115.
Denecke, Wulf, 1982: Gehorsame Söhne (für Alice Miller), in: Kindheit 4, 1982, S. 191-211.
Der Friede im nuklearen Zeitalter. Eine Kontroverse zwischen Realisten und Utopisten. 4. Salzburger Humanismusgespräch, 1970: hrsg. von Oskar Schatz, München (Manz).
Der Stachel Freud. Beiträge und Dokumente zur Kulturismus-Kritik, 1980: hrsg. von Bernard Görlich, Frankfurt a.M. (Suhrkamp).
Der unbekannte Fromm. Biographische Studien, 1987: hrsg. von Lutz von Werder, Frankfurt a.M. (Haag + Herchen) (= Forschungen zu Erich Fromm, Band 2).
Die erfundene Wirklichkeit. Wie wissen wir, was wir zu wissen glauben? Beiträge zum Konstruktivismus, 1985: hrsg. von Paul Watzlawick, München (Serie Piper), 2. Aufl.
Die Frankfurter Schule und die Folgen. Referate eines Symposiums, 1986: hrsg. von Axel Honneth/Alfred Wellmer, Berlin; New York (de Gruyter).
Drewermann, Eugen, 1986: Der tödliche Fortschritt. Von der Zerstörung der Erde und des Menschen im Erbe des Christentums, Regensburg (Verlag Friedrich Pustet), 4. erw. u. berichtigte Aufl.
Dubiel, Helmut, 1978: Wissenschaftsorganisation und politische Erfahrung. Studien zur frühen Kritischen Theorie, Frankfurt a.M. (Suhrkamp).
Dubiel, Helmut, 1988: Kritische Theorie der Gesellschaft. Eine einführende Rekonstruktion von den Anfängen im Horkheimer-Kreis bis Habermas, Weinheim u. München (Juventa).
Durkheim, Emile [1895], 1961: Die Regeln der soziologischen Methode, Neuwied am Rhein (Hermann Luchterhand Verlag) [1965, 2. Aufl.].
Durkheim, Emile [1922], 1972: Erziehung und Soziologie, Düsseldorf (Schwann).

Ehrenpromotion Leo Löwenthal am 22. Mai 1985. Dokumentation, hrsg. von Siegfried J. Schmidt, Universität-Gesamthochschule Siegen, Fachbereich Sprach-und Literaturwissenschaften, Siegen 1985.
Entfremdung, 1975: hrsg. von Heinz-Horst Schrey, Darmstadt (Wissenschaftliche Buchgesellschaft) (= Wege der Forschung, Band CDXXXVII).
Erich Fromm - Ansprachen und Dokumente zur Verleihung des Kulturpreises der Stadt Dortmund. Nelly-Sachs-Preis am 9. Dezember 1979 [= Mitteilungen aus dem Literaturarchiv bei der Stadt-und Landesbibliothek Dortmund, Heft 7].
Erich Fromm. Materialien zu seinem Werk, 1978: hrsg. von Adalbert Reif, Wien; München; Zürich (Europaverlag).
Erich Fromm und die Frankfurter Schule, 1992: hrsg. von Michael Keßler und Rainer Funk, Tübingen (Francke Verlag).
Erich Fromm und die Kritische Pädagogik, 1991: hrsg. von Johannes Claßen, Weinheim; Basel (Beltz).
Erich Fromm und die Kritische Theorie, 1991: Jahrbuch der Internationalen Erich-Fromm-Gesellschaft, Band 2, Münster (Lit-Verlag).
Erich Fromm und die Pädagogik. Gesellschafts-Charakter und Erziehung, 1987: hrsg. von Johannes Claßen, Weinheim; Basel (Beltz).
Faraday, Ann, 1972: Befreiung von der emotionalen Pest - Aufhebung der entfremdeten Normalität, in: Antiautoritäre Erziehung oder die Erziehung der Erzieher, 1972, S. 33-41.
Fetscher, Iring, 1986: Zur aktuellen politischen Bedeutung der Frankfurter Schule, in: Die Frankfurter Schule und die Folgen, 1986, S. 3-7.
Fetscher, Iring, Zur kritischen Theorie der Sozialwissenschaften in Adornos „Minima Moralia", in: Die Frankfurter Schule und die Folgen, 1986, S. 223-244.
Flitner, Andreas, 1985: Konrad, sprach die Frau Mama ... Über Erziehung und Nicht-Erziehung, München; Zürich (Serie Piper), erw. Neuausg.
Francis, Emerich K., 1965: Wissenschaftliche Grundlagen soziologischen Denkens, Bern, München (Francke Verlag).
Freud, Anna [1936], o.J.: Das Ich und die Abwehrmechanismen, München (Kindler).
Freud, Sigmund [1930], Das Unbehagen in der Kultur, in: Freud, Sigmund, 1953, S. 63-129.
Freud, Sigmund, 1953: Abriß der Psychoanalyse. Das Unbehagen in der Kultur, Frankfurt a.M. (Fischer Bücherei).
Freud in der Gegenwart, 1957: Ein Vortragszyklus der Universitäten Frankfurt und Heidelberg (= Frankfurter Beiträge zur Soziologie, Bd. 6), Frankfurt a.M. (Europäische Verlagsanstalt).
Friesenhahn, Günter J., 1985: Kritische Theorie und Pädagogik. Horkheimer, Adorno, Fromm, Marcuse, Berlin (Express-Edition).
Fromm, Erich: siehe unter „I Schriften von Erich Fromm"
Funk, Rainer, 1978: Mut zum Menschen. Erich Fromms Denken und Werk, seine humanistische Religion und Ethik, Stuttgart (Deutsche Verlags-Anstalt).
Funk, Rainer, 1979: Laudatio. Zur Verleihung des Nelly-Sachs-Preises der Stadt Dortmund an Erich Fromm, in: Erich Fromm - Ansprachen und Dokumente, 1979, S. 13-22.
Funk, Rainer, 1980: Einleitung des Herausgebers, in: GA 1, S. IX-XLVIII.
Funk, Rainer, 1981: Einleitung, in: GA 10, S. VII-XI.
Funk, Rainer, 1983: Erich Fromm (= rororo Bildmonographie), Reinbek bei Hamburg (Rowohlt).
Funk, Rainer, 1984: Erich Fromm. Radikaler Humanismus - humanistischer Radikalismus, in: Grundprobleme der großen Philosophen, 1984, S. 78-112.
Funk, Rainer, 1988: Bibliographie der Literatur über Erich Fromm, Tübingen (Veröffentlichung des Erich-Fromm-Archivs).
Funk, Rainer, 1992a: Nachtrag zur Bibliographie der Literatur über Erich Fromm, in: Wissenschaft vom Menschen/Science of Man, Band 3/1992, S. 187-255.
Funk, Rainer, 1992b: Nachtrag zum Gesamtverzeichnis der Schriften Erich Fromms, in: Wissenschaft vom Menschen/Science of Man, Band 3/1992, S. 171-185.
Geiger, Theodor [1930], 1974: Erziehung als Gegenstand der Soziologie, in: Soziologie der Erziehung, 1974, S. 85-105.

Gerth, Hans/C. Wright Mills [1953], 1970: Person und Gesellschaft. Die Psychologie sozialer Institutionen, Frankfurt a.M., Bonn (Athenäum).
Gesellschaftliche Arbeit und Rationalisierung. Neuere Studien aus dem Institut für Sozialforschung in Frankfurt am Main, 1981: Opladen (Westdeutscher Verlag), (= Leviathan: Sonderheft 4).
Gespräche mit Herbert Marcuse, 1978: Gesprächsteilnehmer: Herbert Marcuse, Jürgen Habermas, Tilman Spengler, Silvia Bovenschen, Marianne Schuller, Berthold Rothschild, Theo Pinkus, Erica Sherover, Heinz Lubasz, Alfred Schmidt, Ralf Dahrendorf, Karl Popper, Rudi Dutschke, Hans Christoph Buch, Frankfurt a.M. (Suhrkamp).
Geulen, Dieter, 1980: Die historische Entwicklung sozialisationstheoretischer Paradigmen, in: Handbuch der Sozialisationsforschung, 1982, S. 15-49.
Geulen, Dieter/Klaus Hurrelmann, 1982: Zur Programmatik einer umfassenden Sozialisationstheorie, in: Handbuch der Sozialisationsforschung, 1982, S. 51-69.
Glasersfeld, Ernst von, 1985: Einführung in den radikalen Konstruktivismus, in: Die erfundene Wirklichkeit, 1985, S. 16-38.
Gmünder, Ulrich, 1985: Kritische Theorie. Horkheimer, Adorno, Marcuse, Habermas, Stuttgart (Metzler).
Görlich, Bernard, 1979: Individuum und Gesellschaft bei Erich Fromm. Zum Versuch der Synthese von Freud und Marx im Frommschen Gesamtwerk, Inauguraldissertation zur Erlangung des Grades eines Doktors der Philosophie im Fachbereich Gesellschaftswissenschaften der Johann Wolfgang Goethe-Universität zu Frankfurt am Main.
Görlich, Bernard, 1980: Die Kulturismus-Revisionismus-Debatte. Anmerkungen zur Problemgeschichte der Kontroverse um Freud, in: Der Stachel Freud, 1980.
Görlich, Bernard, 1987: „So muß denn doch die Hexe dran" - Über die Erkenntnisfunktion der Freudschen Metapsychologie, in: Zur Idee einer psychoanalytischen Sozialforschung, 1987, S. 27-50.
Görlich, Bernard, 1988: Im Streit um das Freudsche Erbe. Marcuse, Fromm und die Aktualität der psychoanalytischen Kulturismus-Debatte, in: Text + Kritik, Heft 98: Herbert Marcuse, April 1988, S. 44-61.
Görlich, Bernard, 1991: Die Wette mit Freud. Drei Studien zu Herbert Marcuse, Frankfurt a.M. (Nexus)
Görlich, Bernard/Alfred Lorenzer/Alfred Schmidt, 1980: Der Stachel Freud. Beiträge zur Kulturismus-Kritik, hrsg. von Bernard Görlich, Frankfurt a.M. (Suhrkamp).
Goodman, Paul [1945], 1989: Die politische Bedeutung einiger neuerer Revisionen an Freud. Mit einer Erwiderung von C. Wright Mills u. Patricia J. Salter und der Antwort von Paul Goodman, in: Paul Goodman: Natur heilt. Psychologische Essays, hrsg. v. Taylor Stoehr, Köln (Edition Humanistische Psychologie) 1989, S. 71-99.
Gouldner, Alvin W., 1974: Die westliche Soziologie in der Krise, Reinbek (Rowohlt).
Grundprobleme der großen Philosophen, 1984: Philosophie der Gegenwart VI: Bloch - Benjamin - Fromm - Hartmann - Tillich - Guardini, hrsg. von Josef Speck, Göttingen (Vandenhoeck u. Ruprecht).
Gruschka, Andreas, 1988: Negative Pädagogik. Einführung in die Pädagogik mit Kritischer Theorie, Wetzlar (Büchse der Pandora) (= Band 1 der Schriftenreihe des Instituts für Pädagogik und Gesellschaft, Münster).
Gstettner, Peter, 1981: Die Eroberung des Kindes durch die Wissenschaft, Reinbek (Rowohlt).
Gulian, Constantin, 1973: Versuch einer marxistischen philosophischen Anthropologie, Darmstadt, Neuwied (Hermann Luchterhand Verlag).
Habermas, Jürgen, 1965: Erkenntnis und Interesse, in: Jürgen Habermas, 1971b, S. 146-168.
Habermas, Jürgen, 1971a: Theorie und Praxis. Sozialphilosophische Studien, Frankfurt a.M. (Suhrkamp).
Habermas, Jürgen, 1971b: Technik und Wissenschaft als „Ideologie", Frankfurt a.M. (Suhrkamp), 5. Aufl.
Habermas, Jürgen, 1973: Legitimationsprobleme im Spätkapitalismus, Frankfurt a.M. (Suhrkamp).

Habermas, Jürgen, 1980: Die Frankfurter Schule in New York [1980], in: Habermas, Jürgen, 1987, S. 411-425.
Habermas, Jürgen, 1981a: Theorie des kommunikativen Handelns, Band 1: Handlungsrationalität und gesellschaftliche Rationalisierung, Frankfurt a.M. (Suhrkamp).
Habermas, Jürgen, 1981b: Theorie des kommunikativen Handelns, Band 2: Zur Kritik der funktionalistischen Vernunft, Frankfurt a.M. (Suhrkamp).
Habermas, Jürgen, 1981c: Kleine politische Schriften (I-IV), Frankfurt a.M. (Suhrkamp).
Habermas, Jürgen, 1984: Vorstudien und Ergänzungen zur Theorie des kommunikativen Handelns, Frankfurt a.M. (Suhrkamp).
Habermas, Jürgen, 1985a: Die Neue Unübersichtlichkeit. Kleine Politische Schriften V, Frankfurt a.M. (Suhrkamp).
Habermas, Jürgen, 1985b: Der philosophische Diskurs der Moderne, Frankfurt a.M. (Suhrkamp).
Habermas, Jürgen, 1986a: Bemerkungen zur Entwicklungsgeschichte des Horkheimerschen Werkes, in: Max Horkheimer heute, 1986, S. 163-179.
Habermas, Jürgen, 1986b: Drei Thesen zur Wirkungsgeschichte der Frankfurter Schule, in: Die Frankfurter Schule und die Folgen, 1986, S. 8-12.
Habermas, Jürgen, 1987: Philosophisch-politische Profile, erw. Ausg., Frankfurt a.M (Suhrkamp).
Handbuch der Sozialisationsforschung, 1982: hrsg. von Klaus Hurrelmann und Dieter Ulich, Weinheim; Basel (Beltz), 2. Aufl.
Haselberg, Peter von, 1977: Wiesengrund-Adorno, in: Theodor W. Adorno, 1977.
Heine, Wolfgang, 1983: Methodologischer Individualismus. Zur geschichtsphilosophischen Begründung eines sozialwissenschaftlichen Konzeptes, Würzburg (Königshausen + Neumann).
Hejl, Peter M., 1980: The Problem of a Scientific Description of Society, in: Autopoiesis, Communication and Society, 1980, S. 147-161.
Heller, Agnes, 1977: Instinkt, Aggression, Charakter. Einleitung zu einer marxistischen Sozialanthropologie, Hamburg; Berlin (Verlag für das Studium der Arbeiterbewegung).
Henecka, Hans Peter, 1980: Grundkurs Erziehungssoziologie, Freiburg (Herder).
Herrmann, Berndt, 1978: Theodor W. Adorno. Seine Gesellschaftstheorie als ungeschriebene Erziehungslehre. Ansätze zu einer dialektischen Begründung der Pädagogik als Wissenschaft, Bonn (Bouvier) (= Abhandlungen zur Philosophie, Psychologie und Pädagogik, Band 126).
Hirsch, Mathias, 1987: Realer Inzest. Psychodynamik des sexuellen Mißbrauchs in der Familie, Berlin; Heidelberg; New York; London; Paris; Tokyo (Springer).
Homans, George Caspar, 1972: Theorie der sozialen Gruppe, Opladen (Westdeutscher Verlag), 6. Aufl.
Hondrich, Karl Otto, 1975: Menschliche Bedürfnisse und soziale Steuerung. Eine Einführung in die Sozialwissenschaft, Reinbek (Rowohlt).
Honneth, Axel, 1989: Kritische Theorie. Vom Zentrum zur Peripherie einer Denktradition, in: Kölner Zeitschrift für Soziologie und Sozialpsychologie, Jg. 41/1989, S. 1-32.
Horkheimer, Max, 1931: Die gegenwärtige Lage der Sozialphilosophie und die Aufgaben eines Instituts für Sozialforschung, in: Horkheimer, Max, 1972, S. 33-46.
Horkheimer, Max, 1932: Vorwort, in: Zeitschrift für Sozialforschung, Jg. 1/1932, S. I-IV.
Horkheimer, Max, 1932a: Bemerkungen über Wissenschaft und Krise, in: Zeitschrift für Sozialforschung, Jg. 1/1932, S. 1-7.
Horkheimer, Max, 1932b: Geschichte und Psychologie, in: Zeitschrift für Sozialforschung, Jg. 1/1932, S. 125-144.
Horkheimer, Max, 1935: Bemerkungen zur philosophischen Anthropologie, in: Zeitschrift für Sozialforschung, Jg. 4/1935, S. 1-25.
Horkheimer, Max, 1936: Egoismus und Freiheitsbewegung. Zur Anthropologie des bürgerlichen Zeitalters, in: Zeitschrift für Sozialforschung, Jg. 5/1936, S. 161-234.
Horkheimer, Max, 1937: Traditionelle und kritische Theorie, in: Zeitschrift für Sozialforschung, Jg. 6/1937, S. 245-294.
Horkheimer, Max, 1950: The Lessons of Fascism, in: Tensions that Cause Wars, 1950, S. 209-242.
Horkheimer, Max [1948], 1950a: Diskussionsbeitrag zu: Sullivan, 1950, in: Tensions that Cause Wars, 1950, S. 136-138.

Horkheimer, Max, 1970: Traditionelle und kritische Theorie. Vier Aufsätze, Frankfurt a.M.; Hamburg (Fischer Bücherei).
Horkheimer, Max, 1970b: siehe unter: Max Horkheimer. Verwaltete Welt, 1970.
Horkheimer, Max, 1972: Sozialphilosophische Studien. Aufsätze, Reden und Vorträge 1930-1972, hrsg. von Werner Brede, Frankfurt a.M. (Fischer Athenäum Taschenbücher - Sozialwissenschaften).
Horkheimer, Max, 1972a: Gesellschaft im Übergang. Aufsätze, Reden und Vorträge 1942-1970, hrsg. von Werner Brede, Frankfurt a.M. (Fischer Athenäum Taschenbücher - Sozialwissenschaften).
Horkheimer, Max/Theodor W. Adorno, 1957: Vorrede, in: Freud in der Gegenwart, 1957, S. IX-XII.
Horkheimer, Max/Theodor W. Adorno [1944], 1971: Dialektik der Aufklärung. Philosophische Fragmente, Frankfurt a.M. (Fischer).
Horkheimer, Max, 1976: Das Schlimme erwarten und doch das Gute versuchen. Ein Gespräch mit Professor Dr. Max Horkheimer, in: Gerhard Rein, 1976, S. 149-188.
Horn, Klaus, 1968: Fragen einer psychoanalytischen Sozialpsychologie, in: Psyche, Jg. 22/1968, S. 896-911.
Horn, Klaus, 1971: Insgeheime kulturistische Tendenzen der modernen psychoanalytischen Orthodoxie, in: Psychoanalyse als Sozialwissenschaft, 1971, S. 93-151.
Horn, Klaus, 1972: Psychoanalyse - Anpassungslehre oder kritische Theorie des Subjekts? in: Marxismus - Psychoanalyse - Sexpol, Band 2, 1972, S. 116-159.
Horney, Karen [1939], 1977: Neue Wege in der Psychoanalyse, München (Kindler), 2. Aufl.
Horney, Karen [1942], 1984a: Selbstanalyse, Frankfurt a.M. (Fischer).
Horney, Karen [1945], 1984b: Unsere inneren Konflikte. Neurosen in unserer Zeit - Entstehung, Entwicklung und Lösung, Frankfurt a.M. (Fischer).
Horney, Karen [1950], 1985: Neurose und menschliches Wachstum. Das Ringen um Selbstverwirklichung, Frankfurt a.M. (Fischer).
Hurrelmann, Klaus, 1983: Das Modell des produktiv realitätverarbeitenden Subjekts in der Sozialisationsforschung, in: Zeitschrift für Sozialisationsforschung und Erziehungssoziologie, 3. Jg., 1/1983, S. 91-103.
Hurrelmann, Klaus, 1986: Einführung in die Sozialisationstheorie. Über den Zusammenhang von Sozialstruktur und Persönlichkeit, Weinheim; Basel (Beltz).
Hurrelmann, Klaus/Martin Mürmann/Jochen Wissinger, 1986: Persönlichkeitsentwicklung als produktive Realitätverarbeitung, in: Zeitschrift für Sozialisationsforschung und Erziehungssoziologie, 6. Jg., 1/1986, S. 91-109.
Huygen, Barbara, 1987: Der Gesellschafts-Charakter - eine Herausforderung für die Pädagogik. Erziehungswissenschaftliche Untersuchungen der „Analytischen Sozialpsychologie" Erich Fromms, Essen (Verlag Die Blaue Eule) (= Gesellschaftstheorie und Soziale Praxis, Bd. 2).
Ideologie. Ideologiekritik und Wissenssoziologie, 1972: herausgegeben und eingeleitet von Kurt Lenk, Neuwied; Berlin (Luchterhand), 6. Aufl.
Internationales Soziologenlexikon, 1980: Band 1. Beiträge über bis Ende 1969 verstorbene Soziologen, hrsg. von Wilhelm Bernsdorf u. Horst Knospe, Stuttgart (Enke), 2. neubearb. Aufl.
Internationales Soziologenlexikon, 1980: Band 2. Beiträge über lebende oder nach 1969 verstorbene Soziologen, hrsg. von Wilhelm Bernsdorf u. Horst Knospe, Stuttgart (Enke), 2. neubearb. Aufl.
Jacob, François, 1972: Die Logik des Lebenden. Von der Urzeugung zum genetischen Code, Frankfurt a.M. (S. Fischer).
Jacoby, Russell [1975], 1978: Soziale Amnesie. Eine Kritik der konformistischen Psychologie von Adler bis Laing, Frankfurt a.M. (Suhrkamp).
Jacoby, Russell, 1985: Die Verdrängung der Psychoanalyse oder Der Triumph des Konformismus, Frankfurt a.M. (S. Fischer Verlag).

Jahoda, Marie/Paul Lazarsfeld/Hans Zeisel [1932], 1960: Die Arbeitslosen von Marienthal. Ein soziographischer Versuch mit einem Anhang zur Geschichte der Soziographie, Allensbach; Bonn (Verlag für Demoskopie).

Jahrbuch Arbeiterbewegung, 1979: Band 6: Grenzen gewerkschaftlicher Politik, hrsg. von Claudio Pozzoli, Frankfurt a.M. (Fischer).

Jahrbuch der Internationalen Erich-Fromm-Gesellschaft, siehe: Wissenschaft vom Menschen, 1990ff.

Jay, Martin [1973], 1976: Dialektische Phantasie. Die Geschichte der Frankfurter Schule und des Instituts für Sozialforschung 1923-1950, Frankfurt a.M. (S. Fischer Verlag).

Jay, Martin, 1982: Positive und negative Totalität. Adornos Alternativentwurf zur interdisziplinären Forschung, in: Sozialforschung als Kritik, 1982, S. 67-86.

Johach, Helmut, 1986: Analytische Sozialpsychologie und gesellschaftskritischer Humanismus. Eine Einführung in das Denken Erich Fromms, Dortmund (Alternativverlag).

Johach, Helmut, 1987: Charakterbildung und Familienerziehung - Primäre Sozialisation nach Erich Fromm, in: Erich Fromm und die Pädagogik, 1987, S. 114-126.

Johansen, Erna M., 1978: Betrogene Kinder. Eine Sozialgeschichte der Kindheit, Frankfurt a.M. (Fischer Taschenbuch Verlag).

Jonas, Friedrich, 1976: Geschichte der Soziologie. 2 Bände, Reinbek (Rowohlt).

Kappner, Hans-Hartmut, 1977: Adornos Reflexionen über den Zerfall des bürgerlichen Individuums, in: Theodor W. Adorno, 1977.

Kardiner, Abram, 1939: The Individual and His Society. The Psychodynamics of Primitive Social Organization, New York (Columbia University Press).

Kardiner, Abram [1945], 1948: The Psychological Frontiers of Society, New York (Columbia University Press), 4. Aufl.

Kardiner, Abram/Edward Preble [1961], 1974: Wegbereiter der modernen Anthropologie, Frankfurt a.M. (Suhrkamp).

Kempe, Ruth S./C. Henry Kempe, 1980: Kindesmißhandlung, Stuttgart (Klett-Cotta).

Kernberg, Otto F., 1978: Borderline-Störungen und pathologischer Narzißmus, Frankfurt a.M. (Suhrkamp).

Kernberg, Otto F., 1981: Objektbeziehungen und Praxis der Psychoanalyse, Stuttgart (Klett-Cotta).

Kernberg, Otto F., 1988: Innere Welt und äußere Realität. Anwendungen der Objektbeziehungstheorie, München (Verlag Internationale Psychoanalyse).

Kernberg, Otto F., 1977: Normaler und pathologischer Narzißmus im Wandel. In: Psychoanalyse im Wandel, Frankfurt a.M. (Suhrkamp).

Kiss, Gabor, 1972: Einführung in die soziologischen Theorien I. Vergleichende Analyse soziologischer Hauptrichtungen, Opladen (Westdeutscher Verlag).

Kiss, Gabor, 1973: Einführung in die soziologischen Theorien II. Vergleichende Analyse soziologischer Hauptrichtungen, Opladen (Westdeutscher Verlag).

Kiss, Gabor, 1986: Grundzüge und Entwicklung der Luhmannschen Systemtheorie, Stuttgart (Enke).

Kiss, Gabor, 1987: Paradigmawechsel in der Kritischen Theorie. Jürgen Habermas' intersubjektiver Ansatz, Stuttgart (Enke).

Klassiker der Erziehungssoziologie, 1987: hrsg. von Klaus Plake, Düsseldorf (Schwann).

Klein, Erich, 1987: Die Theorie des Subjekts bei Erich Fromm, Frankfurt; New York (Campus).

Klein, Melanie, 1962: Das Seelenleben des Kleinkindes und andere Beiträge zur Psychoanalyse, Stuttgart (Klett).

Klein-Landskron, Erich, 1988: Die Marxrezeption Erich Fromms, Tübingen (vervielfältigtes Manuskript, hrsg. von der Internationalen Erich-Fromm-Gesellschaft).

Kleining, Gerhard, 1988: Rezension [zu Alfred Schmidt/Norbert Altwicker (Hrsg.), Max Horkheimer heute: Werk und Wirkung, Frankfurt a.M. (Fischer Taschenbuch Verlag), 1986], in: Soziologische Revue, Jg. 11/1988, S. 89 f.

Kluge, Alexander/Oskar Negt, 1974: Kritische Theorie und Marxismus. Radikalität ist keine Sache des Willens sondern der Erfahrung, s'Gravenhage (rotdruck).

König, Helmut, 1985a: Was leistet die Psychoanalyse für die Erklärung gesellschaftlicher Verhältnisse? - Über Alexander Mitscherlich, in: Leviathan Jg. 13/1985, Heft 2, S. 219-237.
König, Helmut, 1985b: Marx und Freud und die Aufklärung, in: Leviathan, Jg. 13/1985, Heft 4, S. 453-475.
Koestler, Arthur, 1978: Der Mensch - Irrläufer der Evolution. Eine Anatomie der menschlichen Vernunft und Unvernunft, Bern; München (Scherz).
Kofler, Leo, 1973: Aggression und Gewissen. Grundlegung einer anthropologischen Erkenntnistheorie, München (Carl Hanser Verlag).
Kofler, Leo, 1982: „Mit einer Zehe im echten Reich der Freiheit stehen", in: Psychologie heute, Januar 1982, S. 43-51.
Kohut, Heinz, 1976: Narzißmus. Eine Theorie der psychoanalytischen Behandlung narzißtischer Persönlichkeitsstörungen, Frankfurt a.M. (Suhrkamp).
Kohut, Heinz, 1979: Die Heilung des Selbst, Frankfurt (Suhrkamp).
Kolakowski, Leszek, 1979: Die Hauptströmungen des Marxismus. Entstehung - Entwicklung - Zerfall. Dritter Band, München; Zürich (R. Piper & Co. Verlag) [darin über Erich Fromm und Herbert Marcuse: S. 413-421, 431-457].
Kritik und Interpretation der Kritischen Theorie, 1975: Aufsätze über Adorno, Horkheimer, Marcuse, Benjamin, Habermas, Giessen (Verlag Andreas Achenbach).
Kritische Theorie und Pädagogik der Gegenwart. Aspekte und Perspektiven der Auseinandersetzung, 1987: hrsg. von F. Hartmut Paffrath, Weinheim (Deutscher Studien-Verlag).
Krüll, Marianne, 1979: Freud und sein Vater. Die Entstehung der Psychoanalyse und Freuds ungelöste Vaterbindung, München (Beck).
Kultur und Institution. Aufsätze und Vorträge aus der Sektion für Soziologie, 1982: hrsg. von Horst Jürgen Helle, Berlin (Duncker u. Humblot) (= Sozialwissenschaftliche Abhandlungen der GÖrres-Gesellschaft, Bd. 9).
Kutter, Peter, 1989: Moderne Psychoanalyse. Eine Einführung in die Psychologie unbewußter Prozesse, München, Wien (Verlag Internationale Psychoanalyse).
Lämmle, Micaela/Jürgen Lodemann, 1980: (Erich Fromm, geboren am 23. März 1900, gestorben am 18. März 1980) Die Kranken sind die Gesündesten. Ein Interview, geführt kurz vor seinem Tode, in: Die Zeit, Nr. 13, 21. März 1980.
Laing, Ronald D., 1976: Das geteilte Selbst. Eine existentielle Studie über geistige Gesundheit und Wahnsinn, Reinbek bei Hamburg (Rowohlt).
Laing, Ronald D., 1977: Das Selbst und die Anderen, Reinbek bei Hamburg (Rowohlt).
Laplanche, Jean/Jean-Bertrand Pontalis, 1973: Das Vokabular der Psychoanalyse, 2 Bde., Frankfurt a.M. (Suhrkamp).
Lasch, Christopher, 1987: Geborgenheit. Die Bedrohung der Familie in der modernen Welt, München (Deutscher Taschenbuch Verlag).
Lazarsfeld, Paul F., 1962: The Sociology Of Empirical Social Research, in: American Sociological Review, Vol. 27, No. 6, December 1962, p. 757-767.
Lazarsfeld, Paul F., 1975: Eine Episode in der Geschichte der empirischen Sozialforschung, in: Parsons/Shils/Lazarsfeld, 1975, S. 147-225.
Lehmann, Thomas/Jürgen Oelkers, 1981: Liberalismus, Ideologiekritik und Antipädagogik, in: Zeitschrift für Pädagogik, 27. Jg./1981, Nr. 1, S. 105-125.
Leithäuser, Thomas, 1987: Individuum u. Weltanschauung - Ein Beitrag zur psychoanalytischen Massenpsychologie, in: Zur Idee einer psychoanalytischen Sozialforschung, 1987, S. 163-179.
Lenk, Hans/Roland Simon-Schaefer, 1981: Vernunft - Wissenschaft - Praxis. Zur Kritik der „Kritischen Theorie", in: Politik und Zeitgeschichte, B 50/81, S. 41-60.
Lenk, Kurt, 1972: Marx in der Wissenssoziologie. Studien zur Rezeption der Marxschen Ideologiekritik, Neuwied; Berlin (Luchterhand).
Lenk, Kurt, 1972a: Problemgeschichtliche Einleitung, in: IdeologieKritik und Wissenssoziologie, 1972, S. 15-59.
Leo Löwenthal im Gespräch mit Friederike Hassauer, in: Ehrenpromotion Leo Löwenthal, 1985, S. 56-69.

Lienert, Franz, 1977: Theorie und Tradition. Zum Menschenbild im Werke Horkheimers, Dissertation zur Erlangung der Würde eines Doktors der Philosophie, vorgelegt der Philosophisch-Historischen Fakultät der Universität Basel, Bern; Frankfurt a.M.; Las Vegas (Peter Lang).

Lindesmith, Alfred R./Anselm L. Strauß, 1950: A Critique of Culture-Personality Writings, in: American Sociological Review, October 1950, p. 587-600.

Lindner, Burkhardt, 1977: Herrschaft als Trauma. Adornos Gesellschaftstheorie zwischen Marx und Benjamin, in: Theodor W. Adorno, 1977, S. 72-91.

Linton, Ralph [1945], 1974: Gesellschaft, Kultur und Individuum. Interdisziplinäre sozialwissenschaftliche Grundbegriffe, Frankfurt a.M. (S. Fischer Verlag).

Löwenthal, Leo, 1980: Mitmachen wollte ich nie. Ein autobiographisches Gespräch mit Helmut Dubiel, Frankfurt a.M. (Suhrkamp).

Löwenthal, Leo, 1984: Judaica, Vorträge, Briefe (= Schriften, Band 4, hrsg. von Helmut Dubiel), Frankfurt a.M. (Suhrkamp).

Lorenzer, Alfred, 1971: Symbol, Interaktion und Praxis, in: Psychoanalyse als Sozialwissenschaft, 1971, S. 9-59.

Lorenzer, Alfred, 1985: Die Wahrheit der psychoanalytischen Erkenntnis. Ein historisch-materialistischer Entwurf, Frankfurt a.M. (Suhrkamp), 2. Aufl.

Lorenzer, Alfred, 1986: Psychoanalyse als kritische Theorie, in: Max Horkheimer heute, 1986, S. 259-278.

Lorenzer, Alfred, 1988: Freud. Die Natürlichkeit des Menschen und die Sozialität der Natur, in: Psyche, Jg. 42/1988, Heft 5, S. 426-438.

Lorenzer, Alfred, u.a., 1971: Psychoanalyse als Sozialwissenschaft, Frankfurt a.M. (Suhrkamp) [= Psychoanalyse als Sozialwissenschaft, 1971].

Luhmann, Niklas, 1972: Soziologische Aufklärung. Aufsätze zur Theorie sozialer Systeme, Band 1, Opladen (Westdeutscher Verlag), 3. Aufl.

Luhmann, Niklas, 1984: Soziale Systeme. Grundriß einer allgemeinen Theorie, Frankfurt a.M. (Suhrkamp).

Lukàcs, Georg, 1970: Geschichte und Klassenbewußtsein. Studien über marxistische Dialektik, Neuwied; Berlin (Luchterhand).

Lynd, Robert S./Helen M. Lynd, 1929: Middletown. A Study in Contemporary American Culture, New York.

Lynd, Robert S./Helen M. Lynd, 1937: Middletown in Transition. A Study in Cultural Conflicts, New York.

Maccoby, Michael, 1980: Work and Human Development, in: Professional Psychology, Vol. 11, No. 3, June 1980, S. 509-519.

Maccoby, Michael, 1982: Social Character vs. The Productive Ideal. The Contribution And Contradiction in Fromm's View Of Man, in: Praxis International, 1982, S. 70-83.

Maccoby, Michael/Richard Margolies/Jan Erik Rendahl, 1985: Gesellschafts-Charakter und Partizipatorische Sozialforschung. Strategie und Methoden, Washington, Stockholm (vervielfältigtes Manuskript; hrsg. von der Internationalen Erich-Fromm-Gesellschaft).

Mahler, Margaret S., 1972: Symbiose und Individuation. Band 1: Psychosen im frühen Kindesalter, Stuttgart (Klett).

Mahler, Margaret S., 1975: Symbiose und Individuation. In: Psyche, Jg. 29/1975, S. 609-625.

Mahler, Margaret S., u.a., 1978: Die psychische Geburt des Menschen. Symbiose und Individuation, Frankfurt a.M. (Fischer).

Mannheim, Karl [1943], 1951: Diagnose unserer Zeit. Gedanken eines Soziologen, Zürich; Wien; Konstanz (Europa Verlag).

Mannheim, Karl, 1964: Wissenssoziologie. Auswahl aus dem Werk, eingel. u. hrsg. von Kurt H. Wolff, Neuwied; Berlin (Luchterhand).

Mannheim, Karl/W.A.C. Stewart, 1973: Einführung in die Soziologie der Erziehung, Düsseldorf (Schwann).

Marcuse, Herbert [1955], 1978: Triebstruktur und Gesellschaft. Ein philosophischer Beitrag zu Sigmund Freud, Frankfurt a.M. (Suhrkamp), (60.-62. Tsd.).

Marcuse, Herbert, 1955a: The Social Implications of Freudian 'Revisionism', in: Dissent, New York 1 (Summer 1955), S. 221-240 (= ders. [1955], 1978, S. 234-269 [Epilog. Kritik des neofreudianischen Revisionismus]).
Marcuse, Herbert, 1956/1967: Aggressivität in der gegenwärtigen Industriegesellschaft, in: Analytische Sozialpsychologie, 1980, S. 452-470.
Marcuse, Herbert, 1956a: A Reply to Erich Fromm, in: Dissent, New York 3 (Winter 1956), S. 79-81.
Marcuse, Herbert, 1957a: Trieblehre und Freiheit, in: Freud in der Gegenwart, 1957, S. 401-424.
Marcuse, Herbert, 1957b: Die Idee des Fortschritts im Lichte der Psychoanalyse, in: Freud in der Gegenwart, 1957, S. 425-440.
Marcuse, Herbert, 1963: Das Veralten der Psychoanalyse, in: Marcuse, 1965, S. 85-106.
Marcuse, Herbert [1964], 1970: Der eindimensionale Mensch, Neuwied; Berlin (Luchterhand).
Marcuse, Herbert, 1965: Kultur und Gesellschaft 2, Frankfurt a.M. (Suhrkamp).
Marcuse, Herbert, 1966: Repressive Toleranz, in: Spuren der Befreiung, 1981, S. 220-249.
Marcuse, Herbert, 1967a: Befreiung von der Überflußgesellschaft, in: Kursbuch, hrsg. von Hans Magnus Enzensberger, Kursbuch 16, März 1969, S. 185-198.
Marcuse, Herbert [1967b], 1980. Das Ende der Utopie. Vorträge und Diskussionen in Berlin 1967, Frankfurt a.M.
Marcuse, Herbert, 1969: Versuch über die Befreiung, Frankfurt a.M. (Suhrkamp).
Marcuse, Herbert, 1970a: Der Friede als gesellschaftliche Lebensform, in: Der Friede im nuklearen Zeitalter, 1970, S. 85-93.
Marcuse, Herbert, 1971: Gesellschaftliche und psychologische Repression. Die politische Aktualität Freuds, in: Der Stachel Freud, Görlich u.a., 1980, S. 186-192.
Marcuse, Herbert, 1978a: Protosozialismus und Spätkapitalismus - Versuch einer revolutionstheoretischen Synthese von Bahros Ansatz, in: Spuren der Befreiung, 1981, S. 89-116.
Marcuse, Herbert, 1979: Die Angst des Prometheus. 25 Thesen zu Technik und Gesellschaft, in: die Tageszeitung 31.7.79, S. 3.
Marx, Karl [1890], 1972: Das Kapital. Kritik der politischen Ökonomie (= MEW, Band 23, Berlin [Dietz Verlag]).
Marx, Karl/Friedrich Engels, 1973: Deutsche Ideologie (= MEW, Band 3, Berlin [Dietz Verlag]).
Marx, Karl, 1974: Grundrisse der Kritik der Politischen Ökonomie (Rohentwurf) 1857-1858, Berlin (Dietz Verlag), 2. Aufl.
Marxismus - Psychoanalyse - Sexpol, Band 1, 1970: hrsg. von Hans-Peter Gente, Frankfurt a.M.; Hamburg (Fischer).
Marxismus - Psychoanalyse - Sexpol, Band 2: Aktuelle Diskussion, 1972: hrsg. von Hans-Peter Gente, Frankfurt a.M.; Hamburg (Fischer).
Masson, Jeffrey, 1986: Was hat man dir, du armes Kind, getan? Sigmund Freuds Unterdrückung der Verführungstheorie, Reinbek (Rowohlt).
Maturana, Humberto R., 1980: Man and Society, in: Autopoiesis, Communication and Society, 1980, S. 11-31.
Mause, Lloyd de, 1977: Hört ihr die Kinder weinen, Frankfurt a.M. (Suhrkamp).
Max Horkheimer. Verwaltete Welt. Gespräch zwischen Prof. Dr. Max Horkheimer und Otmar Hersche, Zürich 1970 (Verlags AG Die Arche).
Max Horkheimer heute. Werk und Wirkung, 1986: hrsg. von Alfred Schmidt und Norbert Altwicker, Frankfurt a.M. (Fischer).
Max Horkheimer in Selbstzeugnissen und Bilddokumenten, 1973: dargestellt von Helmut Gumnior und Rudolf Ringguth, Reinbek bei Hamburg (Rowohlt-bildmonographien).
McCarthy, Thomas, 1986: Philosophie und Wissenssoziologie. Zur Aktualität der Kritischen Theorie, in: Die Frankfurter Schule und die Folgen, 1986, S. 113-127.
Mead, George Herbert, 1976: Sozialpsychologie, Darmstadt (Wissenschaftliche Buchgesellschaft).
Mead, George Herbert, 1976a: Cooleys Beitrag zum soziologischen Denken in Amerika, in: Mead, 1976, S. 366-391.

Mead, Margaret, 1974: Der Konflikt der Generationen. Jugend ohne Vorbild, München (Deutscher Taschenbuch Verlag).
Mendel, Gérard, 1972: Generationskrise. Eine soziopsychoanalytische Studie. Literatur der Psychoanalyse, hrsg. von Alexander Mitscherlich, Frankfurt a.M. (Suhrkamp).
Mendel, Gérard, 1973: Plädoyer für die Entkolonisierung des Kindes. Sozio-Psychoanalyse der Autorität, Olten; Freiburg i.Br. (Walter-Verlag).
Mertens, Wolfgang, 1987: Psychoanalyse im Wandel, in: Psychologie heute (März) 1987, S. 63-69.
Miller, Alice, 1979: Das Drama des begabten Kindes und die Suche nach dem wahren Selbst, Frankfurt a.M. (Suhrkamp).
Miller, Alice, 1980: Am Anfang war Erziehung, Frankfurt a.M. (Suhrkamp).
Miller, Alice, 1981: Du sollst nicht merken, Frankfurt a.M. (Suhrkamp).
Miller, Alice, 1985: Bilder einer Kindheit, Frankfurt a.M. (Suhrkamp).
Miller, Alice, 1988a: Der gemiedene Schlüssel, Frankfurt a.M. (Suhrkamp).
Miller, Alice, 1988b: Das verbannte Wissen, Frankfurt a.M. (Suhrkamp).
Mills, Charles Wright, 1973: Kritik der soziologischen Denkweise, Darmstadt; Neuwied (Luchterhand).
Mollenhauer, Klaus, 1972: Theorien zum Erziehungsprozeß. Zur Einführung in erziehungswissenschaftliche Fragestellungen, München (Juventa) (= Grundfragen der Erziehungswissenschaft, Band 1).
Morin, Edgar, 1972: Der revolutionäre und der revolutionierte Mensch, in: Marxismus - Psychoanalyse - Sexpol, Band 2, 1972, S. 160-177.
Morin, Edgar, 1974: Das Rätsel des Humanen. Grundfragen einer neuen Anthropologie, München, Zürich (Piper).
Mumford, Lewis, 1980: Mythos der Maschine. Kultur, Technik und Macht, Frankfurt a.M. (Fischer Taschenbuch Verlag), 16.-20. Tsd.
Mumford, Lewis, 1981: Hoffnung oder Barbarei. Die Verwandlungen des Menschen, Frankfurt a.M. (Eichborn).
Neel, Ann F., 1983: Handbuch der psychologischen Theorien, Frankfurt a.M. (Fischer).
Negt, Oskar, 1971: Soziologische Phantasie und exemplarisches Lernen. Zur Theorie und Praxis der Arbeiterbildung. Überarbeitete Neuausgabe, Frankfurt a.M. (Europäische Verlagsanstalt).
Negt, Oskar, 1974: 50 Jahre Institut für Sozialforschung. Eine Rede - gehalten am 5. Juli 1974 in der Universität Frankfurt, in: Kluge/Negt, 1974, S. 115-132.
Negt, Oskar/Alexander Kluge, 1972: Öffentlichkeit und Erfahrung. Zur Organisationsanalyse von bürgerlicher und proletarischer Öffentlichkeit, Frankfurt a.M. (Suhrkamp).
Negt, Oskar/Alexander Kluge, 1981: Geschichte und Eigensinn, Frankfurt a.M. (Zweitausendeins).
Nischk, Peter, 1976: Kursbuch für die Seele. Nutzen und Elend der Psychotherapie, München (C. Bertelsmann Verlag).
Nolte, Helmut, 1970: Psychoanalyse und Soziologie. Die Systemtheorien Sigmund Freuds und Talcott Parsons', Bern; Stuttgart; Wien (Verlag Hans Huber).
Nolte, Helmut, 1972: Aufklärung und Realitätsabwehr in der psychoanalytischen Sozialpsychologie, in: Helmut Nolte/Irmingard Staeuble, Zur Kritik der Sozialpsychologie, München (Hanser) 1972, S. 67-155.
Oelkers, Jürgen, 1983: Antipädagogik. Herausforderung und Kritik, Braunschweig (Agentur Pedersen).
Opp, Karl-Dieter, 1983: Die Entstehung sozialer Normen. Ein Integrationsversuch soziologischer, sozialpsychologischer und ökonomischer Erklärungen, Tübingen (Mohr).
Ottomeyer, Klaus, 1977: Ökonomische Zwänge und menschliche Beziehungen. Soziales Verhalten im Kapitalismus, Reinbek bei Hamburg (Rowohlt).
Ottomeyer, Klaus, 1982: Gesellschaftstheorien in der Sozialisationsforschung, in: Handbuch der Sozialisationsforschung, 1982, S. 161-193.

Pädagogik und Psychoanalyse. Beiträge zur Geschichte, Theorie und Praxis einer interdisziplinären Kooperation, 1985: hrsg. von Günther Bittner/Christoph Ertle, Würzburg (Königshausen u. Neumann).
Parsons, Talcott, 1968: Beiträge zur soziologischen Theorie, Neuwied am Rhein, Berlin (Luchterhand), 2. Aufl. (= Soziologische Texte, Bd. 15).
Parsons, Talcott, 1972: Das System moderner Gesellschaften, München (Juventa) (= Grundfragen der Soziologie, Bd. 15).
Parsons, Talcott, 1975: Gesellschaften. Evolutionäre und komparative Perspektiven, Frankfurt a.M. (Suhrkamp).
Parsons, Talcott, 1976: Zur Theorie sozialer Systeme, Opladen (Westdeutscher Verlag) (= Studienbücher zur Sozialwissenschaft, Bd. 14).
Parsons, Talcott/Edward Shils/Paul F. Lazarsfeld, 1975: Soziologie - autobiographisch. Drei kritische Berichte zur Entwicklung einer Wissenschaft, München (Deutscher Taschenbuch Verlag), Stuttgart (Ferdinand Enke Verlag).
Petersen, Gisela, 1983: Kinder-Schäden. Über Ursache und Therapie psychischer Defekte, in: Kursbuch, hrsg. von K.M. Michel und T. Spengler, Juni 1983, S. 131-142.
Petrovic, Gajo, 1986a: Die Bedeutung der Frankfurter Schule heute, in: Die Frankfurter Schule und die Folgen, 1986, S. 13-24.
Petrovic, Gajo, 1986b: Die Frankfurter Schule und die Zagreber Philosophie der Praxis, in: Die Frankfurter Schule und die Folgen, 1986, S. 59-85.
Pfaff, Konrad, 1981: Freiheit und Liebe wider die „Ordnungen". Ein Versuch zu einer „Anarchie" des Friedens, Wellen (Mammut-Presse).
Pfaff, Konrad, 1984: Lernen und Lieben wider die Ordnungen, Dortmund (Verlag Subjektsolidarität).
Pfaff, Konrad/Stefanie Krenn, 1984a: Mut-Willige Grenzüberschreitung. Des Selbstverneiners Selbstentlassung aus dem Gefängnis, Dortmund (Verlag Subjektsolidarität).
Pfaff, Konrad/Stefanie Krenn, 1984b: Die Herausforderung des Helfens. Ein Lese-und Reflexionsbuch, Dortmund (Verlag Subjektsolidarität).
Pioniere der Tiefenpsychologie, 1979: hrsg. von Josef Rattner, Wien-München-Zürich.
Pongratz, Ludwig A., 1979: Schule und Sozialcharakter. Pädagogische Reflexionen im Anschluß an Erich Fromm, in: Zeitschrift für Pädagogik, Jg. 25/1979 (Heft 2, April 1979), S. 169-180.
Prechtl, Peter, 1983: Bedürfnisstruktur und Gesellschaft. Die Problematik der Vermittlung von Bedürfnis des Menschen und gesellschaftlicher Versagung bei Gehlen, Fromm und Marcuse, Würzburg (Königshausen u. Neumann) (= Studien zur Anthropologie, Bd. 3).
Preising, Wulf, 1973: Vorwort des Herausgebers, in: Mannheim/Stewart, 1973, S. 7-16.
Preuß, Ulrich K., 1975: Bildung und Herrschaft. Beiträge zu einer politischen Theorie des Bildungswesens, Frankfurt a.M. (Fischer).
Psychoanalyse als Sozialwissenschaft, 1971: Mit Beiträgen von Alfred Lorenzer, Helmut Dahmer, Klaus Horn, Karola Brede, Enno Schwanenberg, Frankfurt a.M. (Suhrkamp).
Psychoanalyse, Marxismus und Sozialwissenschaften. Aufsätze, 1972: s'Gravenhage, 2. verb. Aufl.
Rattner, Josef, 1983: Psychologie der zwischenmenschlichen Beziehungen. Eine Einführung in die Sozialpsychologie Harry Stack Sullivans, Frankfurt a.M. (Fischer).
Reich, Wilhelm [1933], 1973: Charakteranalyse, Frankfurt a.M. (Fischer).
Reich, Wilhelm, 1971: Die sexuelle Revolution. Zur charakterlichen Selbststeuerung des Menschen, Frankfurt a.M. (Fischer).
Reijen, Willem van, 1986: Philosophie als Kritik. Einführung in die Kritische Theorie, Königstein/Ts. (Athenäum).
Reimann, Bruno W., 1973: Psychoanalyse und Gesellschaftstheorie, Darmstadt; Neuwied (Luchterhand).
Reimann, Bruno W., 1991: Der Gesellschaftsbezug der Psychoanalyse. Zur gesellschafts- und wissenschaftstheoretischen Debatte in der Psychoanalyse, Darmstadt (Wiss. Buchges.).
Reimann, Horst, 1979: Basale Soziologie. Hauptprobleme, Opladen (Westdeutscher Verlag), 2. verb. Aufl.

Rein, Gerhard, 1976: Dienstagsgespräche mit Zeitgenossen, Stuttgart; Berlin (Kreuz-Verlag).
Reinhold, Gerd, 1982: Sozialisation: Personbildung und Gesellschaft, in: Kultur und Institution, 1982, S. 107-129.
Richter, Horst E., 1969: Eltern, Kind und Neurose. Die Rolle des Kindes in der Familie, Reinbek bei Hamburg (Rowohlt).
Rickert, John, 1983, The Fromm-Marcuse Debate Revisited (unveröffentl. Manuskript).
Rickert, John, 1986: The Fromm-Marcuse Debate Revisited, in: Theory and Society, Jg. 15/1986, S. 351-400 (deutsche Übersetzung in: Erich Fromm und die Kritische Theorie, 1991, S. 82-127).
Riemann, Fritz, 1985: Grundformen der Angst. Eine tiefenpsychologische Studie, München (Reinhardt), 270.Tsd.
Riesman, David/Reuel Denney/Nathan Glazer [1950], 1967: Die einsame Masse. Eine Untersuchung der Wandlungen des amerikanischen Charakters, Reinbek bei Hamburg (Rowohlt), 79.-85.Tsd.
Rolff, Hans-G., 1973: Sozialisation und Auslese durch die Schule, Heidelberg (Quelle & Meyer) (= Gesellschaft und Erziehung, Teil VII), 6. Aufl.
Rothe, Hans-Joachim, 1987: Zur Erinnerung an Karl Landauer - geb. am 12.10.1887 in München, gest. am 27.1.1945 in Bergen-Belsen, Materialien aus dem Sigmund-Freud-Institut Frankfurt, Nr. 4/1987.
Rubins, Jack L., 1980: Karen Horney. Sanfte Rebellion der Psychoanalyse. Biographie, München (Kindler).
Sahmel, Karl-Heinz, 1979a: Ausgewählte Bibliographie der Schriften von und über Herbert Marcuse, in: Jahrbuch Arbeiterbewegung, Band 6, 1979, S. 271-301.
Sahmel, Karl-Heinz, 1979b: Vernunft und Sinnlichkeit. Eine kritische Einführung in das philosophische und politische Denken Herbert Marcuses, Königstein/Ts. (Forum Academicum in der Verlagsgruppe Athenäum, Hain, Scriptor, Hanstein) (= Monographien Zur Philosophischen Forschung, Band 187).
Sapir, I., 1970: Freudismus, Soziologie, Psychologie (1929/30), in: Marxismus - Psychoanalyse - Sexpol, Band 1, 1970, S. 37-79.
Schachtel, Ernst, 1941: Rezension zu Erich Fromm, Escape from Freedom, in: Zeitschrift für Sozialforschung, Jg. 9/1941, S. 491-495.
Schad, Susanna Petra, 1972: Empirical Social Research in Weimar Germany, Paris; Den Haag.
Schaff, Adam, 1970: Marxismus und das menschliche Individuum, Reinbek bei Hamburg (Rowohlt).
Schaff, Adam, 1975: Humanismus, Sprachphilosophie, Erkenntnistheorie des Marxismus. Philosophische Abhandlungen, Wien (Europaverlag).
Schaff, Adam, 1987a: Wohin führt der Weg? Überleben in der Informationsgesellschaft. Bericht für den Club of Rome, München (Goldmann).
Schaff, Adam, 1987b: Mexikanische Erinnerungen. Erich Fromm zum Gedächtnis, in: Der unbekannte Fromm, 1987, S. 38-45.
Scheler, Max, 1929: Philosophische Weltanschauung, Bonn (Verlag Von Friedrich Cohen).
Scheler, Max, 1962: Die Stellung des Menschen im Kosmos, Bern; München (Francke Verlag), 6. Aufl.
Scheler, Max, 1960: Die Wissensformen und die Gesellschaft, Bern; München (Francke Verlag), 2. Aufl. (= Max Scheler - Gesammelte Werke, Bd. 8).
Schmidt, Alfred, 1970: Die „Zeitschrift für Sozialforschung": Geschichte und gegenwärtige Bedeutung, in: Zeitschrift für Sozialforschung, Band 1, Reprint, München 1970, S. 5*-63*.
Schmidt, Alfred, 1971: Der Begriff der Natur in der Lehre von Marx, Frankfurt a.M.
Schmidt, Alfred, 1974: Zur Idee der Kritischen Theorie. Elemente der Philosophie Max Horkheimers, München (Carl Hanser Verlag).
Schoeck, Helmut, 1969: Kleines Soziologisches Wörterbuch, Freiburg i.Br. (Herder-Bücherei).
Schoenebeck, Hubertus von, 1985: Antipädagogik im Dialog. Eine Einführung in antipädagogisches Denken, Weinheim; Basel (Beltz).

Schöfthaler, Traugott, 1985: Soziologie als „interaktionsfreie Kommunikation". Niklas Luhmanns leidenschaftlicher Antihumanismus, in: Das Argument, 27. Jg./1985, Nr. 151, S. 372-383.
Schülein, Johann, 1981: Jenseits des Leistungsprinzips - Marcuse und Freud, in: Spuren der Befreiung, 1981, S. 117-136.
Schwanenberg, Enno, 1971: Psychoanalyse versus Sozioanalyse oder Die Aggression als kritisches Problem im Vergleich Freud und Parsons, in: Psychoanalyse als Sozialwissenschaft, 1971, S. 199-236.
Schwarze Pädagogik. Quellen zur Naturgeschichte der bürgerlichen Erziehung, 1977: hrsg. u. eingel. von Katharina Rutschky, Frankfurt/M.; Berlin; Wien (Ullstein).
Sève, Lucien, 1973: Marxismus und Theorie der Persönlichkeit, Frankfurt a.M. (Verlag Marxistische Blätter), 2. Aufl.
Sexueller Mißbrauch von Mädchen. Dokumentation eines Hearings vom 24. Juni 1988, hrsg. v. Frauenbüro der Stadt Dortmund.
Söllner, Alfons, 1979: Geschichte und Herrschaft. Studien zur materialistischen Sozialwissenschaft 1929-1942, Frankfurt a.M. (Suhrkamp).
Socialist Humanism. An International symposium, 1967: edited by Erich Fromm, London (Allan Lane The Penguin Press).
Sozialforschung als Kritik. Zum sozialwissenschaftlichen Potential der kritischen Theorie, 1982: hrsg. von Wolfgang Bonß und Axel Honneth, Frankfurt a.M. (Suhrkamp).
Soziologie der Erziehung, 1974: hrsg. von Klaus Hurrelmann, Weinheim u. Basel (Beltz).
Spitz, René A., 1967: Vom Säugling zum Kleinkind. Naturgeschichte der Mutter-Kind-Beziehungen im ersten Lebensjahr, Stuttgart (Klett).
Spitz, René A., 1976: Vom Dialog. Studien über den Ursprung der menschlichen Kommunikation und ihre Rollen in der Persönlichkeitsbildung, Stuttgart (Klett).
Spuren der Befreiung - Herbert Marcuse. Ein Materialienbuch zur Einführung in sein politisches Denken, 1981: hrsg. von Detlev Claussen, Darmstadt; Neuwied (Luchterhand).
Staudinger, Hugo, 1981: Die positive Bedeutung der Frankfurter Schule für die Überwindung der Krise unserer Zeit, in: Politik und Zeitgeschichte, B 50/81, S. 3-18.
Steigerwald, Robert, 1972: Eine Kritik an Herbert Marcuses Schrift: 'Triebstruktur und Gesellschaft', in: Marxismus - Psychoanalyse - Sexpol, Band 2, 1972, S. 223-240.
Steinhage, Rosemarie, 1988: Beratung und Therapie mit Frauen, die als Mädchen sexuell mißbraucht wurden, in: GwG Zeitschrift 72, 19. Jg., September 1988, S. 44-51.
Stierlin, Helm, 1978: Delegation und Familie. Beiträge zum Heidelberger familiendynamischen Konzept, Frankfurt a.M. (Suhrkamp).
Stromberger, Peter/Will Teichert, 1978: Einführung in soziologisches Denken, Weinheim, Basel (Beltz).
Studien über Autorität und Familie, 1936: Forschungsberichte aus dem Institut für Sozialforschung, hrsg. von Erich Fromm, Max Horkheimer, Hans Mayer, Herbert Marcuse u.a., Paris (Librairie Félix Alcan).
Sullivan, Harry Stack, 1950: Tensions Interpersonal and International. A Psychiatrist's View, in: Tensions that Cause Wars, 1950, S. 79-138.
Sullivan, Harry Stack, 1983: Die interpersonale Theorie der Psychiatrie, Frankfurt a.M. (Fischer).
Tauscher, Petra, 1985: Nekrophilie und Faschismus. Erich Fromms Beitrag zur soziobiographischen Deutung Adolf Hitlers und weitere sozialpsychologische Interpretationen, Frankfurt a.M. (Haag + Herchen) (= Forschungen zu Erich Fromm, Band 1).
Tensions that Cause Wars. Common statement and individual papers by a group of social scientists brought together by UNESCO, 1950: edited by Hadley Cantril, Urbana (University of Illinois Press).
Teschitz, Karl, 1970: Rezension. Erich Fromm, Autorität und Familie (1936), in: Marxismus - Psychoanalyse - Sexpol, Band 1, 1970, S. 307-309.
Theodor W. Adorno, 1977: hrsg. von Heinz Ludwig Arnold, München (edition text + kritik).
Theodor W. Adorno zum Gedächtnis. Eine Sammlung, 1971: hrsg. von Hermann Schweppenhäuser, Frankfurt a.M. (Suhrkamp).
Thompson, Clara [1951], 1952: Die Psychoanalyse. Ihre Entstehung und Entwicklung, Zürich (Pan-Verlag).

Tiefenpsychologie und Pädagogik. Über die emotionalen Grundlagen des Erziehens, 1977: hrsg. von Michael Pflüger, Stuttgart (Klett).
Topitsch, Ernst, 1961: Sozialphilosophie zwischen Ideologie und Wissenschaft, Neuwied am Rhein (Hermann Luchterhand Verlag) (= Soziologische Texte, Bd., 10).
Vranicki, Predrag, 1974: Geschichte des Marxismus, 2 Bde., Frankfurt a.M. (Suhrkamp).
Vranicki, Predrag, 1978: Erich Fromm - Sozialpsychologie zwischen Freud und Marx, in: Erich Fromm. Materialien, 1978, S. 15-31.
Watzlawick, Paul, 1978: Wie wirklich ist die Wirklichkeit? Wahn - Täuschung - Verstehen, München (Serie Piper).
Weber, Max [1922], 1964: Wirtschaft und Gesellschaft, hrsg. von Johannes Winckelmann, 2 Halbbände, Köln; Berlin, 2. Aufl.
Wehr, Helmut, 1987: Humane Erziehung in einem entfremdeten Schulalltag? In: Erich Fromm und die Pädagogik, 1987, S. 138-156.
Wehr, Helmut, 1989: Das Subjektmodell der Kritischen Theorie Erich Fromms als Leitbild humanistischen pädagogischen Handelns, Frankfurt a.M.; Bern; New York; Paris (Verlag Peter Lang) (= Studien zur Erziehungswissenschaft, Band 27).
Wehr, Helmut, 1990: Fromm zur Einführung, Hamburg (Ed. SOAK im Junius Verlag).
Weiler, Hagen, 1987: Vorlesungen zur politischen Kritik an Psychoanalyse und Pädagogik, Frankfurt a.M. (Haag + Herchen) (= Materialien zur sozialwissenschaftlichen Forschung (MaSoFo) - Band 4).
Wellmer, Albrecht, 1986: Die Bedeutung der Frankfurter Schule heute, in: Die Frankfurter Schule und die Folgen, 1986, S. 25-34.
Wiegand, Ronald, 1973: Gesellschaft und Charakter. Soziologische Implikationen der Neopsychoanalyse. Von Erich Fromm über Karen Horney zu Harry Stack Sullivan, München (Kindler).
Wiggershaus, Rolf, 1986: Die Frankfurter Schule. Geschichte - Theoretische Entwicklung - Politische Bedeutung, München; Wien (Hanser).
Wilhelm Reich über Sigmund Freud. Von der Psychoanalyse zur Orgonomie. Über Marxismus und Psychoanalyse. Gespräche und Materialien 1933-1954, Deutsche Erstausgabe 1969: hrsg. von der Gesellschaft Zur Bekämpfung Der Emotionalen Pest, Berlin-Schöneberg.
Wilson, Edward O., 1980: Biologie als Schicksal. Die soziobiologischen Grundlagen menschlichen Verhaltens, Frankfurt a.M., Berlin, Wien (Ullstein).
Wilson, Michael, 1982: Das Institut für Sozialforschung und seine Faschismusanalysen, Frankfurt a.M.; New York (Campus).
Winkler, Michael, 1985: Über das Pädagogische an der Antipädagogik, in: Zeitschrift für Pädagogik, 31. Jg./1985, Nr. 1, S. 65-76.
Winkler, Michael, 1982: Stichworte zur Antipädagogik. Elemente einer historisch-systematischen Kritik, Stuttgart (Klett-Cotta).
Winnicott, Donald W., 1973: Vom Spiel zur Kreativität, Stuttgart (Klett).
Winnicott, Donald W., 1974: Reifungsprozesse und fördernde Umwelt, München (Kindler).
Winnicott, Donald W., 1976: Von der Kinderheilkunde zur Psychoanalyse, München (Kindler).
Winnicott, Donald W., 1978: Familie und individuelle Entwicklung, München (Kindler).
Wissenschaft vom Menschen/Science of Man, 1990ff: Jahrbuch der Internationalen Erich-Fromm-Gesellschaft, Band 1/1990; Band 2/1991 (= Erich Fromm und die Kritische Theorie, 1991), Münster (Lit-Verlag).
Witschel, Günter, 1973: Die Erziehungslehre der kritischen Theorie. Darstellung und Kritik, Bonn (Bovier).
Wrong, Dennis H., 1961: The Oversocialized Concept of Man in Modern Sociology, in: American Sociological Review, 26/1961, p. 183-193.
Zeitschrift für Sozialforschung, hrsg. von Max Horkheimer, Jg. 1-9/1932-1941, München (Deutscher Taschenbuch Verlag: dtv reprint) 1980.
Zur Idee einer psychoanalytischen Sozialforschung. Dimensionen szenischen Verstehens. Alfred Lorenzer zum 65. Geburtstag, 1987: hrsg. von Jürgen Belgrad, Bernard Görlich, Hans-Dieter König, Gunzelin Schmid Noerr, Frankfurt a.M. (Fischer).

Personenregister

A

Adorno, Theodor W. 11f., 14f., 29, 31, 36f., 39 - 42, 44f., 47, 49, 53ff., 60, 68, 76 - 85, 89, 97, 100 - 103, 114 - 119, 125, 128f., 132ff., 170, 179, 187, 190, 193 - 197, 200ff., 204

B

Balint, Michael 109, 175
Benedict, Ruth 197f.
Berger, Peter L. 147
Bernfeld, Siegfried 19, 191
Bierhoff, Burkhard 12, 130, 133, 135, 173, 198, 199, 206
Bittner, Günther 211
Blumer, Herbert 143
Boas, Franz 198
Bonß, Wolfgang 10, 15f., 28f., 33, 37f., 45, 82, 190f., 193 - 196
Borkenau, Franz 41
Bourdieu, Pierre 124, 137, 139, 141f., 208f.
Braunmühl, Ekkehard von 175, 181, 211
Brede, Karola 135
Brinkmann, Wilhelm 125f., 213f.

C

Chomsky, Noam 141
Clarkson, John 198
Claußen, Bernhard 10 - 14, 207, 214f.
Cooley, Charles Horton 51, 139, 143

D

Dahmer, Helmut 135
Deneke, Wulf 211
Dilthey, Wilhelm 73
Drewermann, Eugen 201
Dubiel, Helmut 15 - 18, 28, 34f., 45, 190f.
Durkheim, Emile 125, 138, 145, 210

E

Engels, Friedrich 24, 146, 210

F

Faraday, Ann 182
Fenichel, Otto 84
Ferenczi, Sándor 58f., 109, 175, 204
Fließ, Robert 204
Francis, Emerich K. 138
Freud, Sigmund 21, 23, 26ff., 34, 36, 38, 41, 47f., 50, 54f., 57 - 69, 71, 74, 76 - 81, 85 - 89, 91 - 94, 96 - 103, 105 - 109, 114 - 117, 119 - 123, 128, 135f., 140, 151, 159, 162f., 170f., 174, 177 - 180, 182, 188, 195, 197, 199f., 202 - 205, 212
Freud, Anna 59
Friesenhahn, Günter J. 130, 207
Fromm-Reichmann, Frieda 42
Funk, Rainer 10, 16, 19, 26, 38f., 42ff., 48, 111, 127, 151, 193f., 195, 199, 206, 209f.

G

Gehlen, Arnold 51, 198
Geiger, Theodor 125f., 185, 208, 210, 213
Gerth, Hans 137, 139f.
Geulen, Dieter 117, 124, 206
Glasersfeld, Ernst von 201, 215
Gödde, Ch. 202
Goodman, Paul 198
Görlich, Bernard 46f., 76f., 79, 83, 85, 100f., 119ff., 123, 198
Gouldner, Alvin W. 186, 211
Greffrath, Mathias 53
Grossmann, Henryk 39, 41
Gruschka, Andreas 125
Gstettner, Peter 170
Gumnior, Helmut 44
Gumperz, Julian 39

H

Habel, Werner 10
Habermas, Jürgen 12, 14, 38, 40, 45, 72, 125, 129, 132, 145f., 187, 207
Hartoch, Anna 33, 37, 193
Haselberg, Peter von 202
Henecka, Hans Peter 208

Herder, Johann Gottfried von 68
Herrmann, Berndt 207
Hersche, Oskar 41
Herzog, Herta 30, 33, 193
Hobbes, Thomas 63, 138, 191
Homans, George Caspar 138, 145
Honneth, Axel 45
Horkheimer, Max 9, 11f., 14 - 19, 27 - 30, 32, 34 - 50, 53ff., 61, 73, 76 - 79, 83, 97, 117f., 125f., 128f., 132f., 187, 190 - 197, 199 - 202, 207
Horn, Klaus 135
Horney, Karen 36, 55, 57 - 60, 77f., 80, 83ff., 89, 91, 100f., 119, 139f., 197, 202f., 205
Hurrelmann, Klaus 24, 119, 126, 139, 206
Huygen, Barbara 12, 130

J

Jacoby, Russell 47, 76f., 79, 83ff., 101, 117
Jahoda, Marie 192f.
Jay, Martin 15f., 31, 37, 42, 45, 77, 85, 194, 200ff.
Johach, Helmut 10, 12, 131
Jonas, Friedrich 213
Jones, Ernest 204
Jung, Carl Gustav 61

K

Kardiner, Abram 137, 139f., 197
Kempe, C. Henry 211
Kempe, Ruth S. 211
Kernberg, Otto F. 139
Kiss, Gabor 138
Klein, Erich 12, 202
Klein-Landskron, Erich 10, 191
Kleining, Gerhard 10, 191ff.
Kluckhohn, Clyde 197
Kluge, Alexander 207
Kofler, Leo 55, 127
Kohut, Heinz 213
Kolakowski, Leszek 191
Kroeber, Alfred 197f.
Krüll, Marianne 81, 204, 212
Kutter, Peter 205

L

Laing, Ronald D. 139, 213
Lämmle, Micaela 110, 205
Landauer, Karl 41f.
Laplanche, Jean 213
Lasch, Christopher 84, 198
Lazarsfeld, Paul F. 30, 33, 191ff.
Lehmann, Thomas 211
Lenin, Wladimir I. 36
Linton, Ralph 137, 139, 143, 197f.
Lodemann, Jürgen 110, 205
Lorenzer, Alfred 48, 76, 83, 101, 119 - 123, 135, 201, 205
Löwenthal, Leo 19, 28f., 32, 34, 38f., 41, 43f., 50, 53f., 76f., 86, 198
Luckmann, Thomas 147
Luhmann, Niklas 12, 184, 198
Lukács, George 147f.
Lynd, Robert S. 191

M

Maccoby, Michael 10, 31, 127, 133, 155, 162 - 165, 204, 211
Mahler, Margaret S. 139
Malinowski, Bronislaw 140, 198
Mannheim, Karl 125f., 185, 191, 205f., 214
Marcuse, Herbert 9, 11 - 14, 27, 29, 38f., 40, 42 - 49, 52, 54f., 60, 67f., 71, 76f., 79, 81f., 85 - 104, 106ff., 114 - 120, 122ff., 129, 133, 135, 152, 159, 179, 187f., 197f., 200f., 203ff., 208, 215
Marx, Karl 17, 20, 22, 24f., 27f., 32, 34, 36, 52, 58, 61f., 68, 71 - 75, 104, 106, 121, 130, 135, 146, 148, 151, 153, 155, 188, 191, 197, 200, 209f.
Masson, Jeffrey 81, 178, 204, 212
Maturana, Humberto R. 12
Mead, George H. 139f., 143
Mead, Margaret 197f.
Mendel, Gérard 93, 171, 197, 202ff.
Meng, Heinrich 41f.
Menne, Ferdinand W. 10
Miller, Alice 81, 130f., 139, 171f., 174ff., 178, 180ff., 188, 204, 211f.
Mills, Charles Wright 137, 139f., 186, 198f., 212
Mollenhauer, Klaus 141, 143
Mumford, Lewis 209

N

Negt, Oskar 132, 199, 207
Neill, Alexander S. 182
Neumann, Franz 39
Neumann, Johannes 10
Nischk, Peter 110
Nolte, Helmut 82

O

Oelkers, Jürgen 211
Ottomeyer, Klaus 117f., 124, 130

P

Passeron, Jean-Claude 137, 141f., 208f.
Petrovic, Gajo 191
Pfaff, Konrad 10, 208
Pollock, Friedrich 15, 37, 39, 41, 43
Pontalis, Jean-Bertrand 213
Preising, Wulf 205
Preuß, Ulrich K. 141f., 208

R

Rank, Otto 59
Reich, Wilhelm 19, 59, 72, 118, 182, 191, 196
Reimann, Bruno 138, 198
Richter, Horst E. 211
Rickert, John 47, 62, 90
Riesman, David 117, 137, 143, 165
Ringguth, Rudolf 44
Rokeach, Milton 31
Rolff, Hans-G. 143f., 209
Rousseau, Jean-Jacques 138, 211f.
Rutschky, Katharina 211

S

Salter, Patricia J. 198
Sapir, Edward 198
Schachtel, Ernst 33, 50, 193
Schad, Susanna Petra 194
Schaff, Adam 10, 32f., 38, 191
Scheler, Max 73
Schindler, Norbert 16, 28
Schmid Noerr, Gunzelin 10, 29, 192, 196
Schmidt, Alfred 10, 58, 72ff., 76, 101, 192, 196, 201
Schoenebeck, Hubertus von 211
Schwanenberg, Enno 135
Schweppenhäuser, Hermann 10, 196f.
Sève, Lucien 207
Söllner, Alfons 16ff., 34, 45
Spitz, René A. 139
Stallberg, Friedrich W. 10
Stewart, W.A.C. 206
Stierlin, Helm 211
Stromberger, Peter 137
Strzelewicz, Werner 30
Sullivan, Harry Stack 57 - 60, 77f., 84f., 89, 91, 100f., 106, 119, 139f., 197, 203, 205

T

Tauscher, Petra 12
Teichert, Will 137
Thompson, Clara 46, 57 - 60, 89, 107, 204

V

Varela, Francisco 12
Vranicki, Predrag 191

W

Weber, Alfred 198
Wehr, Helmut 10, 12, 130, 135, 169, 211f.
Weiler, Hagen 211
Weiß, Hilde 30, 33
Wiggershaus, Rolf 10, 15f., 19, 29f., 33 - 37, 39, 43ff., 83, 165, 194ff.
Wilson, Edward O. 197
Winkler, Michael 211
Winnicott, Donald W. 139, 213
Witschel, Günter 207
Wittfogel, Karl August 39, 41
Wrong, Dennis H. 103

Z

Zeisel, Hans 191ff.

Aus dem Programm Psychologie

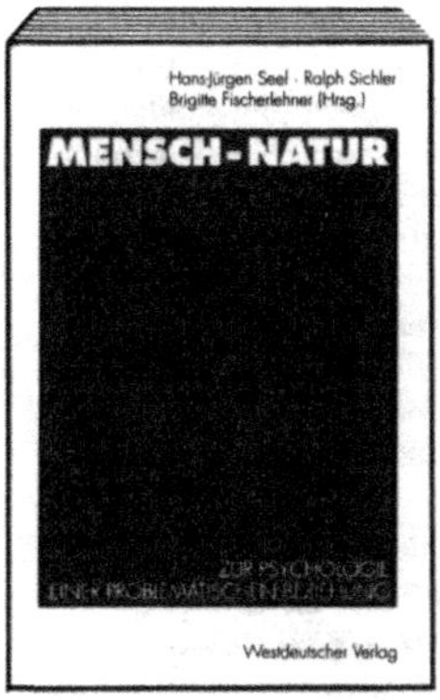

Hans-Jürgen Seel, Ralph Sichler und Brigitte Fischlehner (Hrsg.)

Mensch – Natur

Zur Psychologie einer problematischen Beziehung

1993. 249 S. Kart.
ISBN 3-531-12432-3

Das aktuelle Naturproblem ist letztlich ein Problem unseres Umgangs mit der Natur, also ein Problem unserer Einstellung und unseres Verhaltens. Deshalb müßte die Psychologie eigentlich eine der ersten Wissenschaften sein, die sich mit dem menschlichen Naturverhältnis und den damit verbundenen ökologischen Krisen zuwendet; sie muß sich die Frage stellen: Welche Beziehung haben wir eigentlich zur Natur, daß wir mit ihr so zerstörerisch umgehen, und wie können wir dies ändern? Dabei muß der Mensch in seiner Leiblichkeit selbst als Naturwesen reflektiert und außerdem die bloß individualistische Sichtweise um eine gesellschaftspsychologische Perspektive ergänzt werden. Damit wird der enge Rahmen der ökologischen Psychologie gesprengt und eine Erweiterung der Aufgaben der Psychologie eröffnet.

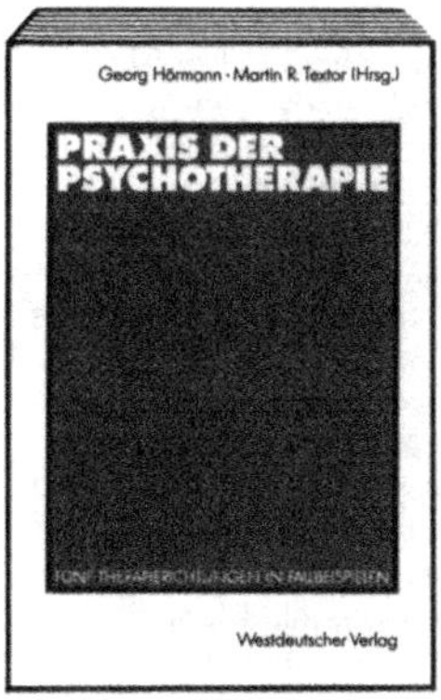

Georg Hörmann und Martin R. Textor (Hrsg.)

Praxis der Psychotherapie

Fünf Therapierichtungen in Fallbeispielen

1992. 273 S. Kart.
ISBN 3-531-12116-2

In vielen Büchern, Sammelbänden und Artikeln haben Psychotherapeuten die Konzepte, Ziele und Techniken ihres Therapieansatzes beschrieben. Dabei haben sie sich in der Regel auf theoretische Aussagen beschränkt. In diesem Band wird hingegen von der Praxis der Psychotherapie ausgegangen. Psychotherapeuten aus sechs renommierten Schulen der Psychotherapie – Psychoanalyse, Gesprächstherapie, Verhaltenstherapie, Transaktionsanalyse, Gestalttheorie und Familientherapie – stellen jeweils anhand eines Fallbeispiels typische Therapieverläufe dar, was sie denken und fühlen, weshalb sie bestimmte Interventionen einsetzen und wie ihre Klienten darauf reagieren. Dabei wird reichlich von kommentierten Gesprächsauszügen Gebrauch gemacht.

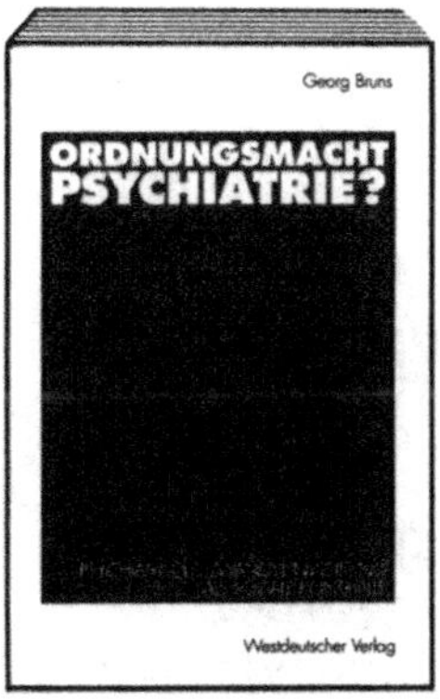

Georg Bruns

Ordnungsmacht Psychiatrie?

Psychiatrische Zwangseinweisung als soziale Kontrolle

1993. 263 S. Kart.
ISBN 3-531-12431-5

Psychiatrische Zwangseinweisungen sind staatliche Akte der Freiheitsentziehung. Ihre Häufigkeit unterliegt starken regionalen Schwankungen und übertrifft das medizinisch notwendige Maß erheblich. Die empirische Analyse zeigt, daß Zwangseinweisungen bevorzugt dieselben Personengruppen treffen wie Inhaftierungen, so daß die Psychiatrie partiell die Justiz ergänzt. Ihre Bedeutung liegt in dieser Perspektive vor allem darin, daß sie in einer „zivilisierten" (Elias) werdenden Gesellschaft zu einer Transformation sozialer Kontrolle – nämlich: Verbindung mit Instanzen der Hilfe und Förderung individueller Selbstkontrolle – beiträgt.

WESTDEUTSCHER VERLAG
OPLADEN · WIESBADEN

Aus dem Programm Psychologie

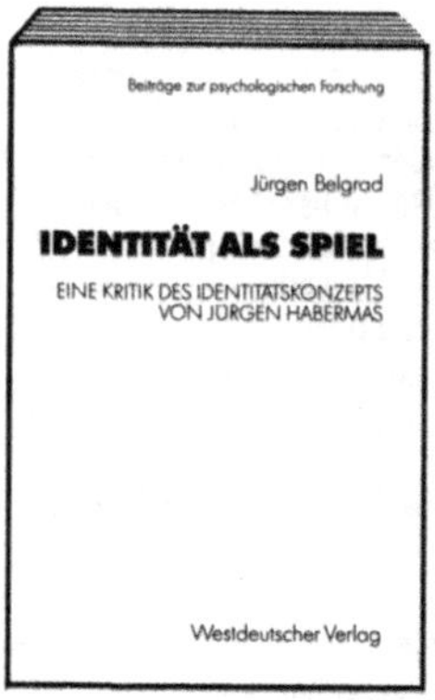

Jürgen Belgrad
Identität als Spiel
Eine Kritik des Identitätskonzepts von Jürgen Habermas
1992. 300 S. (Beiträge zur psychologischen Forschung, Bd. 25) Kart.
ISBN 3-531-12329-7

Ich-Identität führt zu Zwang, zu einer verknöcherten Persönlichkeit und dient höchstens einer Aufrüstung zur Normalität. Über spielerische und ästhetische Formen der Alltagsgestaltung können wir uns von Identitäts- und Kontrollzwängen lösen und zu einer „poetischen Subjektivität" gelangen. Diese Thesen werden am Beispiel einer Kritik des Identitätskonzepts von Jürgen Habermas entfaltet, wobei am Ende die Umrisse einer zwanglosen und doch gestalteten Subjektivität sichtbar werden.

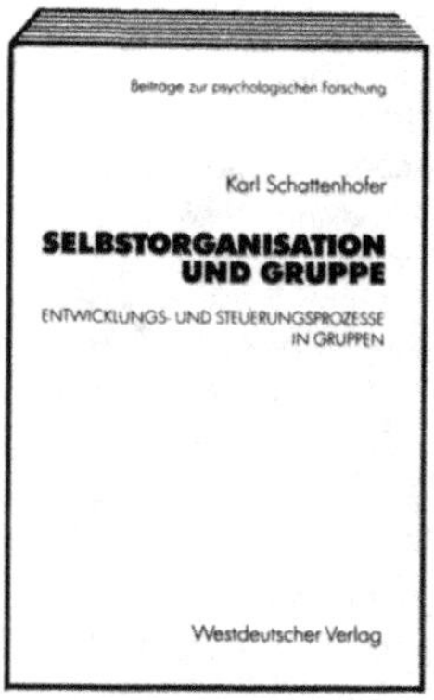

Karl Schattenhofer
Selbstorganisation und Gruppe
Entwicklungs- und Steuerungsprozesse in Gruppen
1992. 207 S. (Beiträge zur psychologischen Forschung, Bd. 27) Kart.
ISBN 3-531-12349-1

Wer sich und anderen in einer Selbsthilfegruppe helfen, wer politisch oder kulturell initiativ werden will, muß sich organisieren. Wie verstehen und steuern die Beteiligten diesen sozialen Prozeß? Die Praxis der Selbstorganisation in dreizehn unterschiedlichen Gruppen (Elternselbsthilfegruppen, Dritte-Welt-, Friedensinitiativen, bis hin zu einer Musikgruppe und einem selbstverwalteten Betrieb) wird aus dem Blickwinkel der Theorie der Selbstorganisation untersucht. Veränderungsprozesse zeigen sich in zwei Formen: als zyklisch wiederkehrende Phasen und als Veränderungen zweiter Ordnung, die sich als Emanzipation, als „Verpersönlichung" und als Entwicklung zur Organisation beschreiben lassen. Die Fähigkeit zur Selbststeuerung bezieht sich auf die Sachaufgabe. Der soziale Kontext „Gruppe" kommt nur dann ins Gespräch, wenn seine Grenzen in Krisen deutlich werden. Lernschritte zur Erweiterung der Selbststeuerungsmöglichkeiten der Gruppen werden aufgezeigt.

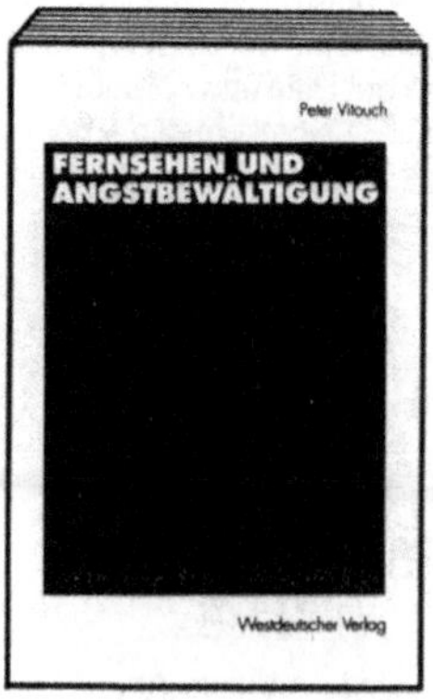

Peter Vitouch
Fernsehen und Angstbewältigung
Zur Typologie des Zuschauerverhaltens
1992. 221 S. Kart.
ISBN 3-531-12287-8

Die elektronischen Massenmedien können heutzutage nahezu jedes Ereignis in kürzester Zeit von jedem Ort der Welt in die Wohnzimmer der Menschen bringen. Wie werden die Rezipienten mit dieser Informationsflut fertig? Wie ist das Phänomen erklärbar, daß eine große Zahl von Fernsehkonsumenten klischeehaften und stereotypen Unterhaltungsformen den Vorzug gibt? Auf der Basis empirischer Untersuchungen wird ein Modell entwickelt, das mit Hilfe von sozial- und emotionspsychologischen Ansätzen die zentrale Frage zu beantworten versucht:

„Wer konsumiert warum welche Programme?"

WESTDEUTSCHER VERLAG
OPLADEN · WIESBADEN

GPSR Compliance

The European Union's (EU) General Product Safety Regulation (GPSR) is a set of rules that requires consumer products to be safe and our obligations to ensure this.

If you have any concerns about our products, you can contact us on ProductSafety@springernature.com

In case Publisher is established outside the EU, the EU authorized representative is:

Springer Nature Customer Service Center GmbH
Europaplatz 3
69115 Heidelberg, Germany

Batch number: 10809472

Printed by Printforce, the Netherlands